金匮讲习录

陈亦工教授《金匮要略》讲稿

陈萌　陈强　韩柯　主编

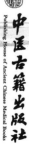

中医古籍出版社

Publishing House of Ancient Chinese Medical Books

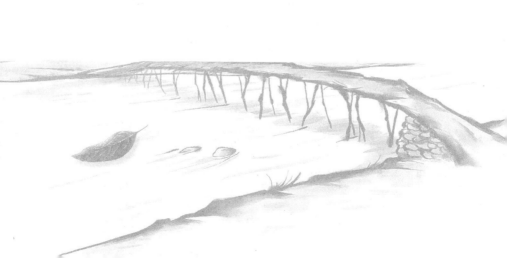

图书在版编目（CIP）数据

金匮讲习录：陈亦工教授《金匮要略》讲稿/陈萌，陈强，韩柯主编 . —北京：中医古籍出版社，2020.8

ISBN 978-7-5152-1950-9

Ⅰ.①金… Ⅱ.①陈… ②陈… ③韩… Ⅲ.①《金匮要略方论》-研究 Ⅳ.①R222.39

中国版本图书馆 CIP 数据核字（2019）第 209149 号

金匮讲习录

陈亦工教授《金匮要略》讲稿

主编 陈萌 陈强 韩柯

责任编辑 王梅 张凤霞

封面设计 韩博玥

出版发行 中医古籍出版社

社 址 北京东直门内南小街 16 号（100700）

电 话 010-64089446（总编室） 010-64002949（发行部）

网 址 www.zhongyiguji.com.cn

印 刷 北京市泰锐印刷有限责任公司

开 本 710mm×1000mm 1/16

印 张 21.5

字 数 324 千字

版 次 2020 年 8 月第 1 版 2020 年 8 月第 1 次印刷

书 号 ISBN 978-7-5152-1950-9

定 价 98.00 元

编　委　会

主　编：陈　萌　陈　强　韩　柯

副主编：张冬梅　郝松莉　陈　冉

主　审：陈亦工

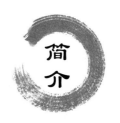

简 介

　　《伤寒论》和《金匮要略》被认为是医圣张仲景传世的姊妹篇，是中医界公认的经典之作。虽然《金匮要略》的理论高度和实用价值绝不逊色《伤寒论》，但由于该书问世较晚、内容较杂、注家较少等历史原因，受重视的程度远远不如《伤寒论》，这种状况一直持续到了今天。有鉴于此，我们本次整理了陈亦工教授的《金匮要略》讲稿，并附有他在临床中的大量治验病案，定名为《金匮讲习录》，以期光大张仲景的学术思想，为医教研的协同发展做出贡献。

　　陈亦工（1941—），男，汉族，河南省南阳人，教授、主任医师，退休前在张仲景国医学院（原张仲景国医大学）任教，临床擅用经方治疗各种疑难杂症，并有着丰富的《金匮要略》教学经验。1968 年，毕业于河南中医学院医疗专业，毕业后服从国家分配，赴大别山腹地——河南省新县从事中医临床工作，牵头组建了新县县医院中医科，并培养了大量中医人才。在中医临床过程中，他被经方的神奇疗效深深折服，如用麻黄汤类方治疗咳喘，苓桂剂治疗痰饮，栝楼薤白剂治疗胸痹，柴胡剂治疗水气、宿食，麦门冬汤、炙甘草汤治疗肺痿，茵陈蒿汤、硝石矾石散治疗黄疸，三附子汤治疗风湿，泻心汤、黄土汤治疗血证，泽漆汤、鳖甲煎丸治疗肿瘤等，案例众多，不胜枚举，一次次刷新了他对经方的认识，并越来越坚定了他将经方学术研究作为毕生事业的信念。1986 年，他调入刚刚成立的张仲景国医大学，主动承担了《金匮要略》的教学任务，牵头组建了金匮教研室。当时，校方为了迅速提高教学质量，遍邀中医教育名家来校授课，其中就有金匮名家李克光、殷品之、吴禹鼎等，他得以聆听教诲，切磋心得，在学术上有了长足的进步，完成了张仲景学术从临床到教学、从理论到实践的相融合。在授课过程中，他凭着亲身经历和临床感悟，以通俗易懂的语言深入浅出地讲解。同时，针对《金匮要略》中众多的疑点、难点，他绝不盲从讲义和历代注释，而是一切从实际出发，敢于提出自己的见解，并佐以临床治验病案，使医教研融为一体。这种授课风格广受学生好评，得到同行认可，还多次获得"先进工作者""河南省优秀教师"称号。2001年，他虽然从教学岗位退休，但仍没有停止治学和临床的脚步，将自己毕生经验整理出版成书，使张仲景遗墨日益生辉。

《金匮讲习录》是在第五版《金匮要略讲义》的基础上完成的。此版讲义由上海科学技术出版社在1985年10月出版发行，采用的是宋·林亿等诠次，明·赵开美校刻的《金匮要略方论》为蓝本进行编写。此次编写本书参考了"中医名家名师讲稿丛书"，简化了原讲义中的释义、校勘、词解等条目，使阅读更加连贯，并在书中常用经方之后均附有1～2例陈亦工教授亲手诊治的病案，增加了本书的实用性。

张仲景学术研究是一项伟大而艰巨的工程。通过本书的出版，希望能增进《金匮要略》经方的学术交流与传承，也为中医教育事业的发展添砖加瓦。

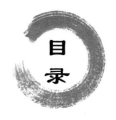

目录

脏腑经络先后病脉证第一

论十三首　脉证二条

本篇是全书的总纲,有着重要的学术价值,对于学习以后诸篇起着指导作用,同学们务必学透。首先,我们需要学习脏腑经络辨证法,它是杂病辨证的核心。其次,我们需要学会把握标本缓急,抓住并解决主要矛盾,这是本篇的两个重点。最后,我们还要掌握杂病的病因、病机、诊断、治疗、预防和护理。本篇有四个难点:第一,"先后"的含义;第二,"五脏元真通畅,人即安和"的内涵;第三,"为内所因"的真谛;第四,张仲景病因分类法。

"脏腑经络",即脏腑经络学说,这是《金匮要略》的理论核心。"先后"有两层含义:首先,"先"对"后"而言,指传变顺序,"先"即发生在前的时间或顺序,反之则为"后",脏腑受邪可外出经络,经络受邪亦可内传脏腑;再者,"先后"即主次,指分辨标本缓急,"先"指首要的事情,即主要矛盾,"后"则指处于次要地位。《礼记·学记》云:"故古之王者,建国君民,教学为先。"《汉书·叙传下》云:"厥初生民,食货惟先。"《吴子·治兵》云:"用兵之道何先?"辨别"先后"的意义有三:第一,辨疾病的轻重,病在经络轻,病在脏腑重,以便掌握标本缓急,如"适中经络,未流传脏腑,即医治之",提示有病早治;"入腑即愈",用来判断预后。第二,抓主要矛盾,辨何者占主导,亦或是次要地位,以便分清主次并对待主要矛盾。例如,本篇第十四条"病,医下之,续得下利清谷不止,身体疼痛者,急当救里;后身体疼痛,清便自调者,急当救表也";《伤寒论》第91条"救里宜四逆汤,救表宜桂枝汤";本篇第十五条"夫病痼疾,加以卒病,当先治其卒病，后乃治其痼疾也"；本篇第十七条"当随其所得而攻之"，说的是分清主次后，再祛除体内的病理产物，如痰饮、瘀血、宿食等。第三，指导对正邪、预防及护理的正确认识。例如，本篇第一条"见肝之病，知肝传脾，当先实脾"，说的是慎防传变；本篇第二条"若五脏元真通畅，人即安和"，说的是"正气存内，邪不可干"；而"若人能养慎，不令邪风干忤经络"，说的是未病先防；又有"适中经络，未流传脏腑，即医治之"，说的是及早治疗，既病防变；本篇第十六条"五脏病各有所得者愈"，说的是恰当护理的意义。"病脉证"是指病与证结合，脉与证合参，以综合判定病位、病情、邪正关系，并加以确定治则、方药。总之，本篇对杂病的病因、病机、诊断、治疗、护理及预防，按照标本缓急都做了原则性的提示，是全书的纲领。

问曰：上工治未病，何也？师曰：夫治未病者，见肝之病，知肝传脾，当先实脾。四季脾王不受邪，即勿补之。中工不晓相传，见肝之病，不解实脾，惟治肝也。夫肝之病，补用酸，助用焦苦，益用甘味之药调之。酸入肝，焦苦入心，甘入脾。脾能伤肾，肾气微弱，则水不行；水不行，则心火气盛，则伤肺；肺被伤，则金气不行；金气不行，则肝气盛，则肝自愈。此治肝补脾之要妙也。肝虚则用此法，实则不在用之。经曰："虚虚实实，补不足，损有余"，是其义也。余脏准此。（一）

参白云阁藏本《伤寒杂病论》，"虚虚实实"之前有"勿"，其旨与王冰引《灵枢》"无虚虚，无实实"相符。

"上工"指的是高明的医生。"治未病"指治未病的脏腑，"不解实脾"中的"解"，是明白、懂得的意思；"实"在《辞海》中为充实、富裕之意，为使动用法，"不解实脾"即不懂调补脾脏之意。"四季脾王（旺）"，说的是一年四季脾气都很旺盛。脾能伤肾的"伤"是制约的意思，《辞海》中为妨碍，如《论语·先进》云："何伤乎？亦各言其志也。"《直解》[①]云"伤字，当作制字看"，即制约的意思。

本条从人体脏腑相关的整体观念出发，论述杂病的治疗原则，特别突出

①《直解》：《金匮要略直解》的简称，清代程云来撰。

治未病的方法。从"问曰"到"惟治肝也"，是以肝为例，说明了杂病的一般传变规律及既病防变的观点。中医临床中应掌握五行生克乘侮以及五脏有病相互传变的一般规律，例如，肝脏受邪的实证易传脾胃，除头昏、胁痛、胸闷、脉弦外，常伴饮食减少、乏力、便溏、舌苔白腻等症。因此，在治肝的同时，兼补脾胃，脾虚当补；即使脾不虚，亦当补脾以防止肝气损伤脾气，如当归芍药散中用白术、茯苓，使脾健旺不受肝脏实邪侵犯，若脾旺，不易受肝邪侵犯，亦可不用补法，不必拘泥于五行相传之说。然而，医生若不懂五脏病相互传变的规律，遇到肝脏有病的实证不懂得实脾，只单纯治肝，不顾脏腑之间的整体关系，极容易使病情变化，发生肝病横犯脾胃的病证，致使一脏病未愈，另一脏又病。

从"夫肝之病"到"益用甘味之药调之"，是从整体的角度探讨肝虚的治法。肝虚证，"酸入肝"，肝虚当补之以本味，所以"补用酸"，即用酸味的白芍、五味子、山萸肉等补肝阴；"焦苦入心"，心为肝之子，子能令母实，所以"助用焦苦"，阴柔之品滞气碍胃，故炒用，焦苦入心，以补心，使心气旺，子不盗母气，则母脏肝旺；火克肺金，使金不能克木，则木旺。"甘入脾"，甘以实之，《素问·脏气法时论》云"肝苦急，急食甘以缓之"，用甘味药补脾益肝，且缓肝气之急，故"益用甘味之药调之"，用甘草、大枣、白术等补脾土，补土可制水，水被制不能克心火，则心火旺；补土荣木，则木旺。以上均是在间接补肝，肝虚益用甘味，补脾益肝，肝脾同步，虚证应以脾胃为中心。

从"酸入肝"到"此治肝补脾之要妙也"，解释肝虚补脾的制化关系。肝病虚证，用甘味药来补脾土，脾土强健而制肾水，肾水亏虚不能行其令，则心火失于制约而亢盛，心气亢盛而制约肺金，肺金被伤不能行其令，则肝木不受制约而肝气旺，则肝的虚证便可自愈，这是治肝虚用补脾土方法之深奥道理。

从"经曰"到"余脏准此"为最后一段，总结上文，并指出勿犯虚虚实实之戒，虚证不可用泻法，误用泻法是虚其虚；实证不可用补法，误用补法是实其实。必须虚者补之，实者泻之，补其不足，损其有余，才是正治。肝病如此，其他诸脏可以类推，故曰"余脏准此"。

夫人禀五常，因风气而生长。风气虽能生万物，亦能害万物，如水能浮舟，亦能覆舟。若五脏元真通畅，人即安和。客气邪风，中人多死。千般疢难，不越三条：一者，经络受邪，入脏腑，为内所因也；二者，四肢九窍，血脉相传，壅塞不通，为外皮肤所中也；三者，房室、金刃、虫兽所伤。以此详之，病由都尽。

若人能养慎，不令邪风干忤经络；适中经络，未流传脏腑，即医治之；四肢才觉重滞，即导引、吐纳、针灸、膏摩，勿令九窍闭塞，更能无犯王法、禽兽灾伤；房室勿令竭乏，服食节其冷、热、苦、酸、辛、甘，不遗形体有衰，病则无由入其腠理。腠者，是三焦通会元真之处，为血气所注；理者，是皮肤脏腑之文理也。（二）

"禀"，即受。"五常"，即五行。"风气"，这里指自然界的气候。"元真"，即元气、真气。外至曰客，不正曰邪，故"客气邪风"指能够令人致病的不正常气候。"疢（chèn）难"，即疾病。"导引"，《一切经音义》云："凡人自摩自捏，伸缩手足，除劳去烦，名为导引；若使别人握搦身体，或摩或捏，即名按摩也。""吐纳"是调整呼吸的一种养生却病方法，"膏摩"是用药膏摩擦体表一定部位的外治方法。"养"为内养正气，"慎"为外慎风寒，"养慎"指通过内养正气、外慎风寒的方式，达到防病的目的。"王法"，即国家法令。古代王法中有体罚的规定，"无犯王法"是说要遵守国法，免受刑伤之意。"服食"，即衣服、饮食。

本条论述疾病产生的机理和防病的重要意义。首先，重点强调"若五脏元真通畅，人即安和"。元气主要由肾中先天之精气所化生，赖脾胃运化的水谷精气培育而成。元气通过三焦而流行于全身，其主要功能是推动人体的生长和发育，温煦和激发各脏腑、经络等组织器官的生理功能。张锡纯说："盖人之元气，根基于肾，萌芽于肝，培养于脾，积贮于胸中为大气，以斡旋全身。"因此，"元真"囊括了由它所派生的宗气、营气和卫气，是人体生理机能之总称。从生理上看，元真贵通，正所谓"正气存内，邪不可干"，这是反诘，诗有言外意，乐有弦外音。从病理上看，元真不通的发生，要么是元真不足，即所谓"邪之所凑，其气必虚"，这是杂病的主因；要么是元真壅滞，即所谓"百病皆生于郁"。元真不通是一切疾病之源，结果是形成各种实性病证如感冒、腑实、宿食、疮痈。其治，或补或通，务使元真恢复通畅。

另一个难点是"为内所因"。"内"，指病变部位在体内，即前述之"脏腑"，紧扣本篇的标题。"因"，非病因之因，作动词用，有因袭、承袭、承受之意，表达了内脏病变是承受了由表传入的邪气而成；作副词用，还表示乘、趁。用一"因"字，不仅为了与下文之"中""伤"避复，而且更加准确地强调了"经络受邪，入脏腑"这一发病机理。"所因"，是特殊指示代词的名词性词组，指疢难、疾病。"为内所因"，是指内在脏腑承受外来的病邪而发的疾病。注家往往昧于"因"的真实含义，误作内因，则差之毫厘，谬以千里。同时，文中"房室、金刃、虫兽所伤"和宋代陈无择的不内外因雷同，故将这三种发病形式解释为张仲景的三因学说，那就完全不对了。有关病因的论述另详本篇第十三条"五邪中人"及以后诸篇，如"暍"为伤暑等，本条则是按照脏腑经络的不同层次，确定病位。"为内所因"者，即"阴病"；"为外所中"者，即"阳病"；"房室、金刃、虫兽所伤"者，或为"阴病"，或为"阳病"，和本篇第十三条的病证分类方法是遥相呼应的。这里的病因分类，是以经络脏腑分内外，在强调正气的同时，并不忽视"客气邪风"，故可以认为，邪由经络入脏腑为深为内，邪由皮肤传血脉为浅为外，至于房室、金刃、虫兽的伤害，则与"客气邪风"以及经络脏腑的传变无关。后人奉行的病因分类沿用了宋代陈无择的三因学说，但由上述可知，该学说与张仲景的疾病病因分类法相比，二者的立论不同，故分法各异。

从"夫人禀五常"到"亦能覆舟"，是从天人相应的整体观念出发，指出自然界正常气候能生长万物，异常气候能伤害万物，对人体亦不例外，并形象地比喻为"浮舟"和"覆舟"。其实，这句话最早出自孔子之口，《荀子·哀公》记载了孔子与鲁哀公的一段对话："君者，舟也；庶人者，水也。水则载舟，水则覆舟，君以此思危，则危将焉而不至矣？"《荀子·王制》再次引用了这段话，这与后世"得民心者得天下"之论有异曲同工之妙。

"若五脏元真通畅，人即安和。客气邪风，中人多死"，是说人对自然并不是无能为力的，只要五脏真气充实，营卫通畅，外能固护肌表，内使气血流通，抗病力就强。五脏元真不通是杂病主因。从"千般疢难"到"病由都尽",说的是疾病虽复杂多端,但归结起来,其病变部位不外乎是脏腑内受和皮肤外中,以及房室、金刃、虫兽所伤这三者。

从"若人能养慎"到"病则无由入其腠理",是阐述预防观点与养慎之道。这里重申若能养生防病,邪气就不会侵犯经络;倘若一时不慎,外邪入中经络,即应乘其未传脏腑之时,及早施治,这是无病慎防、有病早治的防病方法。比如"四肢才觉重滞",即用导引、吐纳、针灸、膏摩等方法治疗,勿使九窍闭塞不通。此外,平时还需调节房室、饮食、起居等方面,"服食节其冷、热、苦、酸、辛、甘",这是分承的修辞方法,意思为衣服调控冷热,饮食调节五味。除此之外,若能防备意外灾害,奉公守法,避开鸷禽猛兽,使体内强壮,则一切致病因素无以入其腠理。

"腠者,是三焦通会元真之处,为血气所注;理者,是皮肤脏腑之文理也",腠理是人体的一种组织,为三焦所主,与皮肤、脏腑关系密切,它既是元真相会之处,也是气血流注的地方,如果人体对外抵御能力减退时,它便成为外邪侵入的门户。

以上体现的是张仲景的预防医学,即未病先防、既病防变。

问曰:病人有气色见于面部,愿闻其说。师曰:鼻头色青,腹中痛,苦冷者死一云腹中冷,苦痛者死。鼻头色微黑者,有水气;色黄者,胸上有寒;色白者,亡血也;设微赤非时者,死;其目正圆者,痉,不治。又色青为痛,色黑为劳,色赤为风,色黄者便难,色鲜明者有留饮。(三)

本条论述面部望诊的临床应用。五脏六腑之精华,隐于皮肤之内为气,显于皮肤之外为色,故望患者面部的气色,可以测知所患的疾病和预后。鼻为"面王",居于中央,属土主脾,故张仲景选显现的面部,尤其指出"面王"。除标明鼻头色青,色微黑外,采用修辞学承前省略法,色黄、色白亦指鼻头,如《编注》①《本义》②《正义》③ 等亦如是说。同样,"设微赤非时"亦指鼻头。"其目正圆者痉",追加了望目。"又"以下文,泛指面部。另外,

① 《编注》:《金匮要略编注》的简称,清代沈明宗撰。
② 《本义》:《金匮要略方论本义》的简称,清代魏荔彤撰。
③ 《正义》:《金匮要略正义》的简称,清代朱光被撰。

文中"不治"或"死"，非绝对不治，仅危笃尔。

鼻头的正常色泽应如"罗裹雄黄"，见于《素问·脉要精微论》，指黄而红润。若鼻头为青色，青为肝之色，青色外现于脾对应的部位是肝气急，克乘脾土，肝脾不和，气机不通而腹痛。若色青而畏冷是脾阳虚衰，阴寒之邪上逆。此言其"苦冷"，是鼻头冷甚为阳衰已极，阴寒过盛的重证。若鼻头为黑色，黑为肾之色，肾主水，水寒之气过盛，上泛于面部而现微浮肿，鼻头色微黑，是肾水反侮脾土的病证。若鼻头为黄色，色黄淡而不泽，是脾的运化功能失健，湿浊内郁，湿为阴邪，易伤阳气，寒饮留于胸膈而致胸中寒。若鼻头为白色，则为《灵枢·决气》所谓"血脱者色白"，血亡失过多，无以上荣，故鼻头色白。若鼻头为赤色，赤为心之色，亦为暑热之色，若鼻头色微赤，又非炎热季节，是阴虚阳浮重证。"目正圆"，是两目睁大不能瞬动，神气呆滞，将作抽搐、反张的重证。此仅举隅。

接着叙述了面部的颜色。面部色青为痛，虚证可因阳气不足，鼓舞无力，气血循环滞涩而现色青；实证可因邪气阻滞，气血循行受阻，不通而痛，痛甚络脉血瘀而色青；又肝主筋，邪气侵犯筋脉，筋脉拘急亦痛。以肝为藏血之脏，主筋，其色为青，故有诸痛皆属于肝之说。面色黑为劳，肾之精气亏虚，日久成劳，肾色外露，面色黑而枯槁。面色赤为风，色赤为风从火发，热盛而风动面赤，多见于火热之证。面色黄者便难，指面色萎黄无神，排便不爽。此为脾气不升，腑气不降，主要是肠气不降，故大便难。色鲜明者有留饮，即是白色，水饮上泛于面，形成面目浮肿，故反见明亮光润之色。

观察面部的气色，只是望诊方法的一部分，除鼻、面、眼外，还应注意唇、舌、齿、咽喉、爪甲、耳廓和全身皮肤的色泽。此处仅抓主要部分，体现"先后"的"先"。

根据观察，不同的肤色人种，有各自不同的多发病。与肤色相对应的脏腑要承担较重的生命活动而易劳损致病。脾胃属黄色，黄种人多患脾胃病，张仲景治虚劳病即以调补脾胃为重心。这里的"色黄者便难"必黄而失神，缺乏光泽，主脾胃虚损，胃肠蠕动无力，传化物失职，而呈轻度脾胃功能"瘫痪"，好似推土机马力不足，马达空转却推不动。大便未必干涩，仅排便时间延长，而显得困难，就像下水道不通一样，或捅或捣，才可畅通，也不排除有愈通愈实的可能。脾与胃升降相因，胃肠不降，其实质是脾气不升，因此，升提下陷的中气，常可收到通便的效果。对色黄者便难，不妨采取升举脾气之法。

师曰：病人语声寂然喜惊呼者，骨节间病；语声喑喑然不彻者，心膈间病；语声啾啾然细而长者，头中病一作痛。（四）

"喜"，这里作副词，多、频、数的意思。"语声寂然"，指患者安静无语声。"喑（yīn）喑然"，形容声音低微，指哑了不能说话。"啾（jiū）啾然"，形容声音细小。

本条论述以闻诊辨别疾病。"骨节间病"，指关节疼痛一类病症。由于病在关节，转动不利，动则作痛，故患者常喜安静，偶一转动其痛甚剧，故又突然惊呼。"心膈间病"，多是胸膈间有痰浊，胸中窒闷的结胸、胸痹一类病证；由于气道不畅，所以发声低微而不清澈。"头中病"，指头中痛，痛在头中，如作大声呻吟则震动头部，其痛愈甚，故声音细小而清长。另外，如鼻鼾、喉中水鸡声、谵语、郑声，亦可辨别疾病病位及属性。

师曰：息摇肩者，心中坚；息引胸中上气者，咳；息张口短气者，肺痿唾沫。（五）

本条讲述根据观察呼吸时的形态诊断疾病。一呼一吸叫一息，"息"就是呼吸，肺有病可引起呼吸失常，常见的有"摇肩""引胸""张口"三种体态。随着病机的变化，既可分别出现于不同疾病，又可同时出现于同一疾病的呼吸困难重证。观察呼吸时体态，可辨识病情，分析病情的性质。因此，理解这三种体态变化必须与"心中坚""上气""肺痿"相互参照。"摇肩"是随呼吸而两肩耸动，亦称肩息，是呼吸困难的表现，病情有虚实之分，"心中坚"即是实证，是由实邪壅塞在胸，肺气不得宣降，以致胸部气闭，呼吸困难，常伴有胸闷咳喘等症。"上气"即气喘，为胸中有邪，肺气不降而为咳喘，多见于新感引动伏邪所致的感冒咳喘。"张口短气"是肺气痿弱不振，不得不张口呼吸。"唾沫"为浊唾涎沫，多系肺气虚弱，津液不布。肺痿的表现既有肺热所致的咯吐浊唾，也有肺寒所致的咯吐涎沫，详参《金匮要略·肺痿肺痈咳嗽上气病脉证治第七》。

师曰：吸而微数，其病在中焦，实也，当下之即愈，虚者不治。在上焦者，其吸促，在下焦者，其吸远，此皆难治。呼吸动摇振振者，不治。（六）

"促"，《辞海》做迫近，距离短，如促膝谈心、急促、短促。《后汉书·郦炎传》云："大道夷且长，窘路狭且促。""吸促"，即吸气短促，而引以长呼为快，亦称吐吸，见于大气下陷。"吸远"，吸气深长，伴摇肩、张口，而引以长吸为快。

本条论述问自觉症状，望呼吸形态，以辨别病位之上下，并判断预后之吉凶。《难经·四难》云："呼出心与肺，吸入肾与肝，呼吸之间，脾受谷味也。"吸为主动，呼为被动，张仲景举"吸"以见呼，体现了矛盾的主要方面。

"吸而微数，其病在中焦，实也"，如病由中焦实邪引起的，它的病机是因邪气壅塞中焦，肺与大肠相表里，腑气不降，肺亦难肃，故治当下其实，实去之后，气机通利，呼吸自能恢复常态，故曰"当下之则愈"。若因中气虚陷，或至虚有盛候者，病属难治，仍可投以黄芪建中汤、理中汤、枳术丸之属。

"在上焦者"，其病在肺，肺不主气，吸气短促而困难，引以长呼为快，故曰"其吸促"，又称吐吸。"在下焦者"，其病在肾，肾不纳气，吸气深长而困难，引以长吸为快，故曰"其吸远"。"呼吸动摇振振者"，患者呼吸则身躯动摇颤抖，是久病正气虚衰，躯体难以自持，形气不能相保，病情危笃之证，故曰"不治"。

师曰：寸口脉动者，因其王时而动。假令肝王色青，四时各随其色。肝色青而反色白，非其时色脉，皆当病。（七）

"寸口"，指两手的六部脉。"四时各随其色"，指春青、夏赤、秋白、冬黑。因脾旺于四季，故青、赤、白、黑都应含于脾土黄色之中，而不是孤色外现。

文中用到了互文见义的表达方式。《述义》[1] 云："按此条，上文言脉不

---

[1] 《述义》：《金匮玉函要略述义》的简称，日本学者丹波元坚撰。

言色，下文言色不言脉，是互文见意，故结以非其时色脉句。"互文见义，又叫参互见义，简称互文，即前后词语互相呼应，在意义上互相补充的修辞手法，其形式有对句互文、挟句互文，以及条文互见和篇章互见等。

本条论述脉象与四时五色相结合的诊病方法。寸口脉，这里指左右手脉而言。人体的内在环境与自然的外环境是相适应的，随四时的时序更替，脉象也相应地发生规律性的变化。如肝气旺，盛于春季，其脉应弦；心旺于夏，脉洪；肺旺于秋，脉毛，即脉浮；肾旺于冬，脉石，即脉沉；脾旺于四季，故弦、洪、毛、石都应有胃气才是人体健康的征象。色泽亦然，如春时肝旺、脉弦、色青是为正常，如见脉稍毛，面容蕴涵白色是肺金克伐肝木的征象，此"非其时色脉"即为疾病的征象。

问曰：有未至而至，有至而不至，有至而不去，有至而太过，何谓也？师曰：冬至之后，甲子夜半少阳起，少阴之时阳始生，天得温和。以未得甲子，天因温和，此为未至而至也；以得甲子，而天未温和，此为至而不至也；以得甲子，而天大寒不解，此为至而不去也；以得甲子，而天温如盛夏五六月时，此为至而太过也。（八）

"少阴之时阳始生"中的"少阴"，徐镕本作"少阳"，可从。

"未至而至"，前面的"至"为时令到，后面的"至"是指那个时令的气候到，以下义同。"甲子"，是古代用天干、地支配合起来，计算年、月、日的方法，如甲子年、甲子月、甲子日等，此处的"甲子"是60天为一个循环的甲子日，这里指雨水节这一天。"因"，连词，于是、就、因而之义。

本条论述节令和气候应该适应，太过或不及，都会引起疾病。季节交替与气候变化是相应的，如春温、夏热、秋凉、冬寒是正常的自然规律，有益于万物生长，人也能自然地适应环境变化而健康地生活。若季节气候变化失常，即为致病之因。例如，冬至之后的雨水节气，此时正是少阳当令的时候，因为阳气开始生长，气候逐渐变和，这是正常的规律。若未到雨水，而气候提早温暖，这是时令未到，而气候已到，为"未至而至"；若已到雨水，气候还未温和，这是时令已到，而气候未到，为"至而不至"；若已到雨水，气候仍然很冷，这是时令已至，为"至而不去"；若气候像盛夏那样炎热，这是"至而太过"。

师曰：病人脉浮者在前，其病在表；浮者在后，其病在里。腰痛背强不能行，必短气而极也。（九）

"前"，指关前寸脉；"后"，指关后尺脉。

本条论述同一脉象，因出现的部位不同，主病也就不同。浮脉属阳主表，见于寸部，当见发热恶寒，头痛身痛，脉必浮而有力。若脉浮见于尺部，尺主肾病。肾藏精主骨，腰为肾之外府，其脉贯脊。肾虚精髓不充，腰脊失养，故腰痛、背强、骨痿不能行走，甚则不能纳气归源，呼吸短促，濒于危笃之候，故曰"极"。

问曰：经云"厥阳独行"，何谓也？师曰：此为有阳无阴，故称厥阳。（十）

"经"，指古代医经，何书失考。"厥"，做尽、逆、极解，参"有阳无阴"的病机，厥为极。

本条论述厥阳的病机，说明阴阳失去平衡后杂病的基本病机。人体在正常情况下，阴与阳总是维持着相对的协调状态，而且阳是以阴为依附的。假如阴气衰竭，阳气失去依附，或火热独盛伤阴，无阴以配，或"阳强不能密，阴气乃绝"，故称"厥阳独行"。所谓的"有""无"是相对而言，非绝对之词。

阳亢则异化分解过甚，使生命物质过于消耗，即阳亢伤阴，甚则"阳强不能密，阴气乃绝"。反之，阴虚亦可导致阳亢，或阴虚及阳。

问曰：寸脉沉大而滑，沉则为实，滑则为气，实气相抟，血气入脏即死，入腑即愈，此为卒厥，何谓也？师曰：唇口青，身冷，为入脏即死；如身和，汗自出，为入腑即愈。（十一）

"相抟"，指致病因素相并互动侵犯人体而致病。"卒"，通猝，暴也；"厥"，《说文》① 释义"发石也"，引申为"发"，《伤寒论文字考》云："凡

---

① 《说文》：《说文解字》的简称，东汉许慎撰。

有发者，皆谓之厥"，故"卒厥"意为暴发的病证。"入脏"，脏藏而不泄，入脏为邪无出路，气血瘀滞，元真不通，主病重；"入腑"，腑泄而不藏，入腑为邪有出路，气血调和，元真通畅，主病轻。

本条论述卒厥的病机及预后。寸脉候心、肺，脉沉大为血实，滑则为气实，血实与气实相并，成为致病因素。唇口青、身冷是血液瘀滞，阳气涣散，即为"入脏即死"。身和，汗自出，是气血通畅，即为"入腑即愈"。

"血实""气实"似台风之至，暴风骤雨，树倒屋塌，洪水决堤，造成灾害。在人则面色紫暗，头晕昏钝，区别于孩童之面色红白娇艳。血压居高不下，气血冲逆，溢于脉外，或气血壅实瘀滞，胸痹短气，均可突然卒厥，为"入脏即死"。当然，也不排除气还血行，则身和汗出，为"入腑即愈"，其治除活血外，勿忘治肺治气。

问曰：脉脱入脏即死，入腑即愈，何谓也？师曰：非为一病，百病皆然。譬如浸淫疮，从口起流向四肢者，可治；从四肢流来入口者，不可治。病在外者可治，入里者即死。（十二）

"脉脱"，指脉乍伏不见，多由邪气阻遏，血脉一时不通所致。"浸淫疮"，皮肤病的一种，疮面流黄水，可由一处蔓延及他处。

本条承上再论"入脏即死""入腑即愈"，或者说承接上条，举脉略证，再论卒厥的证情。"脉脱"与脉沉滑相反，但与脉沉大而滑一样仍系"入脏即死""入腑即愈"。推而广之，非卒厥一病，百病皆然。即使浸淫疮，若从口流向四肢者，说明病邪由内达外，犹言由脏出腑，治疗易；若从四肢流来入口者，意谓病邪由外入内，犹言由腑入脏，治疗难。最后概言："病在外者可治，入里者即死。"

《心典》[①] 云："脉脱者，邪气乍加，正气被遏，经隧不通，脉绝似脱，非真脱也，盖即暴厥之属。经曰：跌阳脉不出，脾不上下，身冷，肤硬。又曰：少阴脉不至，肾气微，少精血，为尸厥，即脉脱之谓也。厥病，入脏者深而难出，气竭不复则死；入腑者浅而易通，气行脉出即愈。"

问曰：阳病十八，何谓也？师曰：头痛、项、腰、脊、臂、脚

---

① 《心典》：《金匮要略心典》的简称，清代尤怡撰。

掣痛。

　　阴病十八，何谓也？师曰：咳、上气、喘、哕、咽、肠鸣、胀满、心痛、拘急。五脏病各有十八，合为九十病。人又有六微，微有十八病，合为一百八病。五劳、七伤、六极、妇人三十六病不在其中。清邪居上，浊邪居下。大邪中表，小邪中里。槃饪之邪，从口入者，宿食也。五邪中人，各有法度：风中于前，寒中于暮，湿伤于下，雾伤于上，风令脉浮，寒令脉急，雾伤皮腠，湿流关节，食伤脾胃，极寒伤经，极热伤络。（十三）

　　"阳病"，是指属外表经络的病证，即"为外皮肤所中"；"阴病"，是指属内部脏腑的病证，即"为内所因也"。"脚"，《说文》中释为"胫也"，指小腿。"咽（yè）"，指咽中梗塞。"五劳"，《素问·通评虚实论》云："久视伤血，久卧伤气，久坐伤肉，久立伤骨，久行伤筋。""七伤"，《金匮要略·血痹虚劳病脉证并治第六》中云："食伤、忧伤、饮伤、房室伤、饥伤、劳伤、经络营卫气伤。""极"，形容极度劳损；"六极"，指气极、血极、筋极、骨极、肌极、精极。"妇人三十六病"，指经、带、胎、产、乳及妇产杂病。"槃饪"，此处指好吃的饮食。"五邪"，指风、寒、湿、雾、饮食之邪。"前"，指午前。

　　本条论述病证的分类方法，以及五邪中人的变化。首先，"极寒伤经，极热伤络"在此处以极端的、太过的寒热为代表，揭示阴阳之邪伤人的深浅程度，而在写作方法上采用了互备的修辞方法，说明过度的寒热既伤络又伤经，"为外皮肤所中"。寒为阴邪，其性收引凝滞，易引起经脉蜷缩，血行迟滞，气血不通而为痹，这是大家所耳熟能详的，而热为阳邪，易耗血伤津，血行滞涩，筋脉失养，疼痛由作。

　　《难经·四十九难》云："何谓五邪？然，有中风，有伤暑，饮食劳倦，有伤寒，有中湿，此谓五邪。"本条则为风、寒、湿、雾、（槃）饪，较《难经》多雾少暑，可见张仲景的寓义有二：第一，从广义上讲，"风"统指阳邪，包括风、火、暑、燥（温）、热。例如，黄疸病因之"风湿"即湿热。"寒"统指阴邪，括寒、湿、燥（凉）。例如，寒指湿，《素问·五常政大论》

云"风寒并兴"，王冰注："寒，水也。"第二，以阴阳二纲统御对比，清浊、大小、风寒、湿雾、前后、表里、寒热，以厘定其不同。

关于"五邪中人"的变化，首先指出清邪为雾露之邪，故居于上；浊邪谓水湿之邪，故居于下；大邪谓风邪，其性散漫，多中肌表；小邪谓寒邪，其性紧束，常中经络之里；饪之邪即宿食，从口而入，损伤脾胃。其次，说明五邪中人各有一定的规律可循，如风为阳邪，中于午前，而脉多浮缓；寒为阴邪，中于日暮，而脉多紧急；湿为重浊之邪，故伤于下而流入关节；雾为轻清之邪，故伤于上而连及皮腠；饮食不节，则多伤脾胃。《素问·举痛论》云"寒则气收，炅则气泄"，过度寒热皆能损伤经络而为痛。

问曰：病有急当救里、救表者，何谓也？师曰：病，医下之，续得下利清谷不止，身体疼痛者，急当救里；后身体疼痛，清便自调者，急当救表也。（十四）

"救"，即急先救治的意思。"下利"，指泄泻。"清"同"圊"，意为厕所；"清谷"，是对下利物的补充，指完谷不化。

本条论述表里同病时的先后缓急治则。当表里证同时出现时，首先应分别病情的先后缓急，急者先治，缓者后治。如本条所说，病在表，不可下，而误下之，伤其脾胃，以致表证之身体疼痛未除，里证之下利清谷不止又起。权衡表里轻重，此时以里证为急，故应先救其里。因下利清谷不止，正气已经虚弱，营卫化源不足，若先解表，误用汗法更虚其阳，脏寒生满病，则会导致腹胀。当里证基本解除，如服药后大便恢复正常，身体疼痛的表证仍然存在，如不进行救治，势必再行传变入里引起其他变化，则又需解表祛邪。表里同病，治有三法，先表后里为常法，表里同治、先里后表为变法，都要根据表里双方病情的主次、缓急、轻重来决定的。

夫病痼疾，加以卒病，当先治其卒病，后乃治其痼疾也。（十五）

本条论述新久同病时的先后缓急治则。在新病与久病同时存在时，应首先分别病情的先后缓急，急者先治，缓者后治。如本条所述，卒病势急易治，稍缓能起变化，久病势缓难治，故当先治其卒病，后治其痼疾。当然，也不排除兼顾痼疾，如桂枝加厚朴杏子汤之治喘，小青龙汤之治饮。

师曰：五脏病各有所^①得者愈，五脏病各有所恶，各随其所不喜者为病。病者素不应食，而反暴思之，必发热也。（十六）

"得"和"恶"均为多音多义字，理解时应结合其所处的语言环境。"得（dé）"此处做中意、适合，常用的"相得""得用"即取此意。"所得"，是"得"与特殊指示代词"所"组成的名词性词组，指与病情相合的饮食、居处、药物、情志，以及时令、气候等。"恶（wù）"，做憎恨、讨厌。"所恶"，亦为特殊指代名词性词组，指与病情相悖的饮食、居处、药物、情志，以及时令、气候等。

本条论述临床应根据五脏喜恶进行治疗和护理，遇到患者突然想吃平素不喜的食物，这是脏气为邪气所改变，食后可能助长病气而引起发热，亦不可不加注意。

夫诸病在脏，欲攻之，当随其所^①得而攻之。如渴者，与猪苓汤。余皆仿此。（十七）

"在脏"，这里泛指在里的疾病。"攻"，做治字解。"得"，做相合、演变、依附，可引申为痼结不解；"所得"，是"得"与特殊指示代词"所"组成的名词性词组，指代演绎的结局，也指体内痼结不解的病理物质，如痰、水、瘀血、宿食，这些又皆可化热。

本条论述临证时应留意体内痼结不解的有害物质，治病当掌握审因论治的原则。要对疾病进行治疗，应当审因论治，并清楚疾病发生的根本原因，然后才能准确地进行治疗。如口渴，若发生在大病后期，而以小便不利为特征，则应审为热伤胃阴，"无阴则阳无以化"，阳不化气，小便不利，与猪苓汤治疗。其他如宿食化热、痰饮化热、瘀血化热都应仿此施治。

以猪苓汤为例，临证应审证求因，追本溯源，探求其内在联系。《伤寒论》第223条谓："若脉浮，发热，渴欲饮水，小便不利者，猪苓汤主之。"邪气自表入里，客于下焦，三焦俱受热犯。脉浮发热为上焦热，渴欲饮水为

① 所：原无此字，据徐本、尤本、陈本补。

中焦热，小便不利下焦热，耗伤阴液，无阴则阳不能气化。正如《医贯砭·阴阳论》所说："阴阳又各互为其根，阳根于阴，阴根于阳，无阳则阴无以生，无阴则阳无以化。"经文虽举口渴一症，而小便不利才是猪苓汤证的特异症状，由热邪侵犯下焦，耗伤阴液，形成"无阴则阳无以化"的小便不利，治宜滋阴清热，分清泻浊，用猪苓汤。

[结语]

本篇以整体观念为指导思想，以脏腑经络学说为理论核心，时时把握病脉证的主要表现，视其标本缓急，对疾病的预防、病因、病机、诊断、治疗等各方面，做了概括性的论述。在病因病机方面，正邪对比时要抓住"五脏元真通畅""人能养慎"，提出了无病早防、有病早治、慎防传变的预防医学思想。在诊断方面，列举四诊合参，抓主要指征，归结脏腑经络的所属，辨别疾病的本质，判断预后的吉凶。在治疗方面，针对疾病的本质、证候的轻重缓急，抓住主要矛盾，采取恰当的治疗和护理。

[思考]

本篇条文不多，但从预防到治疗，从法则到细节，无不具备，全面而又简明，充分体现了辨证论治的特点，是全书的总纲。主要有以下八个重点，值得思考：第一，疾病形成的主要因素是什么？第二，《金匮要略》中"治未病"的含义是什么？第三，表里同病的治疗原则是什么？第四，"见肝之病，知肝传脾，当先实脾"的意义是什么？第五，治肝虚病"补用酸，助用焦苦，益用甘味之药调之"的道理何在？第六，结合原文，谈《金匮要略》的整体观？第七，本篇的病因分类与目前的疾病三因有何不同？第八，对"诸病在脏，欲攻之，当随其所得而攻之"应如何理解？

痉湿暍病脉证第二

论一首　脉证十二条　方十一首

　　本篇要了解痉、湿、暍（yè）三病的定义，以及合篇的意义，熟悉暍病的证治，并重点掌握湿病的证治。本篇的重点是风湿表证和痹证，诊治湿病是中医的瑰宝，务求透彻、实用；难点是湿温病热型的特点及机理，以及桂枝附子汤证与白术附子汤证的机理与修辞方法。

　　痉病的病变部位在筋脉。痉病以项背强急、口噤不开，甚至角弓反张为主症。外感、内伤都可致痉，但本篇所论是以外感风寒，亦论温病热盛致痉，如在第五、第七条均有叙述。而且，暍病亦可致痉。

　　湿病之邪在肌肉关节，以发热身重、骨节疼烦为主症。湿有内、外湿之分，但常内外相感，且湿邪为病，多有挟风、挟寒、挟热等的区别，本篇所论以外湿及其兼证为主。

　　暍病，即伤暑，以发热自汗、烦渴尿赤、少气脉虚为主症。每易兼寒挟湿，形成虚实夹杂之候。篇中的中暍、中热之说，意义基本相同，均属外感伤暑范畴，与中暑神昏、抽搐不同。

　　本篇所论痉、湿、暍三病均由感受外邪引起，皆具太阳表证，而且暍多兼湿，津伤致痉，故合为一篇讨论。正是皆具太阳表证，故于《伤寒论》之后，在《金匮要略》中首先合篇讨论此三病。

　　太阳病，发热无汗，反恶寒者，名曰刚痉。（一）

　　太阳病，发热汗出，而不恶寒，名曰柔痉。（二）

　　"痉"，《说文》释义"强急也"，《广韵》释义"风，强病也"。"刚"，实气坚劲，性使然也。《伤寒发微》曰："风寒外薄，血热内张，正与邪争，故名刚痉。汗出表疏，正气柔弱，不与邪争，故名柔痉。"

这两条论述痉病有刚柔两种。把性质相反的两条列在一起，目的是对比说明刚柔二痉的不同。两者均称为痉，必有项背强急、口噤不开等现象，此处不言是省文。刚柔二痉的具体证治参见本篇第十一、第十二条。这两条皆冠以"太阳病"，其含义与《伤寒论》同，说明此病的发生为风寒之邪所干，具备外感表证，但有表实、表虚之分。又有因表邪化热，深传阳明，津液受伤，筋脉挛急而为痉病者。

关于表实证，《伤寒论》第3条："太阳病，或已发热，或未发热，必恶寒，体痛，呕逆，脉阴阳俱紧者，名为伤寒。"风寒外袭，卫阳固密，腠理闭郁，肌表失于温煦，故恶寒，此为必见症。刚痉表实不言"必恶寒"，而谓"恶寒"者，刚痉初起既俱太阳表实证之恶寒无汗，又有表邪化热，深传阳明经，热邪熏蒸，津液受伤，筋脉挛急，而出现颈项强急、口噤不语，甚或背反张等痉病症状。按一般规律，邪传阳明经则恶热而不恶寒，即《伤寒论》第182条："阳明病外证云何？答曰：身热，汗自出，不恶寒，反恶热也。"今邪热浸淫于内而重在表邪不解，故曰"反恶寒也"。

关于表虚证，《伤寒论》第2条："太阳病，发热，汗出，恶风，脉缓者，名为中风。"风寒外袭，卫阳不固，腠理疏松，故汗出。柔痉表虚言"不恶寒"者，是与上条"反恶寒"相对而言，"不恶寒"暗示具备恶风症状。津液受伤，筋脉挛急，故还会出现颈项强直、口噤、背反张的痉病症状。

总之，外感风寒为什么能致痉？因为外邪客于太阳筋脉，又有津液受伤的内在因素，筋脉失于濡养，以致邪阻筋脉而起。刚柔二痉的主要区别在于：刚痉为表实无汗，柔痉为表虚汗出。

太阳病，发热，脉沉而细者，名曰痉，为难治。（三）

本条从脉象论述痉病的预后。"太阳病，发热"，为病在表，脉应浮。既为痉病，本篇第九条云"按之紧如弦"，脉象应紧而弦；本篇第十三条与《伤寒论》第208条"阳明病，脉迟，虽汗出，不恶寒者，其身必重，短气，腹满而喘，有潮热者，此外欲解，可攻里也，手足濈然汗出者，此大便已硬也，大承气汤主之"，脉象或应沉迟。此脉沉而细，是正气不足，无力抗病之象，邪盛正衰，预后大都不良，故为难治。

太阳病，发汗太多，因致痉。（四）

夫风病，下之则痉，复发汗，必拘急。（五）

疮家，虽身疼痛，不可发汗，汗出则痉。（六）

"风病"，指风温病。"疮家"，指素患疮疡或金刃创伤的患者。

这三条论述了误治耗伤阴津营血而发痉的证候。"太阳病"表证阶段，应当发汗解表，但必须微汗，如桂枝汤方后云："温覆令一时许，遍身漐漐微似有汗者益佳，不可令如水流漓，病必不除。"再如麻黄汤方后云："覆取微似汗，不须啜粥，余如桂枝法将息。"假如发汗太过，必然耗伤津液，筋脉失于濡养，而变成痉病。阴虚体质，过汗伤阴而致痉。

风性从阳从热，风温病多有汗出的症状。本易伤津，如误下之，津液更伤，已能致痉；如再误汗，则气津两伤，筋脉失于煦濡，必致拘急。

"疮家"流脓失血，阴液已伤。如见身体疼痛，确属表证者，不可径予发汗，必须照顾到"疮家"的特点，予滋阴解表，如加减葳蕤汤。若金疮属气血瘀滞，营卫不调者，又当消瘀镇痛，如王不留行散。贸然发汗，则重伤津液，亦能伤津致痉。

病者身热足寒，颈项强急，恶寒，时头热面赤，目赤，独头动摇，卒口噤，背反张者，痉病也。（七·上）

本条论述因热致痉的证候。第七条上半部分当为热痉，理由有三：首先，广义伤寒包括温热之邪，风寒致痉，因热更可致痉；其次，从行文特点来看，外感习以寒热相贯，如发热恶寒等，此身热足寒，突出身热（真），强调足寒（假），而把"恶寒"置于痉病必备症颈项强急之后；再者，其"恶寒""足寒"系火热所致，热深厥亦深，属末梢循环衰竭。

外感温热病邪，热盛燔灼则发热，热极似水，真热假寒则足寒、恶寒。《素问·至真要大论》有言"诸禁鼓栗，如丧神守，皆属于火"，此之谓也。肝为风木之脏，内寄相火而主筋脉，热邪亢盛，耗灼津液，筋脉失养而致颈项强急。热邪上冲，发则头热、面赤、目赤，独头动摇，甚或出现发作性口闭不语，角弓反张。其中"卒"字，正说明病情之急骤危重。张仲景详证无方，当据证立方，选用白虎加人参汤化裁以治之。大量的临床实践也证明了这一点。1956 年，石家庄流行乙脑，郭克明以白虎加人参汤取得卓效；1957 年，北京流行乙脑，其又以苍术白虎汤芳香化浊取得显效。

若发其汗者，寒湿相得，其表益虚，即恶寒甚。（七·下）

发其汗已，其脉如蛇一云其脉浛。暴腹胀大者，为欲解。脉如故，反伏弦者，痉。（八）

"相得"，指相助、相合、相称。

这两条论述了热痉误汗后的转归。关于"其脉如蛇"，一般都引《心典》之"脉伏而曲，如蛇行也"，但令人费解。痉病的典型脉象是"按之紧如弦，直上下行"，弦如弓弦，自非草绳、麻绳可比，脉如弓弦紧绷，即使"按之"亦然，怎能如蛇行挛曲？《金匮要略·五脏风寒积聚病脉证并治第十一》云"肝死脏，浮之弱，按之如索不来，或曲如蛇行者，死"，这是无胃气的脉象，即十怪脉之"偃刀"。痉病发汗焉能达如此凶险地步？不如与"暴腹胀大者为欲解"连接，更加合理。其理所以难明，关键在于当初点校者错解了经文而误入歧途。"暴腹胀大为欲解"应衔接在"其脉如蛇"后，二者不能断开，更不能别为两条。

"腹"，《康熙字典》释义"坤为腹，坤能包藏含容，故为腹也"。可见，"腹"字有包含之意。"暴"，《辞海》释义"突然"，《词诠》释义"时间副词，猝也"。"腹"本为名词，名词不能接受副词的修饰，故"腹"字除保留原有词义外，应活用作动词，不仅指蛇腹部，而且兼有蛇吞食和蛇腹中包含了食物的意思。在文法上，张仲景使用了含蓄、隐深的笔法，使意境深远、广大、逼真。"其脉如蛇暴腹胀大"，即其脉象犹如蛇突然吞了食物，腹部胀大起来那样似的，亦即脉象为浮软缓大、充实无力，一反"按之紧如弦，直上下行"的痉病脉象。不仅如此，"如蛇暴腹胀大"还描绘出了患者的形象，因蛇在捕食时全神贯注，肌肉紧张，躯体屈曲，上下起伏，使尽全身解数，酷似痉病发作时"面赤，目赤，独头动摇""卒口噤，背反张"，而在吞了食物之后，全身肌肉松弛，显得疲乏无力，安静平卧，其表现与痉病缓解后的征象又何其相似！如此，则脉证皆提示筋脉强急之象得以舒缓，故定其为"欲解"。

本条证属热痉，理应养阴清热，反用汗法，汗出亡阳，汗着为湿，则"寒湿相得，其表益虚，即恶寒甚"。既云"寒湿相得"，举此见彼，则虽汗无妨，只有寒湿不相得者，其脉象舒缓软大，为汗出得解，故云："如蛇暴腹胀大者，为欲解。"证之临床，痉病欲作，病者腹部胀大常为先兆，或为伴见症状，岂有腹部胀大为欲解之理。既然如此，下文"脉如故，反伏弦者，痉"，参下条痉病主脉，也就不难理解了。

热痉误汗，误伤其阳，则恶寒甚；若脉浮软缓大，为"入腑即愈"；若脉仍伏弦，病情加重，甚至危笃，为"入脏即死。"

夫痉脉，按之紧如弦，直上下行一作筑筑而弦。《脉经》云：痉家其脉伏坚，直上下。（九）

"如"，读为"而"音。如、而二字，古人往往互用。"直"，副词，做"只"，用在动词、形容词前后，起修饰或补充作用。"直"不做形容词，因前已有"弦"作形容词。"上下"，动词，表趋向。

本条论述痉病的主脉。脉紧而弦，紧言势力，弦言形象。有诗为证，《濒湖脉学》云："弦来端直似丝弦，紧则如绳左右弹，紧言势力弦言象，牢脉弦长沉伏间。"痉病是由筋脉强急所致，故其脉亦见强直弦劲之象。"按之"而不言切之，是说不仅切之，即使重按也不减，仍保持端直如弦，上下弹跳。

痉病有灸疮，难治。（十）

本条论述痉病有灸疮的预后。痉病本已津血虚燥，筋脉失养而强急，复以火攻，灼成灸疮，脓液久渍，津血更虚，转增风燥，病情自然较一般为严重，故为难治。

太阳病，其证备，身体强几几然，脉反沉迟，此为痉，栝楼桂枝汤主之。（十一）

栝楼桂枝汤方：

栝楼根二两　桂枝三两　芍药三两　甘草二两　生姜三两

大枣十二枚

上六味，以水九升，煮取三升，分温三服，取微汗。汗不出，食顷，啜热粥发之。

本条论述柔痉的证治。虽未明言柔痉，但从用桂枝汤调和营卫，解太阳卫分之邪，兼栝楼根清热生津、滋养筋脉的功用来看，是可以体会的，故此条应与第二条结合研究。"太阳病，其证备"，既用桂枝汤，知是太阳表虚，头痛发热，汗出恶风的症状已具备。"身体强几几然"，是项背四肢强直不柔和，此与太阳病桂枝加葛根汤证颇类似，彼为"项背强几几"，邪盛于表，故加葛根，重在解肌；此为"身体强几几然"，津伤于里，故加栝楼根，重在滋液。"脉反沉迟"，既是太阳病脉应浮缓，今沉迟不浮，故曰"反"，弦紧是痉病主脉，沉迟必兼弦紧。治用桂枝汤调和营卫，解太阳卫分之邪；合栝楼根清热生津，滋养筋脉。

太阳病，无汗而小便反少，气上冲胸，口噤不得语，欲作刚痉，葛根汤主之。（十二）

葛根汤方：

葛根四两　麻黄三两（去节）　桂枝二两（去皮）　芍药二两甘草二两（炙）　生姜三两　大枣十二枚

上七味，㕮咀，以水七升，先煮麻黄、葛根，减二升，去沫，内诸药，煮取三升，去滓，温服一升，覆取微似汗，不须啜粥。余如桂枝汤法将息及禁忌。

"㕮（fǔ）咀（jǔ）"，《辞源》释义：咀嚼；中药学名词，在无铁器的时代，以口将药物咬碎，如豆粒大，以便煎服，是最原始的药物加工方法。此后改为将中药切片，捣碎或锉末应用，但仍有沿用㕮咀名称的。"内"同"纳"，加入。"将息"，调理休息，指服药后护理之法。

"微似汗"中的"似"，不是相似，因像似出汗，实际上不等于有汗，不便于厘定。"桂枝汤"后明言"遍身漐漐"（汗出极微），下文又说"不可令如水流漓"，服药后有汗，不言而喻。日本学者山田正珍在《伤寒论集成》中援引《诗经·小雅·斯干》及《周颂·良耜》认为："似字不独训肖，又训为嗣，续矣""所谓微似有汗者，即微微续有汗出之谓"；孔颖达释义："似则为嗣，嗣、续一义。"故"微似汗"，即微续有汗出。

本条论述欲作刚痉的证治。既欲作刚痉，当与本篇第一条结合起来研究。太阳表实证，除无汗外，尚有发热恶寒等症。一般而论，有汗则小便少，无汗则小便应多，此无汗而小便少，故曰"反"，是在里之津液已伤。"气上冲胸"为筋脉拘急，气机受阻而上逆。"口噤不得语"亦由筋脉痉挛所致，虽没有到牙关紧闭、角弓反张的地步，但却是发痉之先兆，故曰"欲作刚痉"。治以葛根汤，开泄腠理，发汗除邪，滋养津液，舒缓筋脉。

以上两条都是论述痉病有表证的证治，也可以说是太阳痉病，病的重心在表，故治疗以解表为主。太阳痉病和太阳伤寒虽然同样有表证，但痉病则具有以下特点：第一，脉不浮数反而弦迟；第二，项背强急；第三，津液不足；第四，治法除解表外，必须照顾津液。

栝楼桂枝汤证与桂枝加葛根汤证颇类似，现将二者有别比较如下（表1）。

表1　栝楼桂枝汤证、桂枝加葛根汤证比较

	栝楼桂枝汤证	桂枝加葛根汤证
主治	柔痉	太阳病兼证
主脉	脉沉迟	脉浮缓
主症	身体强几几	项背强几几
病势	重	轻
病机	津伤于里	邪盛于表
化裁	加栝楼根重在滋津	加葛根重在解肌
治法	调和营卫，滋生津液	发汗解表，升发津液

葛根汤证与栝楼桂枝汤证皆为太阳痉病，均为津液不足、筋脉失养所致，具有太阳表证和筋脉拘急之症，都以解表发汗（微汗）、舒缓筋脉为治法，但二者亦有区别（表2）。

表2 栝楼桂枝汤证、葛根汤证比较

	栝楼桂枝汤证	葛根汤证
病机	风邪偏盛	寒邪偏盛
主治	表虚之柔痉	表实欲作刚痉
主方	栝楼桂枝汤	葛根汤
治法	调和营卫，滋生津液	发汗解肌，升发津液

［案例］

高某，女，40岁，工人，2012年10月9日以项背强痛就诊。4天前去桐柏山旅游，登山归来即觉颈项及肩背强痛不爽，某医以颈椎病治以推拿、药物，以及患处贴膏药等止痛，病情未见缓解，建议做核磁检查而遭患者拒绝。追询假日登山汗出迎风，当时即觉恶寒，渐现项背强急，伴左手无名指、小指麻木，体检皮肤干燥，苔白腻，脉沉弦。纵观病情，疲劳汗出，耗伤津液；迎风受寒，寒湿侵犯项背、督脉经隧，筋脉失养而项背强急，无汗，脉沉弦，此为"欲作刚痉"，遂治以解肌通络，舒挛缓急，投以葛根汤合乌药顺气散加减：葛根20克，麻黄12克，桂枝12克，白芍10克，甘草10克，生姜12克，红枣3枚，乌药12克，白芷10克，枳壳10克，川芎12克，桔梗6克，陈皮12克，僵蚕12克。3剂。以上十四味，加水1500毫升，煎取750毫升，分温三服，嘱取微汗。9月12日，复诊，药后诸症缓解，患者甚喜，并索中药续服，授栝楼桂枝汤善后。

痉为病一本痉字上有刚字，胸满口噤，卧不着席，脚挛急，必齘齿，可与大承气汤。（十三）

大承气汤方：

大黄四两（酒洗）　　厚朴半斤（炙，去皮）　　枳实五枚（炙）
芒硝三合

上四味，以水一斗，先煮二物，取五升，去滓，内大黄。煮取二升，去滓，内芒硝，更上火微一二沸，分温再服，得下止服。

"齘（xiè）齿"，即牙关紧闭，切齿有声。"脚"，汉时指小腿而言；"脚挛急",两小腿拘急挛曲,难以伸直。

本条论述痉病邪入阳明之里的证治。阳明热盛,里气壅滞,则胸腹胀满;热灼阴津,筋脉挛急,则口噤龂齿,脚挛急,甚至卧不着席,亦即角弓反张。宜急下存阴,缓急止痉,用大承气汤,此为痉病既成的救治正方。文中未言燥实之证而径用大承气汤,意在攻阳明之热,非阳明之实,此为泄热存阴可知,和前二条解表,滋液生津者不同。《浅注》① 认为:"此一节为痉病之既成出一救治之正方,大旨在泻阳明之燥气而救其津液,清少阴之热气而复其元阴,大有起死回生之神妙。"其对"清少阴,复元阴"之论颇有见地。

痉病是以项背强直、四肢抽搐,甚至口噤、角弓反张为主要临床表现的一种病证。痉病的病因病机,归纳起来可分为外感和内伤两个方面。外感由于感受风、寒、湿、热之邪,壅阻经络,气血不畅,或热盛动风而致痉;内伤是肝肾阴虚,肝阳上亢,阳亢化风而致痉,或阴虚血少,筋脉失养,虚风内动而致痉。

关于痉病的证治,并不限于这一篇。概括而言,痉病的主要类型和证治如下:第一,邪壅经络证。风寒侵于肌表,壅滞经络,加上津液不足,而致头痛,项背强急,恶寒发热,无汗或汗出,甚至口噤不语,四肢抽搐,脉沉迟。无汗为欲作刚痉,治以葛根汤;汗出为柔痉,治以栝楼桂枝汤。两方皆有发汗而不伤津之效。第二,肝经热盛证。肝肾阴亏,肝风内动,症见高热头痛,口噤龂齿,手足躁动,甚则项背强急,四肢抽搐,角弓反张,舌红绛,脉弦数,治以风引汤或羚羊钩藤汤,息风止痉。第三,阳明热盛证。阳明实热,热盛津伤,口噤龂齿,口渴饮冷,腹满便秘,甚则小腿抽筋,卧不着席,苔黄燥,脉沉实,治以大承气汤合增液汤,急下存阴。第四,热盛动风证。外感温热,热盛燔灼,热深厥亦深,症见高热神昏,四肢逆冷,项背强急,四肢抽搐,甚则口噤,角弓反张,苔黄乏津,脉洪数,治以白虎加人参汤,清热生津,若热入营分则合清营汤,清营凉血。第五,阴血亏虚证。产后或有出血病史,头目昏眩,自汗,神疲短气,直视口噤,四肢抽搐,舌淡红,脉细数,治以胶艾汤,滋阴养血。

---

① 《浅注》:《金匮要略浅注》的简称,清代陈念祖撰。

太阳病，关节疼痛而烦，脉沉而细一作缓者，此名湿痹《玉函》云：中湿。湿痹之候，小便不利，大便反快，但当利其小便。（十四）

"烦"，烦扰不宁。"痹"，《说文》释义："湿病也。""湿痹"，指湿邪侵袭肌肉关节，发生疼痛的病证。

本条论述湿痹的证候及其治则。湿为五邪（现亦称"六淫"）之一，外湿伤人，先在太阳；以其为黏腻重着之邪，"湿伤于下""湿流关节"，又易伤于下而流入关节，痹着不通，故除太阳病的发热恶寒、头痛（如裹）外，尤其关节疼痛难耐。湿从外来，脉应浮缓（濡），今见脉沉而细，沉为在里，细脉主湿，是湿邪不仅流入关节，而且内合于脾，素有内湿，脾不健运，容易招致外湿；外感湿邪，影响脾的运化，又可加重内湿之证，形成内外合邪，称为湿痹。湿痹证除关节烦痛外，又多见尿等待、腹泻等症，内湿致外湿，正所谓"邪之所凑，其气必虚"，湿盛则濡泄，故大便反快。

［案例］

1994 年盛夏，天气酷热，以酒会友，吊扇对着腿部劲吹，当晚即觉小腿困重挛急，诉于某前辈，遂授芍药甘草汤一剂，反增剧，小腿肚如囊盛水，肌张力极低却沉重如灌铅，大筋缩短，腘窝膨隆，膝关节冷痛，屈伸受限，尿等待，腹泻，行动不便，痛苦不堪，遂破医不自治习俗，遵医圣"中以保身长全"之训，持张仲景治痹之法，绝处逢生。纵观病情，暑天汗出，外风鼓动，宛如自然界暖湿气流与冷空气撞在一起就会下雨生成寒湿，风寒湿乘开放的毛孔侵入机体，使气血经络凝滞不通，加上原本阳虚湿盛，痹证遂成。皮肤肌肉伤湿，如同肉内注水，松软无力，却沉重如灌铅；伤及大筋，则腘窝大筋缩短，可谓"大筋软短，小筋弛长"；侵及关节，则关节冷痛，屈伸不利；内溃脾土，则腹泻、尿等待，正所谓"湿痹之候，关节疼痛而烦""小便不利，大便反快"，表里阳气皆虚，风寒湿邪充斥内外。自诊为湿痹（表里阳虚型），治以祛风除湿，温阳通痹，方用甘草附子汤加味：黑附片 12 克，白术 12 克，桂枝 12 克，甘草 10 克，黄芪 30 克，鸡血藤 30 克。日 1 剂，水煎服。服药 1 剂后，诸症稍缓，冷汗自出，恶寒，肉瞤不已。湿已松动，上方再合防己茯苓汤，加防己 16 克，茯苓 20 克。5 剂，临床治愈，仅肌肉时有眴动。

感受风寒湿邪，通常认为只发生在冬季，但由于现在电扇、空调的广泛应用，则成为痹证的主因，若使用不当，人们在享受清凉之时，也容易遭受风寒湿邪的侵袭而成痹证，现常称作电扇病、空调病。本篇第二十四条谓"风湿相抟，骨节疼烦，掣痛不得屈伸，近之则痛剧，汗出短气，小便不利，恶风不欲去衣，或身微肿者，甘草附子汤主之"，指明了表里阳虚痹证的证治。在甘草附子汤中，附子与白术相伍，温里阳逐寒湿，桂枝与白术相伍，振表阳而祛风湿，共奏温阳补中，散风除湿之效。

湿痹为湿夹风寒，痹着肌腠、关节，疼痛而烦扰不宁。既云"太阳病"，提示湿从外来，表湿脉当浮，而反脉沉而迟，沉为在里，细脉主湿，是湿邪不仅流入关节，而且内合于脾，内湿招致外湿，外湿加重内湿，内外湿合邪。大便反快，即"湿盛则濡泻"。湿阻于中，影响膀胱气化，则小便不爽，膀胱充盈，尿意急迫，需等待一阵儿方能排出。排尿顺畅、无力，但无涩痛，称作"尿等待"。其治当发汗祛湿，或温阳逐湿，使小便通利。湿从下泄至关重要，故强调只当利其小便。因水分蒸发的速度受三个条件的制约和影响，即温度高低、面积大小、气流速度。温度高、面积大、气流快、力量大，则蒸发快，反之则慢。犹如洗完衣服总是要先拧挤或甩干，然后选向阳通风处展开晾晒，促其尽快干燥。故临床中祛除寒湿用药时，要掌握温通、理气、利小便，其与晾晒衣服的不同在于人是具备代谢能力的生命体，还需留意健脾，因脾主运化水湿，脾能健运则水液易于升散和渗利。李东垣认为："治湿不健脾，非其治也，治湿不理气，非其治也，治湿不利小便，非其治也。"以五苓散和桂枝附子汤为例，附子、生姜温阳化湿，桂枝通阳化气，白术、甘草、大枣健脾，茯苓、泽泻、猪苓淡渗利水，药虽平淡无奇，但医理奥妙，配方精密，疗效可观。

湿邪伤人常常是有条件的，要么湿邪太盛，要么乘其不备，张仲景常以"汗出当风""汗出入水中浴"来表述，这时毛孔开张、门户开放；要么素体本有脾虚内湿，内湿招致外湿。

湿家之为病，一身尽疼一云疼烦，发热，身色如熏黄也。（十五）

本条论述湿病发黄的证候。病湿之人，由于感受了湿邪，湿性黏滞，营卫不和，故一身尽痛，表现为酸重困痛。湿为阴邪，本不发热，但郁久则成发酵热，湿热郁蒸不解，故"身色如熏黄也""脾色必黄，瘀热以行"，其中色如熏黄，是黄而晦滞，如烟熏之状，又称"阴黄"，属湿重于热的现象，可选茵陈五苓散治疗。

湿家，其人但头汗出，背强，欲得被覆向火。若下之早则哕，或胸满，小便不利一云利，舌上如胎者，以丹田有热，胸上有寒，渴欲得饮而不能饮，则口燥烦也。（十六）

"胎"同"苔"；"如胎"，指舌上湿润白滑，似胎非胎，寒湿使然。"丹田"，穴名，在脐下三寸，文中代指下焦，与"胸上"对举。

本条论述湿病误下的变证。病湿之人，由于外感寒湿，肌腠闭塞，阳气被郁，湿热上蒸而致"但头汗出"；湿性重着，痹着督脉和太阳经脉，故背强不和；湿阻阳痹，故其人恶寒，"欲得被覆向火"。治当温经散湿，舒展阳气，可用麻黄加术汤。《伤寒论》有言"阳明病，法多汗"，若把头汗出误作阳明热盛，里热熏蒸，迫津外泄，苦寒攻下一用，则徒伤脾阳，气化不利，变生呕哕，胸满，苔白滑，口渴不欲饮，小便不利等症。脾气下陷则生郁热，而为上寒下热。可选用李东垣《脾胃论》所载升阳汤以补脾胃，泻阴火，升阳气。

湿家下之，额上汗出，微喘，小便利一云不利者死，若下利不止者亦死。（十七）

本条论述湿病误下之证。湿为阴邪，最易损伤阳气，误下之则里阳更伤，若是中阳素虚之人，势必形成阳浮于上，阴脱于下之势，额上汗出为虚阳外脱。倘若虽额上汗出而喘，而大小便如常，为元阴未脱，元阳之根犹在；下之虽大小便利，若无额上汗出而喘，是阳气不越，阴之根犹在，可随其虚而治之。为防微杜渐，阳欲脱用四逆辈，阴欲脱者用桂枝加龙骨牡蛎汤。本证额汗而喘与二便利并见，为阳浮于上，阴脱于下，故难治。

风湿相抟，一身尽疼痛，法当汗出而解，值天阴雨不止，医云此可发汗。汗之病不愈者，何也？盖发其汗，汗大出者，但风气

去，湿气在，是故不愈也。若治风湿者，发其汗，但微微似欲出汗者，风湿俱去也。（十八）

本条提出微汗是治疗风湿的严律。外感风湿，大都先犯体表，客于肌腠，流注关节，卫外之气痹阻，故"一身尽疼痛"。此时当治以汗解，使邪从外出。如"值天阴雨不止"，则外湿尤甚，促使疼痛增剧，似更需大汗，但汗之病仍不愈，这是汗不得法的缘故。因风为阳邪，其性轻扬，易于表散；湿为阴邪，其性濡滞，难以速去，今发其汗而大汗出，则风气虽去而湿邪仍在，不仅病不能愈，同时还可使卫阳耗伤，湿更稽留，必须兼顾风与湿合的具体病机，使其微续汗出，缓缓蒸发，则营卫畅通，而风湿始能俱去。因此，掌握缓汗，使之"微微似欲出汗"，是治疗风湿病的严律。诸如麻黄加术汤、麻杏苡甘汤，所出六方皆然。

湿家病，身疼发热，面黄而喘，头痛，鼻塞而烦，其脉大，自能饮食，腹中和无病，病在头中寒湿，故鼻塞，内药鼻中则愈《脉经》云：病人喘，而无"湿家病"以下至"而喘"十一字。（十九）

本条论述寒湿在上的证治。首篇第十三条之"湿伤于下""湿流关节"，此处又何言"头中寒湿"？缘雾与湿同类，"雾伤于上""雾伤皮腠"，故致寒湿在上。其脉大亦为寸脉大，主病邪在上，头痛、鼻塞系主症。

由于湿犯肌表，阳为湿郁，故身痛发热，头痛鼻塞而烦，亦即首篇第二条"四肢九窍，血脉相传，壅塞不通，为外皮肤所中"；表郁则肺气上逆，故喘。"自能饮食，腹中和无病"为具有鉴别意义的阴性体征，即湿邪并未传里。治疗原则应为"勿令九窍闭塞"，可用孔窍疗法，此案则为纳药鼻中，利用鼻腔粘膜的吸收能力，通过经络血脉，以宣泄寒湿，疏利上焦，使肺气通利，祛邪而不伤正。方药可以选用瓜蒂散，或藿香、苍术、鹅不食草为散，或《证治准绳》之辛夷散（辛夷、细辛、藁本、白芷、川芎、升麻、防风、甘草、木通、苍耳子）。

[案例]

本人于郑州讲学时，曾有一位辛姓男子，年近40岁，为筹集学费，维持家人生活，寒假期间还要做生意，初春寒冷霜大，早晨上街卖辣椒，头面皆湿，头发结霜凝冰，遂罹头痛，属"病在头中寒湿"，遣九味羌活汤二剂而安。

湿家身烦疼，可与麻黄加术汤发其汗为宜，慎不可以火攻之。（二十）

麻黄加术汤方：

麻黄三两（去节）　　桂枝二两（去皮）　　　甘草一两（炙）
杏仁七十个（去皮尖）　　白术四两

上五味，以水九升，先煮麻黄，减二升，去上沫，内诸药，煮取二升半，去滓，温取八合，覆取微似汗。

本条论述寒湿在表的证治和禁忌。"身烦痛"，是指身体疼痛而兼有烦扰不宁之象，由阳为湿遏所致。既用麻黄汤，可知有发热，恶寒，无汗等表实证；既加术，又具伤于湿的头重如蒙，一身疼重，以及脉浮紧等。表证当汗解，而湿邪又不宜过汗，故用麻黄加术汤。麻得术，发汗而不致过汗；术得麻，并行表里之湿。此为寒湿伤表的代表方剂。如用火攻发汗，则大汗淋漓，寒去湿留，病必不除。况且火热内攻，与湿相合，可引起发黄或衄血等症。

[案例]

袁某，会友凌晨始归，时值夏天，阴雨湿重，仅着短裤，次日即觉头痛，下肢皮肤、肌肉困重，烦扰不宁，有无可奈何之感，诊其苔白、脉浮，为伤于雾露，以其无汗，与麻黄加术汤一剂微汗而愈。

邱某，女，31岁，公务员，南阳市人。以下肢畏寒，肌肉酸重为主诉，于2012年8月19日初诊。5月12日妇科手术后以艾水盥洗，洗久水凉，当时未介意，后觉下肢恶寒无汗，肌肉酸困沉重，虽厚加衣服不能却寒，二便可。查体：患肢逆冷，苔白质淡，脉浮紧。纵观病情，妇科疾病术后，气血皆虚，凉水洗浴，风寒湿内犯皮肤、肌肉，阻遏气血，身烦疼，脉浮紧，无汗为风寒外束，肌肉酸重为湿邪稽留。遂诊断为痹证，表实湿痹证，治以发汗解肌，散湿活血，方用麻黄加术汤合桃红四物汤化裁：麻黄12克，桂枝8克，甘草4克，杏仁10克，生白术16克，当归12克，川芎12克，白芍12

克，桃仁 10 克，红花 6 克，熟地 12 克。3 剂，日 1 剂，水煎服。8 月 25 日，二诊，药后取微汗，恶寒减，身体觉轻松。已微汗，改服白术附子汤合防己茯苓汤：白术 12 克，黑附片 8 克，甘草 4 克，生姜 10 克，红枣 3 枚，黄芪 20 克，防己 16 克，桂枝 8 克，茯苓 15 克。5 剂，日 1 剂，水煎服。9 月 1 日，三诊，诸症续减，告愈。风寒湿三气杂至，合而为痹，以感邪轻重，分皮肤、肌腠、大筋、关节四个层次，该案中邪轻浅，应以汗解。以其产后血虚有瘀，又加桃红四物汤辅助。

病者一身尽疼，发热，日晡所剧者，名风湿。此病伤于汗出当风，或久伤取冷所致也，可与麻黄杏仁薏苡甘草汤。（二十一）

麻黄杏仁薏苡甘草汤方：

麻黄二两（去节）　　杏仁三十个（去皮尖）　　薏苡仁一两　　甘草一两（炙）

上四味，㕮咀，以水四升，先煮麻黄一二沸，去上沫，内诸药，煮取二升，去滓，分温再服。

"麻黄杏仁薏苡甘草汤方"，赵本作"麻黄半两（去节，汤泡），甘草一两（炙），薏苡仁半两，杏仁十个（去皮尖，炒）。右剉麻豆大，每服四钱，水盏半，煮八分，去滓，温服，有微汗，避风"，据吴迁本改。

"日晡"，指申时，即 15 时至 17 时，是阳明主时的第一个时辰。"风"为广义，指温；"风湿"，即湿温。"当（dāng）"，对着、向着。《木兰辞》云"当窗理云鬓，对镜贴花黄"，当对并举。"当风"，指对着风吹，现可拓宽为电扇、空调、车窗风等。"取冷"，贪凉的意思。

本条论述风湿在表的证治和成因。风湿在表，痹阻阳气，故一身尽痛。热与湿合，故发热在日晡左右增剧，这是风湿病（湿温）热型的特点。其病多由汗出当风，如电扇病，或经常贪凉，湿从外侵所致。病既属于风湿在表，仍当使之得微汗而解，故用麻杏苡甘汤轻清宣化，解表祛湿。

风湿发热何以"日晡所剧"？因为湿邪伤人，从阳明则化热成湿热，从太阴则化寒成寒湿。阳气在一天中规律性消长，日西阳气已虚，气门已闭。阳明为多气多血之经，其经气旺盛，欲驱邪外出，正邪相争，但气门已闭，邪去不得，故热甚。其发热的特点为：身热不扬，自觉高热，以热在湿中故也。

众所周知，我国有三大"火城"，分别是南京、武汉和重庆。三地皆靠着长江，江水的比热容大，白天能吸纳大量热能，晚间气温降低，江水释放出所蕴之热，故晚间显得特别热。湿温病的见症不管是发热，肌肉关节酸痛，抑或是头重昏蒙，必于阳明主时这个时间段加重，这是湿温病的特异性辨证点。

追溯病因，"此病伤于汗出当风，或久伤取冷所致"，其中"汗出"为表虚自汗，或过劳汗出，或天气炎热，或高温作业，汗出伴烦渴，此时如被风吹，尤其空穴贼风，或电扇、空调劲吹，极易招致风寒湿或风温湿。风寒湿已于第十四条论及，但寒湿郁久也可化热而转为湿温。"久伤取冷"指大汗出后冷水浴或淋雨，或骤入冷室，湿温之邪潜入而被关闭，这是湿温病常见的又一病因，故需辨证求因，从因论治。本着"伏其所主，先其所因"的原则，把追溯出的病因作为第二个点，然后确立湿温病的诊断。治疗湿温的代表方是三仁汤，而麻杏苡甘汤是它的祖方，临证时可加减应用。

风湿，脉浮身重，汗出恶风者，防己黄芪汤主之。（二十二）

防己黄芪汤方：

防己四两　黄芪五两　甘草二两（炙）　白术三两　生姜二两（切）　大枣十二枚（擘）

上六味，㕮咀，以水七升，煮取二升，去滓，分温三服。喘者，加麻黄半两。胃中不和者，加芍药三分。气上冲者，加桂枝三分。下有陈寒者，加细辛三分。服后当如虫行皮中，从腰下如冰，后坐被上，又以一被绕腰以下，温令微汗，差。

"防己黄芪汤方"，赵本作"防己一两，甘草半两（炒），白术七钱半，黄芪一两一分（去芦）。右锉麻豆大，每抄五钱匕，生姜四片，大枣一枚，水盏半，煎八分，去滓，温服，良久再服"，据吴迁本改。

本条论述风湿表虚的证治。"脉浮身重"是风湿伤于肌表，"汗出恶风"是表虚卫阳不固。证候虽属于风湿，但已表虚，故不用麻黄发汗，而用防己黄芪汤益气除湿。本方仍属微汗之剂，故方后云："温令微汗，差。"

黄芪虽善于固表，《本经》①谓之主"大风"，又实为祛风圣品；防己、白术除湿，黄芪配防己更长于祛肌表之风湿，"温令微汗"全赖二药相伍建功。服之，或托之自表出，或渗之从下泄。复以姜、枣调和营卫，芪、术、草健脾化湿，配伍谨严，适用于风湿表虚之候。

风湿表虚证以汗出恶风为特征，与麻黄加术汤证的寒湿在表，无汗身烦痛的表实证两相对照，治法大不相同。同时，此二证都是寒湿在表，对因寒湿所致的荨麻疹、过敏性湿疹都可择而用之。不过，表虚有汗用防己黄芪汤，表实无汗选麻黄加术汤或麻黄连翘赤小豆汤，若与时方消风散接轨合方增损，疗效更好。

［案例］

1979年，河南省从民间中医药从业人员中选拔一批优秀者充实卫生队伍，书面考试有一个病例。张某，男，27岁，外出途中淋雨后，出现发热恶寒，头痛身重，体温37.5℃，某医以感冒授麻黄汤一剂，大汗出后反增汗出恶风，医者束手。题目：患者原发病是什么？该用何法何方？治误在何处？现该用何法何方？正确解答是：此病因于淋雨，又有身重一症，当辨为湿病，寒湿在表之证，治以麻黄加术汤，令其微续汗出。某医误用麻黄汤，祛湿不足，又大汗出，伤其肌表，反成表虚之证。此时，当治以防己黄芪汤，益气除湿。

伤寒八九日，风湿相抟，身体疼烦，不能自转侧，不呕不渴，脉浮虚而涩者，桂枝附子汤主之。若大便坚，小便自利者，去桂加白术汤主之。（二十三）

桂枝附子汤方：

桂枝四两（去皮）　生姜三两（切）　附子三枚（炮，去皮，破八片）　甘草二两（炙）　大枣十二枚（擘）

上五味，以水六升，煮取二升，去滓，分温三服。

---

① 《本经》：《神农本草经》的简称。

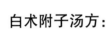

白术附子汤方：

白术二两　　附子一枚半（炮，去皮）　　甘草一两（炙）　　生姜一两半（切）　　大枣六枚

上五味，以水三升，煮取一升，去滓，分温三服。一服觉身痹，半日许再服，三服都尽，其人如冒状，勿怪，即是术附并走皮中，逐水气，未得除故耳。

本条分两种情况论述风湿而见表阳虚的证治。两汤证之间有蒙后省略、承前省略，以及举此见彼的写作手法。两方证并列、相贯，必有相同的症状或病机，从"若大便坚，小便自利"改用他方，举此见彼，可知前方证中必有大便不坚（大便稀溏）、小便不利之症。正如《伤寒论》第174条，白术附子汤方后云："此本一方二法，以大便坚，小便自利，去桂也；以大便不坚，小便不利，当加桂。"再以本篇第十四条"湿痹之候，小便不利，大便反快"为旁证，省略之文，不解自明。本条还有承前省略的写作手法，白术附子汤也具备风湿袭表，痹着肌肉的临床表现，当触类旁通，也具备身体疼烦，不能转侧，脉浮虚而涩。另外，应明了白术走表、利尿的作用，以及大便坚的实质。桂枝附子汤证与白术附子汤证比较如下（表3）。

表3　桂枝附子汤证、白术附子汤证比较

方证	症状		病机		治法
	同	异	同	异	
桂枝附子汤证	身体疼烦 不能转侧	大便稀溏 小便不利	表阳虚	内湿盛	助阳利尿
白术附子汤证		大便自调 小便自利		外湿盛	解表逐湿

"伤寒八九日"，是伤寒表证不解，而不解的原因是风、寒、湿三邪互相抟聚，痹着肌肉，经脉不利，故见"身体疼烦，不能自转侧"，转则痛甚；肌肉风湿，自觉沉困如同注铅，触诊则见肌张力下降，如同触按塑料袋装水之感；"不呕不渴"，表明风湿未化热犯胃，却伤脾阻中，暗指大便稀溏而小便不利；"脉浮虚"为表阳已虚，"涩"为湿留肌表。故用桂枝附子汤温经助

阳，祛风化湿，利尿止泻。

在"身体疼烦，不能自转侧"的同时，如果大小便正常，则湿不在里，重用白术走表，发挥其祛湿作用。方后云"三服尽，其人如冒状，勿怪，即是术附并走皮中，逐水气，未得除故耳"，既明言术附走表，故去桂加术也就不待细解了。术，《本经》记载"味苦，温，主风寒湿痹"，可见用之切合病机。"大便坚"，并非阳明腑实证的大便硬，在本条中乃大便成形，而且大便自调，是与前段省略之大便不坚相对而言，意为与大便稀溏有所区别。

二证为并列关系，已如前述。当然，服桂枝附子汤后，大小便转至正常，痹证仍在，也可用白术附子汤善后。

风湿相抟，骨节疼烦，掣痛不得屈伸，近之则痛剧，汗出短气，小便不利，恶风不欲去衣，或身微肿者，甘草附子汤主之。（二十四）

甘草附子汤方：

甘草二两（炙）　　白术二两　　附子二枚（炮，去皮）　　桂枝四两（去皮）

上四味，以水六升，煮取三升，去滓。温服一升，日三服，初服得微汗则解。能食，汗出复烦者，服五合。恐一升多者，取六七合为妙。

本条论述风湿表里阳气俱虚的证治。"骨节疼烦掣痛，不得屈伸，近之则痛剧"，可知风湿已由肌肉侵入大筋、关节，病情加剧。"汗出短气""恶风不欲去衣"，属表阳虚，肌表失于温煦；湿邪内阻则"小便不利"，外泛则"或身微肿"，属里阳虚，津液不归正化。种种病情，提示风湿两盛，表里之阳俱虚，故以桂、术、附并用，兼治表里，助阳祛风化湿。甘草附子汤以甘草名方，意在缓急。

三方同治阳虚不能化湿的风寒湿相抟证，但主治证候各有不同：桂枝附子汤治里湿偏盛，白术附子汤治表湿偏盛，甘草附子汤治表里之湿盛。前二者是表阳虚，湿犯肌肉；后者是表里之阳俱虚，湿犯关节、筋脉。

太阳中暍，发热恶寒，身重而疼痛，其脉弦细芤迟，小便已，洒洒然毛耸，手足逆冷，小有劳，身即热，口前开，板齿燥。若发其汗，则其恶寒甚；加温针，则发热甚；数下之，则淋甚。（二十五）

本条论述中暍的主要脉证及其误治的变证。暑为"五邪"之外的又一外淫，实束括于"风"中，见于首篇第十三条之分类法。病从太阳开始，故有发热恶寒的见症，但暑多挟湿，故又见身重而疼痛。暑月天气炎热，容易出汗，故伤暑多呈现气阴两伤的特征。喻嘉言认为"夏月人身之阳以汗而外泄，人身之阴以热而内耗，阴阳两俱不足"，就是指的这种病情，其脉或见弦细，或见芤迟，都属气阴两虚之象。太阳内合膀胱，外应皮毛，小便之后，热随尿失，一时阳气虚馁，故感觉形寒毛耸。阳虚不温四肢，故手足逆冷。稍有劳动，即阳气外浮，故而身热、气喘。阴津内耗而失润，则板齿燥。本证实属机体不能适应气候炎热，因虚而致之病，热不甚高（中暑者则高热），虚象却很突出，这是伤暑的特点。

病属表里异气，虚实夹杂，故治疗应兼顾。如因其表证而贸然发汗，必更伤阳气而恶寒加甚；如不注意其虚实而加温针，则更助暑邪，必使发热益甚；如误认口开齿燥为内有燥热而数加攻下，则更伤其阴，津液内竭必致小便淋涩。凡此诸症，皆属误治之变。当选用王孟英《温热经纬》之清暑益气汤：西洋参6克，石斛8克，麦冬12克，黄连2克，竹叶8克，荷梗10克，甘草2克，知母8克，粳米20克，西瓜翠衣40克。歌曰：王氏清暑益气汤，暑热气津已两伤，洋参麦斛粳米草，翠衣荷连知竹尝。

太阳中热者，暍是也。汗出恶寒，身热而渴，白虎加人参汤主之。（二十六）

白虎加人参汤方：

知母六两　石膏一斤（碎）　甘草二两　粳米六合　人参三两

上五味，以水一斗，煮米熟汤成，去滓，温服一升，日三服。

本条论述伤暑偏于热盛的证治。暍是伤暑病，所谓"太阳中热"，是感受暑热而引起的太阳证。《素问·生气通天论》中有"因于暑,汗,烦则喘喝",以及《素问·举痛论》提到"炅则气泄",此病初起,由于暑热熏蒸,即见汗出,汗出多而腠理空疏,故其人恶寒。需要注意的是,伤暑的汗出恶寒是汗出在先,因汗出而恶寒,伤寒的汗出恶寒是汗出在后,恶寒是因腠理闭塞,阳气被郁所致。暑必发热,故其人身热;暑热伤津,故又见口渴。另外,还常见心烦,尿赤,口舌干燥,倦怠少气,脉虚等症。白虎加人参汤有清热祛暑,生津益气之功,是暑病的正治法。

太阳中暍,身热疼重,而脉微弱,此以夏月伤冷水,水行皮中所致也。一物瓜蒂汤主之。(二十七)

一物瓜蒂汤方:

瓜蒂二十个

上锉,以水一升,煮取五合,去滓,顿服。

本条论述伤暑挟湿的证治。伤暑则身热,挟湿则疼重,暑湿伤阳,故脉微弱。其病因多为夏月贪凉饮冷,或汗出水入,水行皮中,阳气被遏所致。治宜一物瓜蒂汤,祛湿散水(发汗)。瓜蒂,《本经》记载:"主大水,身面四肢浮肿。"本条以身体疼重为主症,疼重由于湿胜,用瓜蒂以散皮肤水气,水气去则暑无所依,而病自解。《金鉴》① 主用香薷饮或大顺散(杏仁、干姜)发汗,可以取法。

[结语]

本篇所论痉、湿、暍三病,均由感受外邪所致,病情变化又都始自太阳表证,与伤寒病相似,但其又各具特点,故作为杂病部分的开始。

痉病,病在筋脉,多由外感风寒,津液不足,筋脉失养所致,以项背强急,口噤不开,甚至角弓反张为主症。根据汗之有无,可分为柔痉和刚痉两类。治疗痉病,在发表清里时,必须兼顾津液。柔痉,用栝楼桂枝汤解肌祛风,养津柔筋;刚痉,用葛根汤发汗解表,生津柔筋。这种诊治思路类似于

---

① 《金鉴》:《医宗金鉴》的简称,清代吴谦编。

《伤寒论》太阳病之分表虚、表实证。如果病情持续发展，表邪入里化热，腑气壅滞，津液灼伤，则成为阳明实热痉病，用大承气汤泄热存阴以止痉。

湿病，有外湿与内湿之分，本篇重在论述外湿。湿病的治疗原则是利小便、发汗，但必须微似汗出。寒湿在上，用瓜蒂散或辛夷散纳药鼻中；寒湿在表，用麻黄加术汤发汗解表，散寒除湿；风湿在表，用麻杏苡甘汤轻清宣化，解表祛湿；风湿兼表虚，用防己黄芪汤益气固表，祛风除湿；风湿兼表阳虚，用桂枝附子汤或白术附子汤温经通阳，祛风化湿；风湿兼表里阳虚，用甘草附子汤振奋表里阳气，祛风除湿止痛。

喝即伤暑。暑为阳邪，易耗气伤津，其病多呈气阴两伤之象，用白虎加人参汤清热益气生津；暑多挟湿，用一物瓜蒂汤祛湿散水，亦可用后世香薷饮或大顺散祛暑解表，化湿和中。

[思考]

本篇有四个重点：第一，刚柔二痉如何辨证施治？症状、病机、治则、方药分别是什么？第二，湿病的主症是什么？其发汗严律是什么？为什么？结合原文加以说明。提示：六方皆微汗。第三，麻黄加术汤和麻杏苡甘汤有何异同？第四，喝病的证治是什么？其恶寒、口渴的机理是什么？

百合狐惑阴阳毒病证治第三

论一首　证三条　方十二首

　　本篇要了解百合、狐惑、阴阳毒三病的概念及合篇意义，掌握百合病、狐惑病的因机证论治，熟悉阴阳毒的证治。本篇有两个难点：第一，篇中到底是狐惑病还是狐蜮病？第二，治阴毒为何升麻鳖甲汤要去蜀椒、雄黄？

　　百合病是心肺阴虚，百脉受累，神志恍惚的病证。由于心主血脉，肺主治节而朝百脉，心肺正常则气血调和，百脉皆得其养，而心肺阴虚，则百脉均受其累，证候百出，除神志恍惚外，并常伴有口苦，小便赤，脉微数等症状。关于百合病的命名，《心典》云："百脉一宗者，分之则为百脉，合之则为一宗。悉致其病，则无之非病矣。"《本义》云："百合病用百合，盖古有百合病之名，即以百合一味而瘳此疾，因得名也，如《伤寒论》条内云：太阳病桂枝证，亦病因药而得名之义也。"此病可发生在热病之后，余热未尽，亦可由情志不遂，郁而化火所致。需要注意的是，正如《素问·疏五过论》所述"不在脏腑，不变躯形"。本病以精神恍惚不定为特征，是辨证之关键，诊断之要点。

　　狐，动物，其习性为昼伏夜出，天明始归，行动诡秘；惑，其义从心，必涉及神志，为惑乱、迷惑、烦恼。在具备神志狐疑惑乱的前提下，狐惑病尚有阴部、咽喉黏膜和眼部损害（以两处损害同时或相继出现在同一患者多见），而且其损害常反复发作，有狐疑惑乱之状，故名。《辞海》解释为："狐惑，中医学古病名，见《金匮要略》，其病以口腔咽喉糜烂，目赤眦黑，前后阴发生溃疡为特征；因患者有精神错乱，卧起不安，故名狐惑。"从第六版开始，高等中医院校的《金匮要略讲义》把狐惑更名为狐蜮，反使后学无所遵循。1937年，土耳其皮肤病学家Bechee在同一患者身上发现了有关联的眼—口—生殖器三联征，后来被命名为Bechee病（白塞氏病）。受其影响，中医眼科、耳鼻喉科往往也以Bechee病（白塞氏病）或口—眼—生殖器三联征的名称来取代狐惑病，这显然是不合适的。Bechee不仅忽视了神志惑乱的症状，而且比张仲景晚了1736年。如果要以发现者命名的话，也应该叫张仲景综合征，或者张仲景-Bechee综合征。

阴阳毒病，是感受时疫之气，以咽痛、发斑为主症的急性传染病。阴毒、阳毒是一病二证，不以寒热分阴阳，仅以证候分阴阳，素体强壮或里有积热者，发则为阳毒，以面赤斑斑如锦纹为特征；素体虚弱，或里有虚寒者，发则为阴毒，以面目青，身痛如被杖为特征。《今释》①认为："阴阳毒究系何病？注家无明说，惟丹波氏谓阳毒即后世所谓阳斑，阴毒即后世所谓阴斑。"王孟英认为："阳毒即后世之烂喉痧（猩红热）耳。"系统性红斑狼疮，临床按阴阳毒论治，收到满意效果，但是否即为此病，尚待进一步证实。

本篇所论三病，各有特征，但皆由热病传变而来，在某些证候上也有类似的情况，如百合病的"常默默""欲卧不能卧"与狐惑病的"默默欲眠，目不得闭，卧起不安"等症相似；狐惑病有蚀于咽喉的病变，而阴阳毒也有咽喉疼痛之证，故三病合为一篇讨论，以资鉴别，类比其异同。

论曰：百合病者，百脉一宗，悉致其病也。意欲食，复不能食，常默默，欲卧不能卧，欲行不能行，饮食或有美时，或有不用闻食臭时，如寒无寒，如热无热，口苦，小便赤，诸药不能治，得药则剧吐利，如有神灵者，身形如和，其脉微数。每溺时头痛者，六十日乃愈；若溺时头不痛，淅然者，四十日愈；若溺快然，但头眩者，二十日愈。其证或未病而预见，或病四五日而出，或病二十日，或一月微见者，各随证治之。（一）

"默默"，即静默不语。"淅（xī）然"，形容怕风，寒栗之意。

本条论述百合病的病因、证候、诊断、治疗原则和预后。"百合病者，百脉一宗，悉致其病"，是说百合病是一种心肺阴虚内热，百脉皆受其累，证候

---

① 《今释》：《金匮要略今释》的简体，近代陆渊雷编。

百出的疾病。由于心主血脉，肺主治节而朝百脉，故心肺正常，则气血调和，百脉皆得其养；如心肺阴虚成病，则百脉俱受其累，证候百出，故曰："百脉一宗，悉致其病。"

从"意欲食，复不能食"到"其脉微数"，说明百合病是阴虚为主的病变，故其证候可表现为两个方面：一是由于阴血不足而影响神明，时而出现神志恍惚不定，语言、行动、饮食和感觉等失调现象，症状表现为常默默不言，欲卧不能卧，欲行不能行；想进饮食，但不能食，有时胃纳甚佳，有时又厌恶饮食，如寒无寒，欲厚衣被身冷而无寒象；如热无热，又欲减衣被身热而无热征，此类症状除百合病外，用各种药物治疗，效果都不显著，甚至服药后呕吐或下利，但从形体上观察则一如常人，并没有显著病态，《素问·疏五过论》谓之"不在脏腑，不变躯形"，好像有神灵作祟一样。症状虽难定位，但总归神志恍惚，正道出了该病的症结，此为诊断之要点，辨证之关键。二是阴虚生内热，出现口苦，小便赤，脉微数不变之征。根据以上两方面的病情，再参合病史，追询病因，如热病后或思虑过度，所愿未遂，即可诊断为百合病。恰如《金鉴》所言："伤寒大病之后，余热未解，百脉未和，或平素多思不断，情志不遂，或偶触惊疑，卒临景遇，因而形神俱病，故有如是之现症也。"其治疗原则，应着眼于心肺阴虚内热，以养阴清热为法，切不可妄用汗、吐、下，以免更伤阴液。

从"每溺时头痛者"到"二十日愈"可知，肺有通调水道，下输膀胱的功能，而且肺主皮毛，膀胱主表，其经脉夹脊上行头，入络脑，排尿时阳气下泄，不能上充于头，故有头痛，寒栗或头眩诸种症状。若排尿时头痛，此为阳气衰弱，病情较重，故曰"六十日乃愈"。若排尿时头不痛，而渐渐然寒栗者，则病势稍轻，故曰"四十日愈"。若排尿时快然，仅头眩者，乃阳气稍虚，系病情之最轻者，故曰"二十日愈"。此言百合病因病情的轻重不同，症状亦异，愈期亦长短不一。日数为大约之数，不必拘泥。

"其证或未病而预见"的"未病"是指追溯不出发热的病史，潜台词是或有情志不遂，郁久化热，消铄心肺阴液而使神志恍惚不定。此时应"伏其所主，先其所因"，仍从百合病施治。继热病之四五日、二十日，或一月而逐渐酿成百合病者，都不能以发病时间为治疗依据，只能立足于辨证论治，随证而治之。

百合病，发汗后者，百合知母汤主之。（二）

百合知母汤方：

百合七枚（擘）　知母三两（切）

上先以水洗百合，渍一宿，当白沫出，去其水，更以泉水二升，煎取一升，去滓；别以泉水二升，煎知母，取一升，去滓；后合和煎，取一升五合，分温再服。

本条论述百合病误用汗法后的治法。自此以下三条为百合病经汗、吐、下误治，或虽未误治，凡符合病机者，即可参考应用。百合病本就心肺阴虚，内有燥热，不能使用汗法，若将个别表象"如寒无寒，如热无热"误认为表实证而用汗法，汗后则阴液受伤。误汗、大汗究竟伤阳或伤阴，要看病理基础，从病机和方药推断，此本阴虚，汗则伤阴，心肺更虚，燥热益甚，则可出现心烦、口渴等症。法当补虚清热，养阴润燥，可用百合知母汤，方中百合润肺清心，益气安神，知母养阴清热，除烦润燥。百合配地黄汁，重在滋阴生津，而百合配知母，重在清虚热，以知母虽质润多汁滋阴液，但性苦寒，善泻火邪，区别于地黄甘寒滋润。

百合病，下之后者，滑石代赭汤主之。（三）

滑石代赭汤方：

百合七枚（擘）　滑石三两（碎，绵裹）　代赭石如弹丸大一枚（碎，绵裹）

上先以水洗百合，渍一宿，当白沫出，去其水，更以泉水二升，煎取一升，去滓；别以泉水二升，煎滑石、代赭，取一升，去滓；后合和重煎，取一升五合，分温服。

本条论述百合病误用下法后的治法。百合病本为虚热在里，不能使用下法，若认为"意欲食复不能食"是邪热入里之里实证而用攻下，下后必然产生两种变证：一是津液耗伤，则内热加重，一部分阴液从大便泄出，致使小便更少，短赤涩痛；二是泻下药每为苦寒之品，服后损伤胃气，而百合病心肺阴虚，胃阴亦虚，胃喜润恶燥，苦寒之品，苦能伤津，寒伤胃气，则出现胃气上逆的呕吐、呃逆等。法当养阴清热，利尿降逆，可用滑石代赭汤，方中百合清润心肺，滑石、泉水利小便，兼以清热，代赭石降逆和胃，使心肺得以清养，胃气得以和降，则小便清，大便调，呕哕除。

百合病，吐之后者，用后方主之。（四）

百合鸡子汤方：

百合七枚（擘）　鸡子黄一枚

上先以水洗百合，渍一宿，当白沫出，去其水，更以泉水二升，煎取一升，去滓；内鸡子黄，搅匀，煎五分，温服。

本条论述百合病误用吐法的治法。百合病本属阴不足之证，不能使用吐法，若误认为"饮食或有美时，或有不闻食臭时"是痰涎壅滞或有宿食内停而用吐法，虚作实治，吐后不仅损伤脾胃之阴，更能扰乱肺胃和降之气。阴愈虚，则燥热愈增，引起虚烦不安，胃中不和等症。法当滋养肺胃之阴，以安脏气，可用百合鸡子汤，方中百合养阴清热，鸡子黄益阴养血。吴塘认为，鸡子黄"为血肉有情，生生不已，乃奠安中焦之圣品，有甘草之功用……有莲子之妙用，与百合同用有补虚清热，和中安神之功"。

百合病，不经吐下发汗，病形如初者，百合地黄汤主之。（五）

百合地黄汤方：

百合七枚（擘）　生地黄汁一升

上以水洗百合，渍一宿，当白沫出，去其水，更以泉水二升，煎取一升，去滓，内地黄汁，煎取一升五合，分温再服。中病，勿更服。大便当如漆。

"中病，勿更服"，谓中病即止。"大便当如漆"，服药后大便如漆，系生地黄汁经消化后所染，与消化道出血，大便呈柏油样者不同。

本条论述百合病的正治法。百合病未经汗、吐、下误治，其病形和初时一样，仍是神志恍惚，口苦，小便赤，脉微数。其病机为心肺阴虚内热，治以百合地黄汤。百合调肺清心，益气安神，生地黄清热凉血，养阴生津，泉水下热气，利小便，共成润养心肺、凉血清热之剂，阴复热退，百脉调和。

《张氏医通》记载：石顽治内翰孟端士尊堂太夫人，因端士职任兰台，久疏定省，兼闻稍有违和，虚火不时上升，自汗不止，心神恍惚，欲食不能食，欲卧不能卧，口苦小便难，溺则洒淅头晕。自去岁迄今，历更诸医，每用一药，辄增一病……遂致畏药如蝎，惟日用人参钱许，入粥饮和服，聊借支撑。交春，虚火倍剧，火气一升则周身大汗，神气骎骎欲脱，惟倦极少寐，则汗不出而神思稍宁。觉后少顷，火气复升，汗亦随至，较之盗汗迥殊。直至仲春中澣，邀石顽诊之。其脉微数，而左尺与左寸倍于他部，气口按之，似有似无。诊后，款述从前所患，并用药转剧之由，曾遍询吴下诸名医，无一能识其为何病者。石顽曰：此本平时思虑伤脾，脾阴受困，而厥阳之火，尽归于心，扰其百脉致病，病名百合，此证惟张仲景金匮要略言之甚详。本文原云：诸药不能治，所以每服一药，辄增一病，惟百合地黄汤为之专药，奈病久中气亏乏殆尽，复经药误而成坏病，姑先用生脉散加百合、茯神、龙齿以安其神，稍兼英、连以折其势，数剂稍安，即令勿药，以养胃气，但令日用鲜百合煮汤服之。此案对临床诊治百合病很有参考价值。

[案例]

徐某，男，17岁，高三学生，南阳市人，1999年12月1日初诊。该生学习成绩优秀，每次摸底考试，总在全班前5名之内，但在11月的期中考试成绩却跌落到15名，其人性格内向，出现想睡睡不着，想吃吃不下，精神萎顿，双目凝视，身体似抽搐非抽搐的症状，遂辗转求诊，以其口微苦，小便黄，寸（双）脉弱，诊断为百合病。家长对"精神病"三字讳之甚深，便告之为"超负荷综合征"，除药物治疗外，嘱其可寻心理疏导，放松对孩子的要求，并告知学校免参加期末考试。授百合地黄汤合柴胡加龙骨牡蛎汤，调理一个月后，病情逐渐缓解。

百合病，一月不解，变成渴者，百合洗方主之。（六）

百合洗方：

百合一升

上一味，以水一斗，渍之一宿，以洗身。洗已，食煮饼，勿以盐豉也。

"煮饼"，淡熟面条。《伤寒总病论》云："煮饼，是切面条，汤煮水淘过，热汤渍食之。"《类证活人书》云："煮饼，即淡熟面条也。"《心典》云："《本草》粳米、小麦，并除热止渴。""勿以盐豉"，恐盐味耗水而增渴。

本条论述百合病经久变渴的外治法。百合病本无口渴之症，但经一月之久不愈，出现口渴的变证，说明阴虚内热较甚。在这种情况下，仅单纯内服百合地黄汤则药力不够，难以收到满意效果，应当内服外洗并用，必须配合百合洗方，渍水洗身。肺合皮毛，其气相通，肺朝百脉，输精皮毛，毛脉合精，行气于腑，"洗其外，亦可通其内"，可以收到清热养阴润燥的效果。近贤任应秋曾说："徐中可云：'渴有阳渴，有阴渴。'若百合病一月不解而变成渴，其多阴竭火炽无疑矣，阴虚而邪气蔓延，阳不随之而病乎，故以百合洗其皮毛，使皮毛阳分得其平，而通气于阴，即是肺朝百脉，输精皮毛，使毛脉合精，行气于腑。"煮饼能益气养阴，调其饮食，以助止渴。勿以盐豉，免耗津增渴，故当禁用。需要注意的是，这种渴症病情较重，绝非单用百合洗方能取效。百合病的正治方是百合地黄汤，既冠以"百合病"，且经一月不解，投用百合地黄汤自在言外。

百合病，渴不差者，栝楼牡蛎散主之。（七）

栝楼牡蛎散方：

栝楼根　牡蛎（熬）等分

上为细末，饮服方寸匕，日三服。

本条论述百合病治用百合洗方不差者的治法。百合病变渴，用内服、外洗两法治疗而口渴仍不解，是因为热盛伤津，药不胜病，故用栝楼牡蛎散主之，方中栝楼根苦寒，清解肺胃之热，生津止渴；牡蛎咸寒，引热下行，使热不上炎，不致消烁津液，如此则津液得生，虚热得清，口渴自解。

百合病，变发热者一作发寒热，百合滑石散主之。（八）

百合一两（炙）　　滑石三两

上为散，饮服方寸匕，日三服。当微利者，止服，热则除。

本条论述变发热的治法。百合病本为"如寒无寒，如热无热"，是不应发热的，今变发热，是经久不愈，热盛于里，而外达肌肤的征象。治以百合滑石散，方中百合滋养肺阴，清其上源，使其不燥，以滑石清里热，而利小便，使热从小便排出，使虚热分消。"微利止服"，即阴虚不得过分消利。

百合病，见于阴者，以阳法救之；见于阳者，以阴法救之。见阳攻阴，复发其汗，此为逆；见阴攻阳，乃复下之，此亦为逆。（九）

"见"同"现"，表现。"见于阴"，指表现为阴寒的证候，如常默然，欲卧，不能行，如寒，无热，不能食，不用闻食臭。先病为本，后病为标，此证为阳虚所致，故从标以阳法正治，不曰"攻"而曰"救"。"见于阳"，指表现为阳热的证候，如饮食或有美时，无寒，如热，不能卧，欲行，口苦，脉微数，小便赤。"逆"，指误治而言。

本条论述百合病治须调理阴阳，不可误用汗下攻伐。"见于阴者，以阳法救之"，百合病系正气虚衰，不是邪气有余之病。此"见于阴"系阳虚之甚，阳虚阴亦受损害，证系阴阳两虚，宜"用阳和阴，用阴和阳"平调，使"阴平阳秘"。阳虚所致寒象，当用温阳的方法治疗。此有治无法，可参虚劳治法，用小建中汤治疗。"见于阳者，以阴法救之"，百合病的病机是阴虚内热，其热象是阴虚所致，不是阳盛使然，当用益阴的方法治疗，所出诸方皆然。

"见阳攻阴，复发其汗，此为逆"，如误把意欲食，复不能食的虚热证看作里邪热入里的实热证，用苦寒攻泻，徒不效而伤其阴；再误作表热证而复发其汗，徒不效而益伤其阴，使变证丛生，故曰"此为逆"。"见阴攻阳，仍复下之，此亦为逆"，病见于阴，不予扶阳和阴，调和阴阳，却误用汗下，反使阴阳俱伤，更是极其错误的治疗。

百合病多阴虚内热，属"见于阳者"，本篇所列诸方，皆遵循"以阴法救之"的宗旨，但阴虚之甚者，阴中之阳亦受损害，往往兼见怯寒神疲等，在治疗上除守所列诸方外，酌用养阳之法，即所谓"见于阴者，以阳法救之"，本篇对此种治法，虽未具体论述，学者应宜隅反，后世常用温柔养阳之法，可参。

狐惑之为病，状如伤寒，默默欲眠，目不得闭，卧起不安。蚀于喉为惑，蚀于阴为狐。不欲饮食，恶闻食臭，其面目乍赤、乍黑、乍白。蚀于上部则声喝一作嗄，甘草泻心汤主之。（十）

甘草泻心汤方：

甘草四两　黄芩三两　人参三两　干姜三两　黄连一两　大枣十二枚　半夏半升

上七味，水一斗，煮取六升，去滓再煎，温服一升，日三服。

"蚀"，腐蚀。"阴"，统指前后二阴和会阴，不同条文所指有别。"面目"，偏义复词，指目。以目在面上，此言目不连及面。"乍"，无指代词，同"或"，这里作"有的"解。《抱朴子内篇·极言》云"生之易者，莫过斯木也，然埋之既浅，又未得久，乍刻乍剥，或摇或拔，虽壅以膏壤，浸以春泽，犹不脱于枯瘁者"，文中以"乍"与"或"对举，可知二字同义。"上部"，指喉部。"喝（yè）"，指声音幽噎嘶哑。"嗄（shà）"，亦指声音嘶哑。

本条论述狐惑病的证治。"之为"句式在古汉语中屡见不鲜。例如，《战国策·赵策》云"至赵之为赵"，语言学家王力译为"上推到赵氏开始建立赵国的时候"。再如，贾谊《论积贮疏》云"汉之为汉凡四十年"，王力译为"汉高祖开始建立汉朝的时候到现在将近四十年了"。因此，"之为病"句式是指某病开始的时候所具备的症状。

"蚀于阴为狐，蚀于喉为惑"，是运用了对句互文的修辞方法，两句内容互涵，意义互补，总言狐惑病在具备神志惑乱，默默欲眠，目不得闭，卧起不安的前提下，必先见到阴部、咽喉黏膜浅表糜烂。至于《补正》①云"狐惑二字对举，狐字着实，惑字托空"，因其不明互文的修辞方法，便得出了如此错误的结论。

---

① 《补正》：《金匮要略浅注补正》的简称，清代唐宗海撰。

一般说来，狐惑病的眼部损害出现较晚，在指明阴部和咽喉的损害后，一个"其"字表示另提一事，则把该病的临床表现表述得淋漓尽致，即随着病情的演变，有的目赤，有的目黑，有的目白。因其义未了，特设第十三条，专论眼部的损害，算是对"其面目乍赤，乍黑，乍白"的自注，即"初得之三四日，目赤如鸠眼；七八日，目四眦黑；若能食者，脓已成也"。"初得之"指始波及眼部，"目赤如鸠眼"为白睛混赤，即"乍赤"；"四眦黑"为内外眦藏血斑，即"乍黑"；"脓已成"为黄液上冲，也就是前房积脓，即"乍白"。若不明其义，把"面目"看作颜面，把"乍"释作"一会儿"，便成了"面色变幻无常，或赤，或黑，或白"的变色龙，那将是差之毫厘，谬之千里。

在狐惑病开始的时候，由于湿热虫毒蕴酿，可出现发热的症状，形如伤寒。湿热内蕴，故沉默欲眠，食欲不振，甚至恶闻饮食气味；虫毒内扰，故卧起不安，睡眠不深而白天昏盹没精神。若湿热上蚀咽喉，则咽喉溃破，声音嘶哑；下注二阴，则前阴或后阴瘙痒溃疡；侵犯眼睛，则眼睛或赤，或黑，或白。治以甘草泻心汤，方中黄芩、黄连苦寒清热，干姜、半夏辛燥化湿，佐参、枣、草和胃扶正，共成清热化湿，安中解毒之功。

[案例]

楚某，男，38 岁，南阳市宛城区人，2012 年 2 月 26 日初诊。主诉为腹痛，腹泻，偶有便血或黏冻一年余。一年多来左少腹隐痛，泄泻，排便时涩滞不爽，或便形变细、变扁，矢气不畅，伴频繁嗳气，舌苔黄腻，脉沉细关（双）弱。2012 年 2 月 16 日经市中心医院结肠镜检查：进镜 90cm，退镜观察，见结肠、直肠黏膜充血、水肿，呈花斑样改变，黏膜下血管模糊，未见明显溃疡面、出血及新生物，齿状线水肿，为结、直肠慢性炎症，用抗生素及糖皮质激素不效。纵观病情，腹痛泄泻，涩滞不爽，舌苔黄腻，脉沉关（双）弱，遂诊断为泄泻，湿热下注型，治以清利湿热，方用甘草泻心汤合赤小豆当归散加味：生甘草 16 克，黄连 4 克，清半夏 15 克，黄芩 12 克，干姜 12 克，党参 12 克，大枣 3 枚，当归 12 克，赤小豆 50 克，土茯苓 30 克，紫参 30 克。3 月 8 日，二诊，诸症减轻，守方续服 21 剂。4 月 10 日，三诊，前一天经中心医院电子结肠镜检查，内镜拟诊：结直肠未见器质性改变。为安全计，上方配成水丸，每服10克，每日3次善后。

蚀于下部则咽干，苦参汤洗之。（十一）

本条论述狐惑病前阴蚀烂的证治。足厥阴肝脉绕阴器，抵少腹，上通于咽喉，肝经湿热下注，其热毒循经自下而上冲，则咽喉干燥或溃烂，呈二联征，可用苦参汤熏洗前阴患处，杀虫解毒化湿以治其本。这里仍不除外内服甘草泻心汤，或兼服苦参汤，或将两者合方，或另加土茯苓、紫参，则前阴蚀烂，咽干或溃烂并治之。

蚀于肛者，雄黄熏之。（十二）

雄黄

上一味为末，筒瓦二枚合之，烧，向肛熏之。《脉经》云：病人或从呼吸上蚀其咽，或从下焦蚀其肛阴，蚀上为惑，蚀下为狐，狐惑病者，猪苓散主之。

本条论述狐惑病后阴蚀烂的治法。雄黄能燥湿，解毒，杀虫。肛门蚀烂，可用雄黄熏患处。雄黄不拘量，15克左右，用瓦合成筒状，燃雄黄使烟上冒，令患者蹲其上熏之。此为就近治之，仍不除外内服甘草泻心汤。

病者脉数，无热，微烦，默默但欲卧，汗出。初得之三四日，目赤如鸠眼；七八日，目四眦一本此有黄字黑。若能食者，脓已成也，赤豆当归散主之。（十三）

赤小豆当归散方：

赤小豆三升（浸，令芽出，曝干）　　当归三两

上二味，杵为散，浆水服方寸匕，日三服。

"无热"，谓无寒热，是无表证的互词。"鸠"，鸟名，欲称斑鸠，其目球结膜呈棕红色。"四眦黑"，谓两眼内外眦瘀血发青。"脓已成"，前房积脓，呈黄白色，又称黄液上冲。

"浆水"，《本草纲目》称"又名酸浆"；吴仪洛称"一名酸浆水，炊粟米

熟，投冷水中，浸五六日，味酸，生白花，色类浆，故名。若浸至败者，害人。其性凉善走，能调中宣气，通关开胃，解烦渴，化滞物"。其实，浆水为粉坊制淀粉的下脚料。粉坊用豌豆或绿豆为原料，以水浸泡，待胀透后加水磨制，静置 1 小时左右，淀粉沉积于缸底，混悬的糊浆滤出池存，或喂牛马，或制酸浆。糊浆经驻坊醋酸菌发酵变酸，统称酸浆，春秋需一晬时，夏天仅需半天，冬天则需两天左右，总之以糊浆变酸为度。静置分层，上面清澈者为酸浆水，若长期保质需煮沸灭活罐存备用。以酸浆煮面条，称为浆面条，是南阳人的最爱，尤其天热汗出，烦渴纳差，大可增加食欲。酸浆水在《金匮要略》的历节病、狐惑病、妇人妊娠病都有应用。若以酸浆水加明矾少许，治脚气良，矾石汤治脚气冲心概宗于此。据传西汉末年，王莽乱政，刘秀兴兵讨伐，却被王莽军追杀，一日途经宛北一处粉坊，天气炎热，人困马乏，部分将士脚烂跛行，施以酸浆水加明矾泡脚，甚效。并煮浆面条犒劳三军，备受将士青睐，浆面条也由此传遍黄河南北，中原大地。

本条论述狐惑病眼部的证候，以及成脓后的治疗。"脉数，微烦，默默但欲卧"，是湿热内盛的征象；"无热""汗出"，表示病不在表，说明热已入血分；"目赤如鸠眼"即"乍赤"，系血中之热，随肝经上注于目；"四眦黑"即"乍黑"，系瘀血停积；"脓已成"即"乍白"，为脓已成熟。此时，病势集中于局部，脾胃的症状反轻，故患者"能食"。治以赤小豆当归散，方中赤小豆渗湿清热，解毒排脓，当归活血，去瘀生新，浆水清凉解毒，化滞调中。临床常和前方联合应用。

狐惑病的表现可归纳为五个方面：第一，全身症状。本病开始的时候，常可见到恶寒发热，全身不适，食欲减退等，张仲景描述为"狐惑之为病，状如伤寒""不欲饮食，恶闻食臭"，随着病情的迁延，则对食欲无明显影响，偶可见到脐臭。第二，神志症状。初起"默默欲眠，目不得闭，卧起不安"，寝至烦恼少寐，或睡眠不深，次日头目昏懵，记忆力减退等神志惑乱。正是因为该病也具备神志恍惚的症状，张仲景才把它与百合病合篇讨论。第三，口腔损害。在口腔黏膜的不同部位，存在着角化程度、上皮厚度、固定或移行、干湿条件、血管多少等的差别，不同区域的口腔黏膜可以是不同病种的少发或好发部位。咽喉黏膜相续，其黏膜上皮无角化层，狐惑病的口腔损害好发于这些角化较差的地方，散在分布，大小不等，溃疡面有白色渗出物，周围有微红的充血，自觉痛甚，并常伴有声带增厚、息肉、声音嘶哑等，可以此区别于口炎、舌炎，以"蚀于喉为惑""蚀于上部则声喝"定位是非常准确的。第四，阴部损害。"蚀于阴为狐"，此"阴"泛指会阴部包括前阴和后阴。"蚀于下部则咽干"，此"下部"即前阴，指阴囊、龟头、尿道口、大小阴唇等部位出现溃疡、糜烂。"蚀于肛"，则明指后阴的损害。第五，眼部损害。"乍赤"即"目赤如鸠眼"，为白睛混赤，瞳孔缩小，系血中之热（湿）随肝经上注于目，相当于虹膜-睫状体炎，见到此病应联想到风湿、湿热，必须及早施治。"乍黑"即"四眦黑"，系热毒引起瘀血停积。"乍白"即"脓已成"，为黄液上冲，前房积脓，热毒蕴结血分，壅遏不解，以致热瘀血腐而成脓。

关于湿热的治疗法则。狐惑病系湿热为患，多由感受湿热，嗜食肥甘，酗酒无度，或肝失疏泄，脾胃失和，胃热脾湿，甚或内外合邪，胶结难解，单用清法伤脾阳，单用补法助邪热，使湿热更盛，酿成扑不灭的火焰。甘草泻心汤和赤小豆当归散是治疗湿热的两则良方。《素问·至真要大论》云："湿淫于内，治以苦热，佐以酸淡，以苦燥之，以淡泄之。"方中重用生甘草清热解毒，配黄连、黄芩苦寒清热燥湿，再得干姜之辛热，即所谓"治以苦热""以苦燥之"。病本湿热，反用辛热药，以湿为载体，热为表象，热在湿中，去湿即所以清热。干姜、半夏辛温化湿，以其加温利于湿浊蒸发，郁热疏泄。赤小豆淡酸而寒，能渗湿下泄，即所谓"佐以酸淡""以淡泄之"。更以人参、大枣健安中气，助脾气运化水湿，当归养血活血，促进水湿代谢。两方是张仲景对《内经》治湿大法的践行。湿热是六淫之湿邪所派生的特异致病因素，除了会发生狐惑病外，还会导致慢性胃炎、结肠炎、肝炎、胆囊炎、胆石症、黄汗、妇科黄带、盆腔炎，以及风湿热、类风湿、红斑狼疮等自身免疫性结缔组织病，治疗当遵《内经》治湿大法，遣方以治之。

阳毒之为病，面赤斑斑如锦文，咽喉痛，唾脓血。五日可治，七日不可治，升麻鳖甲汤主之。（十四）

阴毒之为病，面目青，身痛如被杖，咽喉痛。五日可治，七日不可治，升麻鳖甲汤去雄黄、蜀椒主之。（十五）

升麻鳖甲汤方：

升麻二两　　当归一两　　蜀椒一两（炒去汗）　　甘草二两　　雄黄半两（研）　　鳖甲手指大一片（炙）

上六味，以水四升，煮取一升，顿服之，老小再服，取汗。《肘后》《千金方》阳毒用升麻汤，无鳖甲，有桂；阴毒用甘草汤，无雄黄。

"锦文"，有彩色花纹的丝织品。"老小再服"，老人和小孩分两次服。"身痛如被杖"，身痛好似被木棍打一样疼痛。

这两条论述阴阳毒的证治和预后。"阳毒之为病"为实热体质者感受疫毒。热迫营血外达，故面赤发斑，红赤明显，如绸缎的彩纹，以上为辨证要点。热灼咽喉，故咽喉痛；热盛肉腐，肉腐成脓，故吐脓血。"阴毒之为病"为虚寒体质者感受疫毒，疫毒侵袭血脉，瘀血凝滞，阻塞不通，故"面目青"，身痛如被杖打一样，亦可见到咽喉痛。病属瘟疫，急骤危笃，故张仲景强调"五日可治，七日不可治"，是指出早期治疗的重要意义。早期正气未衰，斑毒尚可透发，故为可治，日久斑毒每多内陷，比较难治。

在升麻鳖甲汤中，升麻、甘草解毒透斑，鳖甲、当归疏邪活血，故阴阳毒并主之。阳毒配以雄黄、蜀椒解毒，以阳从阳，欲其速散，共奏清热透斑、解毒散瘀之功，合用甘草泻心汤加土茯苓、紫参更佳。阴毒不用雄黄、蜀椒，以防损其阴气。

升麻鳖甲汤治疗慢性扁桃体机化效果不错。咽喉是肺胃对外开放的门户，扁桃体像两个忠于职守的门卫，抵挡外来病邪，轻者消而灭之，是无名英雄。若正不胜邪，打了败仗，便会高烧、咽痛、扁桃体肿大，其上附着化脓灶，以小儿为多见。对于急性炎症，中西医药都可控制，扁桃体也部分回缩。若反复发作，肿缩交替，终不能完全回复，有的竟抵达悬雍垂，影响吞咽和呼吸，称作"扁桃体机化"，喉科主张摘除。机化的扁桃体带病工作已属难能可贵，切掉无异于撤掉门岗，令病邪长驱直入，是不可取的。升麻鳖甲汤能治"咽喉痛，唾脓血"，何不借来医治扁桃体机化？方中雄黄本不宜水煎，如法加工成粉剂，以6岁儿童为准，早晚各服1克，温开水送下，1个月为1个疗程，12岁以上加倍，3岁以下减半，经治21例，用药1个疗程，症状控制，扁桃体缩小者11例，仅控制症状者6例，无效者6例。扁桃体回缩可能是本方能促进纤维化病灶的液化和吸收，有待进一步研究。

[案例]

张某，女，32岁，南阳市安皋人，以上眼睑红斑，系统性红斑狼疮于2012年8月22日初诊。本脱发，善饥，疑为甲亢，服他巴唑20天后，饥饿感减，却出现眼睑红斑，日照后加重，伴四逆，晨僵，2011年10月18日经郑大一附院诊断为红斑狼疮，给予强的松、羟氯喹等。2012年8月20日复查，已侵犯肝脏，谷丙转氨酶、谷草转氨酶都不同程度升高，血中白细胞、中性粒细胞升高，现寻求配合中药治疗。纵观病情，红斑狼疮连同风湿热、类风湿、眼—口—生殖器三联征，同为原因未明的免疫功能紊乱的结缔组织性疾病，概属湿热为患。红斑狼疮病属阳毒范畴。湿热壅盛于血分，则面赤斑斑如锦纹；灼伤咽喉，则咽喉痛；热盛肉腐，则成脓而咯吐脓血。遂诊断为阳毒病（红斑狼疮），治以清利湿热，活血散瘀，方用升麻鳖甲汤合甘草泻心汤、赤小豆当归散加味：升麻8克，当归12克，花椒4克，鳖甲10克，雄黄2克，生甘草16克，半夏12克，黄连4克，黄芩12克，干姜12克，党参12克，赤小豆50克，紫参30克。日1剂，水煎服。2013年5月8日，二诊，非炎性反应减轻，但血沉却增快，守方继进。2013年10月8日，三诊，精神转佳，红斑匿消，血沉降为16mm/h，病情稳定。停服中药，仅以强的松5毫克，羟氯喹0.3克，隔日一次维持。2014年5月2日追访，肝、肾功及血沉正常，仅补体C3略低。按语：阳毒病与狐惑病同出一篇，必具相似的病因病机，故三方合用治疗阳毒病当为合拍，只是湿热胶结，病程冗长，医患都应有思想准备。

[结语]

本篇论述百合、狐惑、阴阳毒三种疾病的病机、证治。

百合病多由热病之后，或情志不遂，引起心肺阴虚内热，百脉失和所致。临床可见精神恍惚不定，语言、行动、饮食、感觉异常，以及口苦、小便赤、脉微数等症，治疗以养阴清热，宁心安神为原则，以百合地黄汤为主方。根据病因、证候的不同，也可选用其他百合类方如百合知母汤、滑石代赭汤、百合鸡子汤、百合洗方、百合滑石散。

狐惑病是湿热虫毒内蕴所致的疾病。临床可见口腔、眼部、阴部的红赤、溃烂、酿脓等症，治疗以清热除湿解毒为原则，可内外兼治。脾胃湿热者，用甘草泻心汤清热解毒，调中祛湿；酿脓证，用赤小豆当归散清热解毒，利湿化浊，凉血消瘀；外治方用苦参汤洗、雄黄熏。

阴阳毒由感受疫毒而发，临床可见颜面或肌肤发斑、咽喉痛等症，有阳毒、阴毒之分，治疗以清热解毒，活血化瘀为主，方用升麻鳖甲汤随证加减。

[思考]

本篇有三个重点：第一，百合病的成因主证，主方及治疗禁忌是什么？第二，狐惑病的证治是什么？第三，狐惑病前阴溃疡者，何以会同时出现咽干？

疟病脉证并治第四

证二条　方六首

此篇为疟病的专篇。疟，《说文》释义"寒热休作"；《释名》释义"凡疾或寒或热耳，而此疾先寒后热两疾，似酷虐者也"。《素问·疟论》认为："疟者，风寒之气不常也。"近代对部分疟病患者血中找到疟原虫而确定诊断，氯喹、伯喹截疟堪称特效，但对于症状不典型，以及找不到致病原虫的瘅疟、温疟、牝疟、疟母却显得无能为力。因此，本篇涵盖现代的疟疾，疟疾之名不能替代疟病，对其治法可从本篇中得到启发。本篇的内容包括疟病的病机、脉象、分类，以及阴阳属性、辨证治疗。

师曰：疟脉自弦，弦数者，多热；弦迟者，多寒；弦小紧者，下之差；弦迟者，可温之；弦紧者，可发汗、针灸也；浮大者，可吐之；弦数者，风发也，以饮食消息止之。（一）

"风发"，指病情迅速猛烈，由热极生风所致。扬雄《河东赋》云"风发飙拂，神腾鬼趡（cuǐ）"，《资治通鉴·晋代帝咸和五年》云"俟足下军到，风发相赴"，均以"风发"一词以示迅速。整个条文皆以脉象阐释病机，弦数意明，故"风发"不再为释病机，而为述证候。"以饮食消息止之"，指在应用甘寒药物治疗的同时，斟酌选用适合病情的饮食以辅助之。

本条以脉象论述疟病的病机与治则。"疟脉自弦，弦数者多热，弦迟者多寒"，是说疟病之邪抟聚于机体的半表半里，其脉多弦，故曰"疟脉自弦"。《濒湖脉学》称："弦应东方肝胆经，饮痰寒热疟缠身。"由于患者体质、发病原因、病程阶段不同，除弦象外，往往有兼脉，热重者见弦数，寒盛者见弦迟。另外，高热时脉多弦数而浮，汗出热退后脉多弦而无力。

疟病的治疗，脉浮为阳，为病邪在上，"其高者因而越之"，可用吐法，相机择用栀子豉汤、蜀漆散；弦迟者主里寒，可温之，柴胡桂枝汤是一则良方；弦迟而浮主表寒，可发汗、针灸；脉弦数主热极生风，病势迅猛，所谓"风发"，遵《内经》"风淫于内，治以甘寒"，在选用白虎加人参汤的同时，不妨辅以适当的饮食，喻嘉言主张加服梨汁、蔗浆，是可取的。

"脉小紧者，下之差"，指出疟脉自弦，再兼紧象，符合《金匮要略·腹满寒疝宿食病脉证治第十》的描述"脉紧如转索无常者，有宿食也"，同时应具备纳呆厌食，腹胀腹痛，嗳腐食臭，寒热如疟。这里的寒热是因宿食的存在，营卫化源不利，宿食蕴蒸则发热，肌表失去卫气固护则恶寒，与外伤风寒无涉。尤其小儿体温中枢发育不健全，常呈现高烧不退，或反复高烧，夜间明显，临床化验指标正常，除高烧外无任何阳性体征，临床医生颇感棘手。在没有证据的情况下，很有可能声称这种食疟为脑炎，由于脑炎难治，患者也自然无可奈何。笔者曾遇到过很多例这样的患者，遵张仲景"下之差"之嘱，以大柴胡汤合达原饮治疗，每收佳效。以大柴胡汤为基础方治疗宿食的机理和经验，留待下文再述。

关于疟病的病位，有人主张责之少阳，把疟病和少阳病等同起来。其实，从寒热的症状而言，瘅疟是持续高烧，食疟晚间加重，温疟发在日晡，至于能查到疟原虫的一日疟、间日疟，则更是发有定时，不像少阳病的往来寒热，一日可二三发、七八发不等，并无规律可循。从治疗而言，张仲景提出汗、吐、下、清、温、针，以及饮食调理等法，唯独不提和法，若真系邪挟少阳，和法为不二之法，汗、吐、下三法在所必禁。少阳病和疟病，虽都有寒热疟状，其脉皆弦，但病位、病性不同，各自为病，不能混为一谈。

病疟，以月一日发，当以十五日愈；设不差，当月尽解；如其不差，当云何？师曰：此结为癥瘕，名曰疟母，急治之，宜鳖甲煎丸。（二）

鳖甲煎丸方：

鳖甲十二分（炙）　乌扇三分（烧）　黄芩三分　柴胡六分　鼠妇三分（熬）　干姜三分　大黄三分　芍药五分　桂枝三分　葶苈一分

（熬）　石韦三分（去毛）　厚朴三分　牡丹五分（去心）　瞿麦二分
紫葳三分　半夏一分　人参一分　䗪虫五分（熬）　阿胶三分（炙）
蜂窠四分（熬）　赤硝十二分　蜣螂六分（熬）　桃仁二分

　　上二十三味，为末，取锻灶下灰一斗，清酒一斛五斗，浸灰，
候酒尽一半，着鳖甲于中，煮令泛烂如胶漆，绞取汁，内诸药，煎
为丸，如梧子大，空心服七丸，日三服。《千金方》用鳖甲十二片，又
有海藻三分，大戟一分，䗪虫五分，无鼠妇、赤硝二味，以鳖甲煎和诸药
为丸。

　　"癥瘕"，指腹内结块，多由气滞、痰积、血瘀等导致。以坚硬不易推动，
痛有定处为"癥"；聚散无常，痛无定处为"瘕"。"疟母"，即疟久不解，结
于胁下的癥瘕。

　　本条论述疟母的形成和治法。"病疟，以月一日发，当以十五日愈；设不
差，当月尽解"，人与自然相应，如以月而论，节气的变更，人身之气亦随之
变更。五日为一候，三候为一气（节），节气每十五日一更，而人的生物钟与
自然息息相应，气候的变更则气旺，人之气亦随之一更，气更则邪当解，故
曰"当以十五日愈"；假使疟病不愈，则再过十五日，天人之气再更时，气旺
则病除，故曰"当月尽解"。

　　从"如其不差"到"此结为癥瘕，名曰疟母，急治之，宜鳖甲煎丸"，
说的是其转归与感邪的轻重、体质的强弱、治疗是否得当有关。如经十五日，
乃至一月仍不愈，正气日衰，疟邪势必假血依痰，聚结于胁下，形成疟母。
癥瘕既成，又影响气血运行，滋漫难图，故强调"急治之"，遵《素问·至真
要大论》"坚者削之"，投以鳖甲煎丸。

　　鳖甲煎丸的组方实际上体现了三首著名经方的联合运用，以小柴胡汤
（柴胡、黄芩、半夏、人参）行气解郁，扶正达邪；桃核承气汤（桃仁、大
黄、赤硝）破血逐瘀，通腑泄热；桂枝汤（桂枝、芍药）益营疏卫，平调阴
阳。在此基础上，主以鳖甲软坚散结，辅以干姜、阿胶、牡丹益阴和阳，乌
扇（射干）、厚朴、紫葳（凌霄花）行气开结，葶苈、石韦、瞿麦利水渗湿，
鼠妇、䗪虫、蜣螂、蜂窠活血通络。锻灶下灰、清酒一收一散，以其制丸，
可助药力。每服 3~9 克，2~3 次/日，开水送下。改汤剂，名"减味鳖甲

汤"：鳖甲 30 克，柴胡 9 克，赤白芍各 9 克，䗪虫 9 克，丹皮 9 克，桃仁 9 克，厚朴 6 克，党参 12 克，黄芩 6 克。除治疟母外，凡肝脾肿大，皆可用之。对于原因不明的高热，脾脏肿大，淋巴结亦肿大，应警惕急性淋巴细胞性白血病、恶性网织细胞增生症。

师曰：阴气孤绝，阳气独发，则热而少气烦冤，手足热而欲呕，名曰瘅疟。若但热不寒者，邪气内藏于心，外舍分肉之间，令人消铄脱肉。（三）

"烦冤"，烦躁愤懑，即心中烦冤不舒的感觉。"瘅（dān）"，热气盛也。《汉书·严助传》云："南方暑湿，近夏瘅热。"瘅疟是但热不寒的一种疟病。

本条论述瘅疟的病机和症状。瘅疟是热气独盛，只热不寒的疟病。由于阳热独盛，消铄津液，故"阳气独发"是因，"阴气孤绝"是果，正如首篇第十条之"厥阳独行"为"有阳无阴"。瘅疟的特征为只热不寒，故"但热不寒"即瘅疟的互词。"邪气内藏于心，外舍分肉之间，令人消铄脱肉"，重在阐释病机，是对前段经文的补充说明。

"阴气孤绝，阳气独发"，是对瘅疟病的高度概括。"热而少气烦冤，手足热而欲呕"，像这样邪热充斥内外的病情，邪热外舍分肉之间，令人消铄脱肉，则高热，手足热；邪热内扰神明，可出现烦躁愤懑，甚则神昏谵语；"壮火食气""壮火散气"，则见少气；热伤阴液，胃气上逆，故又欲作呕吐。除此之外，还会见到口渴，多汗，脉弦数等症，而且病情急骤。《素问·灵兰秘典论》云"心者，君主之官，神明出焉"，而《本草纲目》又谓脑为"元神之府"，即脑为高级中枢神经，深化了《内经》的理论。综合所见体征，分析与临床上的抗氯喹恶性疟乃至脑性疟非常相近。恶性疟间日发作，发则持续发热，并有两次高热，体温达 40℃ 以上，头痛，重则神志昏迷，甚至休克死亡。本病张仲景未出方，应据证立方，可选白虎加人参汤，重用石膏达200~250 克/剂。

温疟者，其脉如平，身无寒但热，骨节疼烦，时呕，白虎加桂枝汤主之。（四）

白虎加桂枝汤方：

知母六两　　甘草二两（炙）　　石膏一斤　　粳米二合　　桂枝（去皮）三两

上剉，每五钱，水一盏半，煎至八分，去滓，温服，汗出愈。

"平"具有特殊形态。因为一般只言证，不言脉，故"脉如平"被置他症之首，必然有特殊的诊断意义。"平"，古与"抨""拼"同，作弹。《集韵》云"拼，古作平"；《一切经音义》云"拼，古文抨同"；《说文解字注》云"抨，弹也，弹者开弛"；《广雅》云"弹，拼也，拼即抨"；《玄应音义》云"抨，弹墨绳也"；《汉书注》云"引绳以抨弹"。体现在脉象上，即为弦劲有力兼数。

本条论述温疟的证治。"温疟"，为疟病热盛证型。"如平"，指温疟的脉象如引绳以抨弹，呈现为弦数并强劲有力，正应了"弦数者多热"。"身无寒但热"，指热重寒轻。"骨节疼烦"，指外兼表证，营卫不和，经气不舒。"时呕"，指热伤胃气，失于和降，故时时作呕。治以白虎加桂枝汤清热生津，解表和营。

瘅疟、温疟均属疟病热盛证型。不同的是，瘅疟表里皆热，气阴两伤，高热神昏；温疟虽里热盛而兼表寒，热多寒少，骨节疼烦，病情较轻。

疟多寒者，名曰牡疟，蜀漆散主之。（五）

蜀漆散方：

蜀漆（烧去腥）　　云母（烧二日夜）　　龙骨等分

上三味，杵为散，未发前，以浆水服半钱。温疟加蜀漆半分，临发时，服一钱匕。一方云母作云实。

"牡疟"，《外台秘要》作"牝疟"，可从。

"牝（pìn）"，本指鸟兽的雌性，如《尚书·牝誓》"牝鸡无晨"，这里指阴寒性的证候。《医方考》云："牝，阴也，无阳之名，故多寒名牝疟。""牝疟"，指寒多热少的疟病。

本条论述牝疟的证治。牝疟多由素体阳虚，阳气难以外达，或素有痰饮，阳气被饮邪所阻，致使疟邪留于阴分者多，并于阳分者少，故临床以寒多热少为特征。治以蜀漆散，方中蜀漆（常山苗）吐痰截疟，龙骨、云母助阳扶正，镇逆安神。蜀漆性专逐湿追痰，故温疟加蜀漆半分，以治太阴温疟。疗效与服药时间有关，方后云"临发时服"和"未发前服"，很有实践意义。以发作前一天晚上或发作前半天，以及前两小时各服一次为宜，确能提高疗效。为避免呕吐可酒蒸或姜汁炒后使用，也可适当配半夏、陈皮和胃止呕。

[结语]

本篇为疟病专篇，从脉论证，并进而确定治法。文中将疟病分为瘅疟、温疟、牝疟三种类型，前两者属热，后者属寒。三者迁延日久，势必正气更虚，疟邪假血依痰，痞结于胁下而成为疟母。在治疗方面，瘅疟虽未出方，后世提出可用白虎加人参汤或竹叶石膏汤，清热养阴，益气生津；温疟用白虎加桂枝汤，清热生津，解表和营；牝疟用蜀漆散，祛痰截疟，扶正助阳；疟母用鳖甲煎丸，扶正祛邪，消癥化积。

[思考]

本篇有两个重点：第一，温疟和瘅疟有何异同？第二，温疟、牝疟和疟母的证治有何异同？

中风历节病脉证并治第五

论一首　脉证三条　方十一首

本篇所论的"中风"与《伤寒论》的"中风"不同。《伤寒论》的"中风"是外感风邪，病邪在表，营卫失和，症见汗出，恶风，脉浮缓等；本篇的"中风"属杂病，多因正气亏虚，偶受外邪诱发致病，症见半身不遂，口眼歪斜，或突然昏倒，不省人事等，《灵枢》称为"偏枯"，后世称为"类中风"或"真中风"，相当于现代的脑血管意外。

历节，是以骨节疼痛，遍历关节，多侵犯小关节（称周围性）和脊椎（称中央性），日久可致骨节变形，骨变筋缩为特征的疾病。内因为肝肾精血不足，外因系风寒湿热内侵，留着关节。由于二病都属于广义风病的范畴，且皆有内虚邪犯的病机特点，故合为一篇讨论。

夫风之为病，当半身不遂，或但臂不遂者，此为痹。脉微而数，中风使然。（一）

"半身不遂"，指半身不能随意运动。"痹"，《说文》释义："湿病也。""或"，无指代词，这里做"有的人"解。

本条论述中风病的脉证及其与痹证的鉴别。"之为病"句式为诊断该病起码要具备的证候，即诊断中风病要具备"半身不遂"。以"或但臂不遂者，此为痹"为插笔，意在申异辨证，说明这种"不遂"不是不能运动，而是因动则痛剧而形成的强迫体位，属于痹证。"脉微而数"，微为气血不足，数为病邪有余，说明中风的根由是气血不足，外邪诱发致病，故曰"中风使然"。

实事求是地讲，"半身不遂"虽然是中风病的主要症状，但也并非必具，有的患者仅见语言謇涩或失语，或仅某一肢体不遂。另外，颅内占位性病变亦可出现类中风样表现，应借助现代医技手段予以确诊。

寸口脉浮而紧，紧则为寒，浮则为虚，寒虚相抟，邪在皮肤。浮者血虚，络脉空虚，贼邪不泻，或左或右。邪气反缓，正气即急，正气引邪，喎僻不遂。邪在于络，肌肤不仁；邪在于经，即重不胜；邪入于腑，即不识人；邪入于脏，舌即难言，口吐涎。（二）

本条论述中风的病因病机和脉证。中风患者"寸口脉浮而紧""紧则为寒"之"紧"是感受外寒；"浮则为虚"之"浮"是气血不足，外邪乘虚入中经络。宋玉《风赋》云"枳句来巢，空穴来风"，是说有了树权，鸟可以在树权处筑巢；空穴的存在，才能钻风，当知这种风不是大风漫荡，而是压强极大，堪称贼风，最易伤人。《论注》①云："最虚之处，即是容邪之处也。""寒虚相抟，邪在皮肤"，贼邪留恋，有的伤于左，有的伤于右。在正常情况下，体表、肌肉、经络受营卫的滋泽和温煦，内侧保持着正常的张力和功能，"邪气反缓，正气即急"的"邪气"指受邪的患侧，"正气"指正能胜邪的健侧。患侧的肌肉、经络被邪气所阻隔，气血不通，废而不用，表现为松懈、弛缓，故曰"邪气反缓"，而未病的一侧正气独治，较之于患侧，尤其是得紧张有力，故曰"正气即急"。健侧牵引患侧的皮肤、肌肉，使其失去了平衡协调，出现口角歪斜，眼帘下垂，半身不遂，此即"正气引邪，喎僻不遂"。正像拔河，比赛之初双方势均力敌，保持相对平衡，尽管各自竭尽全力，这种平衡终究会被打破，而以倒向胜利者一方告终。

检查口眼究竟歪向何方是确定病位的常用方法，明显的口眼歪斜易见，轻微者难察，可令患者张口、大笑、吹气，观察有漏气、流涎一侧即为患侧；如实在难以确定，可令患者伸舌，舌尖所指为病侧之所在。舌体之所以能前后伸缩，左右摆动，缘于舌肌呈交叉构造，舌肌是骨骼肌，其运动呈收缩式，患侧舌肌弛缓不用，健侧肌肉收缩，把舌尖推向患侧，学者不妨以两手交叉，细心体味。"邪在于络，肌肤不仁；邪在于经，即重不胜；邪入于府，即不识人；邪入于脏，舌即难言，口吐涎"。从字面上看，"邪在于经"，仅肢体重滞，似无肌肤不仁；"邪入于腑"，除神志症状外，似无半身不遂，肌肤不仁；

---

① 《论述》：《金匮要略论注》的简称，清代徐彬撰。

尤其"邪入于脏"，却仅仅舌即难言，口吐涎，似乎腑病重，而入脏轻。其实，这段文字是脏腑经络辨证的具体体现，只是在写作方法上采用了举偏概全的修辞，举偏以突出病灶特征，概全勿忘轻浅症候，切忌一叶障目。"邪在于络，肌肤不仁"，这是中风病最基础的症状；"邪在于经，即重不胜"，是说除患侧肌肤不仁外，突出地表现为口眼歪斜，半身不遂；"邪入于腑"，又增加神志症状，突然昏倒，不省人事；"邪入于脏"，又增失语，口流涎。中风病邪入脏腑，病情危笃，腑属阳，中风呈闭证，可见牙关紧闭，两手握固，鼾声如雷；脏属阴，中风呈脱证，可见目合口开，手撒遗尿，鼻鼾息微。

侯氏黑散　治大风，四肢烦重，心中恶寒不足者。《外台》治风癫。

菊花四十分　白术十分　细辛三分　茯苓三分　牡蛎三分　桔梗八分　防风十分　人参三分　矾石三分　黄芩五分　当归三分　干姜三分　芎䓖三分　桂枝三分

上十四味，杵为散，酒服方寸匕，日一服。初服二十日，温酒调服，禁一切鱼肉大蒜，常宜冷食，六十日止，即药积在腹中不下也，热食即下矣，冷食自能助药力。

本条论述风邪乘虚入中经络的证治。既言"大风"，说明病情较重。风中经络，阳气郁表，故"四肢烦重"；阳虚寒凝，渐欲凌心，故"心中恶寒不足"。此正对应了首篇所言的"经络受邪，入脏腑，为内所因也"。法当解郁清热，温阳散寒，治宜侯氏黑散，方中菊花、黄芩解郁清热，白术、茯苓、人参补中益气，细辛、干姜、桂枝温阳散寒，牡蛎、矾石益阴通阳，桔梗、防风散郁开结，当归、芎䓖养血活血。"黑散"的颜色主要来源于矾石。"初服二十日，温酒调服"，既温阳散郁，又兼化石药。"常宜冷食，六十日止"，可收引阳气。"即药积在腹中不下也，热食即下矣，冷食自能助药力"，药力的积累是需要时间，此时切忌孟浪操切，还可借助食物来协助。

寸口脉迟而缓，迟则为寒，缓则为虚，荣缓则为亡血，卫缓则为中风。邪气中经，则身痒而瘾疹。心气不足，邪气入中，则胸满而短气。（三）

"亡血"，在此作血虚理解。"瘾疹"，皮肤瘙痒，无斑丘疹或皮下有出血点，类似皮肤干燥综合征。

本条论述中风与瘾疹的发病机制。"寸口"主表，亦主营卫，假如寸口见到"迟而缓"的脉象，"迟"为寒，"缓"为营卫气血不足。表气不固，易中风邪，重者可发为中风，轻浅的可发为瘾疹，皮肤瘙痒，无斑丘疹，皮下可有出血点。同时，"心气不足"，气血失和，则"胸闷而短气"。虽未出方，治当活血祛风，正所谓"祛风当活血，血活风自灭"，可选桃仁四物汤，或《证治准绳》滋燥养荣汤，处方为：生地 30 克，熟地 30 克，白芍 12 克，黄芩 5 克，秦艽 5 克，当归 15 克，防风 3 克，甘草 1.5 克。水煎服。

风引汤　除热瘫痫。

大黄　干姜　龙骨各四两　桂枝三两　甘草　牡蛎各二两　寒水石　滑石　赤石脂　白石脂　紫石英　石膏各六两

上十二味，杵，粗筛，以韦囊盛之，取三指撮，井花水三升，煮三沸，温服一升。治大人风引，少小惊痫瘈疭，日数十发，医所不疗，除热方。巢氏云：脚气宜风引汤。

"风引"，即风痫掣引之候，俗称动风抽搐。"瘫"，即风瘫，指半身不遂，截瘫。"痫"，即癫痫，又称羊痫风。"韦囊"，古代用皮革制成的药袋。"井花水"，即井华水，为清晨最先汲取的井水，其质洁净。

本条论述热盛里实，肝风内动的证治。"风引"，是因风动而引起的抽搐；"热瘫痫"，是因热盛风动，风邪入中经络所致的瘫痪，半身不遂；"除热"，是说其治法应当清热泻火，平肝息风，方用风引汤。方中牡蛎、龙骨、赤石脂、紫石英质重，平肝息风，重镇潜阳；石膏、寒水石、滑石辛寒，清风化之火，大黄苦寒，泻内实之热，使热或风动得以平息；反佐以干姜、桂枝之温，既能通血脉，又能制诸石之咸寒而顾护脾胃之气；甘草和中，调和诸药。

本方常用于神经系统疾病如癫痫大发作、小儿痫证，也适用于经常头昏脑涨之人，这些人多为商贾官宦，养尊处优，脑满肠肥，往往有各种代谢综合征。在使用风引汤时，可如法炮制成粗粉末，每次 100 克左右煎服。初期宜煎剂，每剂草药宜 10~15 克，贝壳、矿石宜 20~30 克。儿童常用量为成人量的 1/3~1/2。湿痰重者加二陈汤、胆南星、僵蚕、全蝎，痰热重者加天竺黄、鲜竹沥、礞石，瘀血突出者加三七粉、红花、川芎。

防己地黄汤　　治病如狂状，妄行，独语不休，无寒热，其脉浮。

防己一分　桂枝三分（去皮）　防风三分　甘草二分

上四味，以酒一杯，浸之一宿，绞取汁，生地黄二斤，哎咀，蒸之如斗米饭久，以铜器盛其汁，更绞地黄汁，和分再服。

"防己地黄汤"，赵本作"防己一钱，桂枝三钱，防风三钱，甘草二钱"，据吴迁本改。

本条论述阴虚血热感受风邪所致癫狂的治疗。素有阴虚血热之体，感受风邪，风为阳邪，易入里化热，风之邪热与里之阴虚血热相搏，则化火生风，热扰心神，故病者狂躁、妄行、独语不休，其脉浮无热为阴虚血热，风火上扰。法当滋阴凉血，清热祛风，治宜防己地黄汤，方中重用生地黄汁滋阴凉血，以清其内炽之热；甘草助地黄清热，并调和诸药；防己苦寒，能泄血中湿热，并通窍利道；轻用防风、桂枝疏风祛邪，以搜内潜之风。生地黄汁不易购买，可用生地 25 克替代。如果患者拒绝服药，也可用煎液勾兑单糖浆，配成口服液。

结合临床所见，防己地黄汤证的表现为焦虑、急躁、猜忌，或有幻觉，进而有冲动破坏行为，可概括为"如狂，妄行"，或丧失思考能力，口语不清，发音含糊，言语杂乱，不知所云，"独语不休"。"无寒热"，用来修饰限制脉象，其脉浮即"脉大为劳"，揭示病情的实质已归属虚劳，病机为肝肾阴亏，髓海空虚，风气内动。此证也常见于脑萎缩、老年性精神病，以及阿尔茨海默病。

以阿尔茨海默病为例，此病俗称老年性痴呆病。这是老年期发生的慢性退行性脑部器质性改变的精神病，基本病理变化为脑组织弥漫性萎缩和退行性改变，可见整个大脑萎缩沟回变狭，脑沟深而宽，此病多发生在脑血管意外，尤其脑梗死以后。溶栓抢救需在发病 4 小时内尽快控制疾病进展，失治误治，均使脑细胞损害和复苏可能性减小。该病初期表现为性格方面的变化，变得自私、主观、急躁、固执，常为琐碎的事情而勃然大怒，因而常与人吵闹不休；睡眠障碍明显，日夜颠倒，夜间吵人，循衣摸床；之后逐渐出现轻度记忆障碍及判断错误，工作能力下降，缺乏羞耻感；有时显得焦虑激动，由于猜疑与幻觉，而致冲动与破坏行为；患者记忆力日益衰退，前说后忘，经常遗失东西，外出漫游忘记回家的路，最后丧失思考和理解能力；患者口吃不清，发音含糊，言语障碍，行为幼稚而愚蠢，喜把废纸、杂物视为珍品收藏；或终日卧床，大小便不能自理，或谵语等。通过临床实践观察，用防己地黄汤可减缓痴呆症状的发生。

附方：

《古今录验》续命汤　治中风痱，身体不能自收，口不能言，冒昧不知痛处，或拘急不得转侧。姚云：与大续命同，兼治妇人产后去血者及老人小儿。

麻黄　桂枝　当归　人参　石膏　干姜　甘草各三两　芎䓖一两杏仁四十枚

上九味，以水一斗，煮取四升，温服一升，当小汗，薄覆脊，凭几坐，汗出则愈；不汗，更服。无所禁，勿当风。并治但伏不得卧，咳逆上气，面目浮肿。

"痱"，楼英的《医学纲目》认为"痱，废也"，又称风痱，中风痱，即中风偏枯证。

本条论述气血两虚兼风寒之中风偏枯的证治。气血虚衰，风邪入中脏腑，窒塞清窍，神失清灵，心无所主，故"口不能言，冒昧不知痛处"；风邪入中，痹阻经脉，气血不通，故"身体不能自收""或拘急不得转侧"，法当祛风散寒，益气养血，治宜《古今录验》续命汤，方中人参、甘草、干姜扶正固本，益气温中；当归、川芎养血通络，活血化瘀；麻黄、桂枝祛风散寒，通阳行痹；石膏、杏仁清热宣肺。使风邪外散，气血畅旺，营卫通调，则风痱自能愈。

本方既能养血活血，温经通络，加入麻黄汤温经散寒，充分体现以通为用，既能治颜面神经麻痹，亦治中枢性脑血管意外，确是一则良方。

头风摩散方：

大附子一枚（炮）　　盐等分

上二味，为散。沐了，以方寸匕，已摩疢上，令药力行。

“头风”，发作性头眩、头痛一类的疾病。“摩”，涂搽、外敷之意。

头风痛是一种发作性头痛、头眩、头重之病，多是感受风寒所致。以头风摩散涂搽患处，收效更捷。

寸口脉沉而弱，沉即主骨，弱即主筋，沉即为肾，弱即为肝。汗出入水中，如水伤心，历节黄汗出，故曰历节。（四）

“如水伤心”，心主血脉，如水伤心，犹言水湿伤及血脉。“黄汗”，这里是指历节病中的并发症状，是关节痛处溢出黄汗，故曰“历节黄汗出”，此和黄汗病的汗出色黄遍及全身者不同。

本条论述肝肾不足，寒湿内侵的历节病机。“寸口脉沉而弱”，沉脉为病在里，弱脉主虚；肾藏精主骨，又主人身元气，肾气不足，阳气虚衰，故曰“沉即主骨”“沉即为肾”；肝主筋而藏血，肝血不足，脉气不能充盈，筋脉失养，故曰“弱即主筋”“弱即为肝”；肝肾气血不足，筋骨失养，是历节病的内因。肝肾气血不足，营卫空疏，汗出腠理开泄，更因汗出后冷水浴，或冒雨涉水，寒湿乘虚内侵，郁为湿热，伤及血脉，浸淫筋骨，留滞关节，气血运行不畅，渐致关节肿大疼痛，甚或溢出黄汗，则形成历节病。

跌阳脉浮而滑，滑则谷气实，浮则汗自出。（五）

本条论述胃有蕴热，外感风湿的历节病病机。跌阳脉主候胃气，跌阳脉往来流利，轻取即得，故云“跌阳脉浮而滑，滑则谷气实”，揭示患者具有湿热食滞；“浮则汗自出”即为外感风邪之意，风邪与湿热之邪相抟，痹阻关节，即可成为历节病。

少阴脉浮而弱，弱则血不足，浮则为风，风血相抟，即疼痛如掣。（六）

“少阴脉”，指手少阴神门脉，在掌后锐骨端陷中；足少阴太溪脉，在足内踝后五分陷中。

本条论述血虚历节的病机证候。少阴脉分别主候心与肾，心主血脉，肾主藏精，少阴脉弱，表明心肾营血不足，故云"弱则血不足"，脉浮为感受风邪，故云"浮则为风"。由于阴血不足，风邪乘虚侵及血脉，邪正相搏，经脉痹阻，筋骨失养，故关节疼痛如掣，不能屈伸。

盛人脉涩小，短气，自汗出，历节疼，不可屈伸，此皆饮酒汗出当风所致。（七）

本条论述阳虚风湿历节的病机证候。"盛人"，指身体虚弱，而形体丰盛的人。身体肥胖的患者，本虚标实，形盛气虚，往往有余于外，不足于内，湿盛阳微，气血运行不畅，脉象滞涩不利，故"脉涩小"；阳气不振，中气不足，故动则"短气"；中虚而卫阳不固，故时有"自汗出"；汗出则腠理空虚，风湿之邪乘虚侵入，况且肥胖之人素多湿盛，长期过度饮酒，酒体湿而性热，伤脾害胃，加重湿热，加之汗出当风，风与湿相搏互动，痹阻关节经络，阳气不通，血行不畅，则成历节疼痛，不可屈伸之病。"此皆饮酒汗出当风所致"一语，意在强调酗酒可伤脾生湿，加之汗出当风，风与湿相搏互动，诱发历节。除此之外，凡汗出入水，露宿伤于雾露，冒雨涉水，电扇劲吹等，皆可导致阳微湿盛，风湿互动，发生历节之病。

以上四条从寸口、少阴、趺阳三部脉互参，揭示心肝肾不足，气血亏虚，胃有蕴热为内因；举酒后汗出当风，揭示汗出入水，露宿伤于雾露，冒雨涉水，电扇劲吹等为外因，风寒湿热乘虚侵犯关节而成历节。

诸肢节疼痛，身体魁羸，脚肿如脱，头眩短气，温温欲吐，桂枝芍药知母汤主之。（八）

桂枝芍药知母汤方：

桂枝四两　芍药三两　甘草二两　麻黄二两　生姜五两　白术五两　知母四两　防风四两　附子二枚（炮）

上九味，以水七升，煮取二升，温服七合，日三服。

"魁"，大、壮伟；"羸"，瘠薄、瘦弱；"魁羸"，相关联的关节肿大而肌肉瘠瘦，即梭状指。"脚肿如脱"，形容两脚肿胀，麻木不仁，似乎和身体脱离一样。"温温"，作"蕴蕴"解，谓心中郁郁不舒。

本条论述风湿历节的证治。历节之病，由于风湿外侵，痹阻筋脉关节，气血运行不畅，风湿相抟，故诸肢节疼痛，关节肿大、变形，而相邻的肌肉瘦削，呈梭状指。"身体"是借代的修辞方法，这里以大名代小名，仍指诸肢节，以达到避复的效应，且行文雅致流畅。"身体魁羸"，把变形的关节描绘得形象具体。湿无出路，痹阻下焦，气血不通，两脚肿胀，麻木不仁，有如与身体拉脱离的感觉，即脚肿如脱；风湿上犯，干及头目，故头眩；湿阻中焦，脾失健运，清气不升，故短气；浊邪干胃，胃失和降，故温温欲吐；风寒湿久郁不解，逐渐化热伤阴，关节虽畏寒而时觉发热。法当祛风除湿，温经散寒，佐以滋阴清热，治宜桂枝芍药知母汤，方中桂枝、麻黄祛风通阳，附子温经散寒止痛，白术、防风除湿宣痹，知母、芍药养阴清热，柔筋缓急，生姜、甘草降逆止呕，和胃调中。

味酸则伤筋，筋伤则缓，名曰泄；咸则伤骨，骨伤则痿，名曰枯；枯泄相抟，名曰断泄。荣气不通，卫不独行，荣卫俱微，三焦无所御，四属断绝，身体羸瘦，独足肿大，黄汗出，胫冷。假令发热，便为历节也。（九）

"御"，作统驭，统治。"四属断绝"，四肢得不到气血营养。

本条论述偏嗜酸咸致历节的病机及其与黄汗的鉴别。酸味适度能益肝，过食酸反伤肝，肝藏血而主筋，肝伤则筋伤血泄，筋脉失养，弛缓不用，故谓之"泄"。咸味适度能益肾，过食咸反伤肾，肾藏精而主骨生髓，肾伤则精髓不生，骨失充养，则痿软不立，故谓之"枯"。若恣食酸咸过度，致肝肾皆虚，两虚相抟，精竭血虚，则四肢及筋骨失养而痿软不用，此即"枯泄相抟，名曰断泄"。肝为藏血之脏，肾为元气之根，肝肾俱虚，精血衰少，久则累及营卫气血不足，营气虚则气血不能行濡养之职，卫气虚则不能畅行温煦卫外而为固，营卫俱衰，则三焦功能失职，肢体失去营养，身体日渐消瘦，气血循行障碍，湿浊下注，故两足独肿大。假如胫冷，不发热，全身出黄汗，而无其他病处，是为黄汗病；若胫不冷，发热，关节痛，即使有黄汗，而局限于关节痛处，此为历节病。

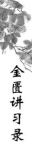

病历节，不可屈伸，疼痛，乌头汤主之。（十）

乌头汤方：治脚气疼痛，不可屈伸。

麻黄　芍药　黄芪各三两　甘草三两（炙）　川乌五枚（㕮咀，以蜜二升，煎取一升，即出乌豆）

上五味，㕮咀四味，以水三升，煮取一升，去滓，内蜜煎中，更煎之，服七合。不知，尽服之。

本条论述寒湿历节的证治。以方测证，可补充以下见症：局部冷痛，遇冷加剧，舌苔白，脉沉紧等。寒湿历节，寒湿留滞关节，经脉痹阻不通，气血运行不畅，故关节剧烈疼痛，"不可屈伸"，还具有关节冷，喜热敷，舌质淡，苔白腻，脉弦迟等，法当温经散寒，除湿止痛，治宜乌头汤，方中乌头温经散寒，除湿止痛；麻黄祛风发汗，通阳宣痹，以逐寒湿；芍药、甘草酸甘柔筋，缓急止痛；黄芪益气固卫，助麻黄、乌头温经止痛，又可制麻黄过于发散；蜂蜜甘缓，止疼痛而安脏气，减乌头之毒，并缓诸药之燥，使病邪去而正气不伤。

方后云"以蜜二升，煎取一升"，根据试验，蜂蜜在熬炼的过程中，由100毫升减至81.7毫升时，容器底部之蜂蜜已炭化，后续操作无法进行，对此不可不知。蜜煎意在减毒并延长疗效，权且以炮制来替代。乌头的炮制，先浸漂，分开大小，加清水浸漂，每日换水 2~3 次，约 7~10 天。漂至切开后内无干心，降低生物碱含量。再煮制，按川乌：甘草：黑豆＝20：1：2 的比例，将浸漂过的川乌加甘草、黑豆，大火煮至川乌透心（内无白心），口尝微有麻感（约煮 4~5 小时）后取出，改变生物碱性质，乌头碱转换为乌头原碱，如法炮制，使毒性降低 22~26 倍。

附方：

《千金》三黄汤　治中风，手足拘急，百节疼痛，烦热心乱，恶寒，经日不欲饮食。

麻黄五分　独活四分　细辛二分　黄芪三分　黄芩三分

上五味，以水六升，煮取二升，分温三服，一服小汗，二服大汗。心热，加大黄二分；腹满，加枳实一枚；气逆，加人参三分；

悸，加牡蛎三分；渴，加栝楼根三分；先有寒，加附子一枚。

"手足拘急，百节疼痛"，即疼痛遍历关节，实属历节；风为阳邪，最易化热，故烦热心乱，即躁扰不宁，大有无可奈何之感；卫气不足，风邪外中，营卫不和，故恶寒。治历节已有温经祛寒，或兼滋阴清热，唯缺发汗解表，祛风清热之法，今附三黄汤，实为锦上添花。方中麻黄、细辛、独活解表祛风，而且独活灵透关节；黄芪补气固表祛风，附子温经祛寒，黄芩清解郁热，故可收一服小汗，二服大汗之效，但当以微汗为度，中病调方。

[结语]

本篇所论中风病是以半身不遂、口眼歪斜，甚至昏不识人为主症的一种疾病。其发病与内外因均有关，内因气血不足为主，外因风寒侵袭为辅，最终导致经脉痹阻，脏腑功能失常，发为中风。根据经脉痹阻的深浅与轻重不同，可以将其分为在络、经、腑、脏四个层次，是对《内经》形层说的继承与弘扬。在治疗方面，可选用侯氏黑散、风引汤、防己地黄汤、续命汤（《古今录验》）等。

本篇所论的历节病是以诸肢节疼痛肿大、屈伸不利，日久可致关节变形等为特征的一种疾病。其发病也与内外因均有关，内因肝肾气血不足为主，外因风寒湿邪痹着为辅。在治疗方面，风湿偏重者，用桂枝芍药知母汤祛风除湿，温经散寒，佐以滋阴清热；寒湿偏重者，用乌头汤温经散寒，除湿止痛；表证显著者，用《千金》三黄汤发汗解表，祛风清热。

[思考]

本篇有三个重点：第一，何谓中风？其病因、病机与主症都有哪些？第二，中风在络在经、入腑入脏有何不同表现？第三，桂枝芍药知母汤与乌头汤同治历节，二者有何异同？

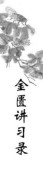

血痹虚劳病脉证并治第六

论一首　脉证九条　方九首

　　本篇要了解血痹与虚劳两病的要领和合篇的意义，熟悉血痹与虚劳的病因病机和临床表现，掌握血痹与虚劳的治则与方药。虚劳病是本书的重点，要理解"虚劳"的含义，掌握干血劳的证候特征，以及大黄䗪虫丸的临床应用。

　　血痹是由气血不足，感受风邪，血行痹阻，肌肤失养所致的身体局部肌肤麻木为主症的病证。《素问·五脏生成》云"卧出而风吹之，血凝于肤者为痹"，《灵枢·九针论》云"邪入于阴，则为血痹"，指出血痹为风邪乘虚痹阻肌表血络所致。

　　血痹病与中风病的区别在于，中风病"邪在于络，肌肤不仁"，其麻木不仁的性质和病机与血痹病相仿，但中邪部位有别。血痹病为肢体或躯体某一局部肌肤麻木，而中风病则明显地表现为半身麻木，所谓"风之为病，当半身不遂"。

　　血痹病与风痹病、历节病的区别在于，风痹病为风挟寒湿，客于肌肉、关节，证见全身酸重麻木，关节游走性疼痛，而历节病突出地表现为诸肢节疼痛，小关节变形。《辑义》[①]认为："风痹乃顽麻疼痛兼有，而血痹则唯顽麻而无疼痛，历节则唯疼痛而不顽麻，三病各异。"

　　凡由劳伤所致，以五脏气血阴阳虚损为主要病理变化的慢性衰弱疾患，皆为虚劳病。此病与后世所说的肺痨有所区别，肺痨虽也衰弱，但具有传染性。虚劳的论述以五脏气血阴阳虚损而为病，篇中提出补益脾肾是治疗虚劳

---

　　① 《辑义》：《金匮玉函要略辑义》的简称，日本丹波元简撰。

的重要原则。

至于血痹和虚劳两病合篇，或谓均属虚证，但虚证譬如百合病为何不列入本篇？何况血痹病外有风邪入侵，内有血滞形成，非纯虚可言，更何况大黄䗪虫丸主治的干血劳证，哪有纯虚之理？从表面来看，血痹和虚劳是两个独立的病，但血痹病之甚，可转为虚劳，而虚劳病也必兼见血痹，如本篇第十条专论虚劳，可兼见"痹侠背行"即然。二者密切相关，盖合言之，实寓有深意，正如张锡纯所说："特以血痹虚劳四字标为提纲。益知虚劳者必血痹，而血痹之甚，又未有不虚劳者，并知治虚劳必先治血痹，治血痹亦即所以治虚劳也。"正是二病有此有机联系，故列为一篇讨论。

问曰：血痹病，从何得之？师曰：夫尊荣人，骨弱肌肤盛，重因疲劳汗出，卧不时动摇，加被微风，遂得之。但以脉自微涩，在寸口、关上小紧，宜针引阳气，令脉和，紧去则愈。（一）

"尊荣人"，指好逸恶劳，养尊处优的人。"疲劳"，即房劳，此言"疲劳汗出"，是采用了修辞学的旁借对待，此为大名和小名相代，《金匮要略》重视脾肾，强调房劳病因，故借大名"疲劳"以代小名"房劳"，下文"卧不时动摇"，就明证了疲劳汗出的原因，故《发微》①注"入房汗出，全身动摇"，真发张仲景之幽微。

本条论述血痹的病因，以及血痹轻证的脉证与治法。"夫尊荣人，骨弱肌肤盛"，即指好逸恶劳，养尊处优的人形体虽然丰盛，实则筋骨脆弱，腠理不固，抵抗病邪的能力薄弱。这是内因，应举一反三，也泛指气血营卫虚弱之人。"重因疲劳汗出，卧不时动摇，加被微风，遂得之"，酒色无度，房室不节，汗出表疏，加被微风吹之，血滞络脉，遂成血痹。"但以脉自微涩，在寸口、关上小紧"，此以脉阐证，"微"和"小"（稍）为程度副词，即稍微的意思，用来修饰"涩"和"紧"。邪中上部为轻，涩为本，主伤精血少，气滞血瘀；紧为标，主为风寒乘虚入侵，血络痹阻。"宜针引阳气，令脉和，紧去则愈"，阳行则风去。

---

① 《发微》：《金匮发微》的简称，近代曹颖甫撰。

根据《高注》①，治疗血痹的针法为："以毫针作三刺入穴，候一二呼，或三四呼，则本经真阳之气以护穴而裹针，使针尖坚重而不可转，然后从紧处缓缓推运，则针之引阳，如裊（细长柔软）丝卷线而至穴下，故曰针引阳气。"三刺为古针法之一，将针刺深度分为三层递进。曹颖甫认为："此风不受于肩井，即受于风池、风府，以其背在上也……寸口，关上独见小紧者，正以痹在上部，不及中下也。"由此可见，针引阳气的方法，是以毫针三刺为法，取肩井、风池、风府，还可相机取阿是穴。血分凝滞之病，不当独治血分而应该先引阳气，亦即元真贵通，气行则血行之意。

血痹，阴阳俱微，寸口关上微，尺中小紧，外证身体不仁，如风痹状，黄芪桂枝五物汤主之。（二）

黄芪桂枝五物汤方：

黄芪三两　芍药三两　桂枝三两　生姜六两　大枣十二枚

上五味，以水六升，煮取二升，温服七合，日三服。一方有人参。

本条论述血痹的病机和证治。"阴阳俱微""寸口关上微，尺中小紧"是病机。两处用"微""阴阳俱微"主言病机，是营卫气血俱不足；"寸口关上微"是微脉，极细极软，切之欲绝，若有若无，主阳衰少气，阴阳气血俱虚。"小"仍为副词，"尺中小紧"指尺脉稍紧，主风寒中邪位深，病情为重。"外证身体不仁，如风痹状"之"身体"系借代，以大名代小名，指局部肌肤。血痹主症为局部肌肤麻木，受邪较重的也可有酸痛感，故曰"如风痹状"，但血痹以麻木为主，风痹以疼痛为主。上条感邪较轻，仅寸口、关上小紧，本条虚的程度较重，受邪也较深，故一则说"阴阳俱微"，再则说"尺中小紧"。法当温阳行痹，治宜黄芪桂枝五物汤，方中黄芪补气祛风，桂枝、芍药通阳行痹，生姜、大枣调和营卫，正合《灵枢·邪气脏腑病形》中"阴阳形气俱不足，勿取以针，而调以甘药"之意。

黄芪桂枝五物汤以桂枝汤为基础方。《论注》云："桂枝汤，外证得之，

---

① 《高注》：《高注金匮要略》的简称，清代高学山注。

解肌和营卫，内证得之，化气调阴阳。"对此血痹重证，用之既能调补营卫气血，又能外祛风邪。为防掣肘，减去甘草之甘缓。为速散体表之风邪，重用生姜六两，现代临床又改用 25 克左右，更助黄芪补气祛风，在辛温走窜的生姜引导下，合力到达体表的病所。

夫男子平人，脉大为劳，极虚亦为劳。（三）

"平人"，指从外形看来好像无病，其实是内脏气血已经虚损之人，也即《难经》所述"脉病形不病"之人。据此，具有早期诊断的意义。

本条论述虚劳病总的脉象。《浅注》云："此以大虚二脉提出虚劳之大纲。"虚劳病之首条，为何冠以"男子"，而且"男子"二字先后五出，必须明其要意。《辑义》认为："案本篇，标男子二字者凡五条，未详其意，诸家亦置而无说。盖妇人有带下诸病，产乳众疾，其证似虚劳而否者，不能与男子无异，故殊以男子二字别之欤。"《今释》的解释更为清晰："盖五劳六极，男子为多，七伤又全是男子生殖器病，虚劳多标男子者，殆以此也。"由此可知，"男子"是虚劳的代名词。"脉大为劳，极虚亦为劳"中的"脉大"是浮大而无力，为有形于外，不足于内的现象，真阴不足，阴虚阳浮者多见此脉；"极虚"是沉取时轻按则软，重按极无力，是元阳不足，鼓荡无力的脉象。那么，男子的正常脉象是什么样呢？《医学四要》云"男子寸盛而尺弱""男子阳为主，两寸常旺于尺"，实属经验之谈。"大"和"极虚"固然是虚劳纲脉，浮涩芤迟亦为常见。于此指出大、虚二脉，总括虚劳病的脉象，故曰："脉大为劳，极虚亦为劳。"

男子面色薄者，主渴及亡血，卒喘悸，脉浮者，里虚也。（四）

"面色薄"，指面色淡白而无华。"卒"，同"猝"，突然也；"卒喘悸"，谓患者稍一动作，即突然气喘，心悸，坐卧休息片刻稍定。

本条论述阴血不足的虚劳脉证，或者说元阴亏虚证。心主血脉，其华在面。《灵枢·决气》云："血脱者，色白，夭然不泽。"血虚不能荣于面，故面色白而无华；血虚不能养心，故心悸；津血同源，阴血不足，则津液亦不足，故口渴；阴血不足，多因失血所致，故主亡血。肾主骨生髓，主纳气。首篇第九条指出"浮者在后，其病在里，腰痛背强不能行，必短气而极也"，此条明言"里虚",其"浮"必见于尺部。髓生血,阴血不足,为肾虚化源不足使然;肾不纳气,故气喘;元阴不足,阳气浮越,故脉浮。总属元阴亏虚。不过,临证必须参照久病或亡血的病史,脉浮与气喘,方可定论。

男子脉虚沉弦,无寒热,短气里急,小便不利,面色白,时目瞑,兼衄,少腹满,此为劳使之然。(五)

"里急",指腹中有挛急感,按之不硬,不敢直腰,喜蜷。"目瞑",眼睛昏花,《晋书·山涛传》云:"臣耳目聋瞑,不能自励。""衄",《说文》释义"鼻出血也",《辞海》认为"亦泛指五官及肌肤出血,如血从鼻出为鼻衄,牙龈、齿缝出血为齿衄,出于耳孔为耳衄,出于眼为眼衄,出于舌上为舌衄,出于肌肤为肌衄等,其中以鼻衄、齿衄为常见"。

本条论述气血两虚,元阳不足的虚劳脉证。从脉象来看,"虚"是虚劳病本脉,"沉"主在里,"弦"主里寒或疼痛,少阳脉弦,疟脉自弦,痉脉紧而弦,沉弦无力主阳虚里寒。"无寒热",具有鉴别意义的阴性体征,排除了外感病。"短气""里急""小便不利""腹满",为肾阳不足,不能温化水液,脾阳虚,寒从中生,脾气虚,中气下陷所致。"面色白""目瞑""兼衄",为脾虚血亏,失于统摄所致。总之,以上诸证,皆责之于脾气匮乏,中气不运,元阳亏虚,可用黄芪建中汤,或补中益气汤合肾气丸以治之。

劳之为病,其脉浮大,手足烦,春夏剧,秋冬差。阴寒精自出,酸削不能行。(六)

"手足烦",指手足心烦热,亦称五心烦热。肾藏阴精,其脉起于涌泉穴;心主阴血,而属火,其包络之脉过劳宫;肾阴不足,水不制火,故手足烦热,乃至五心烦热。"阴"指前阴,"阴寒"指前阴寒冷。"酸"指酸痛,《灵枢·癫狂病》中有"骨酸体重,懈惰不能动"之说。"酸削",指腰腿酸痛,消瘦乏力。"能"通"耐",为堪任其事。"不能行",指难以坚持正常行走。

本条论述阴虚的虚劳病与季节的关系。"其脉浮大""阴寒精自出""酸削不能行",是说阴虚阳浮,故"脉浮大";阴虚及阳,精关不固,故"阴寒精出";肾藏精而主骨,腰为肾之外府,精失则肾虚,肾虚则骨弱,故腰腿酸痛瘦削，不耐行动，即"酸削不能行"，此即《难经》"骨痿不能起于床"之候。"手足烦"，肾阴不足，水不制火，故手足烦热，乃至五心烦热，并暗示阴虚潮热盗汗。"春夏剧，秋冬差"，因春夏阳气旺盛，阴不能和，阳不敛藏，故春夏则烦热加重；秋冬阴气旺盛，阴得匡助，阳得敛藏，故秋冬则烦热减轻。

在以上基础上继续延伸阐述，阴虚潮热，五心烦热的发病时间多为入暮时分，按照《内经》一日分四时的规则，"日入为秋"，似与原文"秋冬差"相悖，其理为何？《素问·生气通天论》云："阴者，藏精而起亟也；阳者，卫外而为固也。"阴是藏精气的，而且不断地将精气输送到全身各处；阳主卫外固表，以抗御外邪，行使"阳在外，阴之使"之能。这种机能活动的产生，必然要消耗一定的阴精，也就是有一个"阳长阴消"的过程。又云："阳气者，一日而主外，平旦人气生，日中而阳气隆，日西而阳气已虚，气门乃闭。"一日之内，阳气由生隆到衰减，阴精也必然相应地由渐损到积损，潜移默化地进行能量转换。在病理情况下，阴虚本不涵阳，经过如此暗耗，遂值入夜时分，阳气当敛之时，阳难潜藏，导致潮热，手足烦热。以四时度之，此类患者，春夏阳气盛，以阳助阳，阴益难和，秋冬阴气盛，阴得阴助，则阴阳渐趋于相对平衡，仍不遁"春夏剧，秋冬差"的规律。由此可见，二者似异实同。

男子脉浮弱而涩，为无子，精气清冷一作冷。（七）

本条论述虚劳无子的脉证。脉见浮而无力，大为劳，兼不利之象，为元阴匮乏，真阳不足，精气交亏的反应，故精少清冷，不能授胎。《病源》①云："丈夫无子者，其精清如水，冷如冰铁，皆为无子之候"，可治以天雄散。涩脉在外感热病中主热盛津亏，在内科、妇科病主血瘀不畅，在男子虚劳病中主精气不足，精冷不稠之症。男子虚劳，精少清冷，无精子、死精子、精子畸形都不能授胎，张仲景早有明训。

夫失精家，少腹弦急，阴头寒，目眩一作目眶痛发落，脉极虚芤迟，为清谷、亡血、失精。脉得诸芤动微紧，男子失精，女子梦

---

① 《病源》：《诸病源候论》的简称，隋代巢元方撰。

交，桂枝龙骨牡蛎汤主之。（八）

桂枝加龙骨牡蛎汤方：《小品》云，虚羸浮热汗出者，除桂，加白薇、附子各三分，故曰二加龙骨汤。

桂枝　芍药　生姜各三两　甘草二两　大枣十二枚　龙骨　牡蛎各二两

上七味，以水七升，煮取三升，分温三服。

天雄散方

天雄三两（炮）　白术八两　桂枝六两　龙骨三两

上四味，杵为散，酒服半钱匕，日三服。不知，稍增之。

白云阁藏本在"桂枝龙骨牡蛎汤主之"后面有"天雄散亦主之"，加上这句话则后方天雄散亦有着落。

"失精家"，指经常梦交、滑精之人。"梦交"，夜梦性交，由肾阴亏虚，不涵心阳，使虚火上炎而致梦；心火不降，肾阳封蛰精气的功能不及而遗精，总由心肾不交使然。"清"同"圊"，厕所，意为排大便；"清谷"，为排泄出未消化的食物。

原文可以分为两段。后半部分桂枝加龙骨牡蛎汤所主的"脉得诸芤动微紧，男子失精，女子梦交"所失之精为生殖之精，也即狭义之精。前半部分的"失精家"应为久患失精之人，其"少腹弦急，阴头寒，目眩，发落，脉极虚芤迟"为一身阳气尽虚，或不能温，或不能摄，或不能升，或不能化；"清谷"为脾失运化，"亡血"为脾失摄纳，"失精"为精关不固，所失则为广义之精，憾有证无方，治法落空，而天雄散则有方无证，被遗落在后，观天雄散用药与前证甚相宜。《金鉴》认为："此条亡血失精之下，与上文文义不属，当作另一条在后。"天雄是独根附子，能够助元阳，补腰膝，为辛热峻补肾阳之品，桂枝以辛甘化阳，白术以培土益气，龙骨镇敛浮阳，全方有补阳固摄作用，可用于肾阳尤虚所致的遗精阳痿之证，故对于第八条所述之证，白云阁藏本云："天雄散亦主之。"若泄泻系后天波及先天，"补脾不如补肾"，用之尤为对证。

后半部分的"男子失精，女子梦交"采用互文见义的修辞方法，为狭义失精。桂枝加龙骨牡蛎汤亦心肾不交，心肾同病，重温一下心肾的生理关系即可明白。心在五行属火，位居于上而属阳；肾在五行属水，位居于下而属阴。从阴阳水火的升降理论来说，位于下者升为顺，位于上者降为和，经言"地气上为云，天气下为雨"即然。因此，心火必须下降于肾，助肾阳藏精主水；肾水必上济于心，助心阴涵养心阳以主神明，如此生理关系才能协调，称为"心肾相交""水火相济"。若心阳虚，不能下济肾阳，则精气不固而失精，心阳浮摇于上则多梦，形成"男子失精，女子梦交"的格局，统称为"心肾不交"。《难经》有训"损其心者，调其营卫"，故以桂枝汤为中介，通过行营卫，调阴阳，重用桂枝温振心阳，配伍龙骨、牡蛎镇潜涩精，可治疗狭义的失精症。

遗精是指不因性生活而精液遗泄的病证。其中因梦而遗精的称"梦遗"，女子梦交与此同类；无梦而遗精，甚至清醒时精液流出的称"滑精"。桂枝加龙骨牡蛎汤便是主治劳伤心脾证的妙方。虚劳阴阳两虚，心阳失去阴的涵养，浮而不敛；肾阳失去阴的固摄，走而不守，而劳则遗精，失眠健忘，心悸不宁，面色萎黄，神疲乏力，纳差便溏，法当调补心肾，益气摄精，治宜桂枝加龙骨牡蛎汤加减，疗效卓著。

除此之外，遗精常见的证型还有：

第一，君相火旺证。肾水亏虚，不能上济于心，心火独亢于上，相火随之，则心烦不得眠，或少寐多梦，迫精妄泄而遗精，伴头晕目眩，口苦胁痛，小便短赤等，法当交通心肾，清心泻肝，治宜黄连阿胶汤合三才封髓丹，前方见于《伤寒论》第303条。

第二，湿热下注证。有胃病宿疾，湿热内盛下注，或偏嗜酒浆，遗精时作，小便黄赤，热涩不畅，口苦而黏，法当清热利湿，治宜甘草泻心汤合赤小豆当归散，见于《金匮要略·百合狐惑阴阳毒病证治第三》之第十、第十一条。

第三，肾气不固证。多为无梦而遗，甚则滑泄不禁，精液清稀而冷，形寒肢冷，腰膝酸软，夜尿清长，面色苍白，为肾关不固，法当补肾固精，治宜金匮肾气丸，见于本篇第十五条。

[案例]

石某，女，31 岁，本多梦交，婚后依旧，寝至白带量多，其质清稀，阴中冰冷，腰腿酸软，不孕无子，经期 45～55 天，量少色淡，舌苔薄白，脉浮无力，尺脉益甚。证为阴损及阳、阴阳两虚，治以潜阳摄阴，用桂枝加龙牡汤，5 剂减轻，10 剂转安，以八味丸善后。

方某，女，53 岁，邮电局工人，于 1990 年 7 月 3 日来诊。产后腹泻 28 年，遇冷食、生气加重，以致五心烦热，无苔，腹胀。用桂枝加龙牡汤加阿胶 12 克，生黑楂各 30 克，服药 20 剂痊愈。

任某，男，18 岁，南阳市人，1992 年 11 月 10 日以遗精初诊。素患遗精，隐秘不露，后每日必遗，或梦遗或滑精，渐至身体消瘦，困惫不堪，屡服金锁固精丸、肾气丸不效。现临近参军入伍，父母担心不已，邀为诊治。刻诊：面色灰青，精神不振，小腹、会阴拘急，手指逆冷，舌苔薄白质淡红，脉弦细。纵观病情，遗精有年，下元衰惫，阴损及阳，先天累及后天，脾肾两虚，筋脉失养，故小腹、会阴拘急，手指逆冷，遂治以温补脾肾，涩精止遗。遵仲师"男子失精，女子梦交"遣天雄散（改汤）加减以治之：天雄 12 克，白术 30 克，桂枝 24 克，生龙骨 12 克，生牡蛎 12 克，甘草 12 克，熟地 15 克，山萸肉 12 克。5 剂。上八味加水 1500 毫升，煎取 750 毫升，分温 3 服。药后遗精已止，为巩固疗效，改配散剂，每服 2 克，一日三次，告愈。

男子平人，脉虚弱细微者，善盗汗也。（九）

本条从脉象阐释虚劳病盗汗证。"盗汗"，指入寐汗出，醒时即止。虚劳患者，脉见"虚弱细微"，俱属极虚之脉，主阴阳皆虚。虚劳病阳虚表不固，阴虚生内热，入寐卫入里，使腠理开泄，卫阳又与内热相合，两热交蒸，"阳加于阴谓之汗"，则盗汗作矣。

人年五六十，其病脉大者，痹侠背行，苦肠鸣，马刀侠瘿者，皆为劳得之。（十）

"侠"同"夹"；"痹侠背行"，指脊柱两旁有麻木感。足太阳之脉行身之背，阳气虚，精血衰，失于温煦鼓动，背部经脉痹阻，气血运行不畅，脊背两侧冷痛麻木。结核生于腋下，名"马刀"，潘氏《医灯续焰》云"马刀，蛤蛎之属"；若身略长，生于颈旁，名"侠瘿"，二者常相联系，或称为瘰疬。"若"，连词，译作"至于""至如"，表示另提一件事。

本条论述脉大有虚寒、虚热的区别。《素问·上古天真论》云："女子……七七，任脉虚，太冲脉衰少，天癸竭，地道不通，故形坏而无子也""丈夫……七八，肝气衰，筋不能动，天癸竭，精少，肾脏衰，形体皆极。八八，则齿发去。"人年五六十，其病脉大，按之无力，为精气内竭，筋脉失养，故脊背有麻木感觉；至于腹中肠鸣，则为脾气虚寒，运化失职所致；马刀夹瘿，则为阴虚阳浮，虚火上炎，与痰相抟而致病。以上三种病证，虽有虚寒，虚热挟痰的不同，然"皆为劳得之"则是一致的。

脉沉小迟，名脱气，其人疾行则喘喝，手足逆寒，腹满，甚则溏泄，食不消化也。（十一）

本条论述脾肾阳气虚衰的脉证，其中以脾胃症状明显。"脉沉小迟，名脱气"之"脱气"是南阳方言，在这里指肾虚不纳，或脾虚气陷，气不接续。"其人疾行则喘喝"之"喘喝"即气喘有声，小有劳则气喘。阳虚生内寒，不能温养四末，则"手足逆冷"。脏寒生满病，脾胃阳虚，腐熟运化功能减退，元真不通，故腹满便溏，饮食不化。治以附子理中汤，温运脾肾之阳。

脉弦而大，弦则为减，大则为芤，减则为寒，芤则为虚，虚寒相抟，此名为革。妇人则半产漏下，男子则亡血失精。（十二）

本条有六个"则"：第一、第二处"则"表转折关系，译作"却"；第三、第四处"则"表顺承关系，译作"那就是"；第五、第六处"则"是特殊用法，表明前一种情况完成时，后一种情况早已产生，只不过是刚被发现而已，可译作"原来已经""原来是"或"已经"。"半产"表示妊娠28周内，胎儿已成形而殒坠者。"漏下"即为非月经期间下血，淋漓不断。

本条论述精血亏虚的虚劳脉象。革脉包括弦、大两象，但弦脉是按之不移，而革脉的弦，重按却减，故曰"弦则为减"；大脉是洪大有力，但革脉之大，是大却中空，类似芤象，故曰"大则为芤"。重按减弱的脉象那就是寒，大而中空的脉象那就是虚，这两种脉象相合称为革脉，故曰"虚寒相抟，此名为革"，此病多见于原来已经半产出血或崩漏下血。

虚劳里急，悸，衄，腹中痛，梦失精，四肢酸疼，手足烦热，咽干口燥，小建中汤主之。（十三）

小建中汤方：

桂枝三两（去皮） 甘草二两（炙） 大枣十二枚（擘） 芍药六两 生姜三两（切） 胶饴一升

上六味，以水七升，煮取三升，去滓，内胶饴，更上微火消解，温服一升，日三服。呕家不可用建中汤，以甜故也。《千金》疗男女因积冷气滞，或大病后不复常，苦四肢沉重，骨肉酸疼，吸吸少气，行动喘乏，胸满气急，腰背强痛，心中虚悸，咽干唇燥，而体少色，或饮食无味，胁肋腹胀，头重不举，多卧少起，甚者积年，轻者百日，渐致瘦弱，五脏气竭，则难可复常，六脉俱不足，虚寒乏气，少腹拘急，羸瘠百病，名曰黄芪建中汤，又有人参二两。

本条论述阳虚及阴，阴阳两虚的证治。人体阴阳是相互维系的，故虚劳病的发展，往往阴虚及阳（如本篇第八条），或阳虚及阴（本条），从而导致阴阳两虚之证。脾为后天之本，营卫气血化生之源，脾脏属土，能生万物，肾纳脾精，后天养先天。脾阳衰微，寒从中生，则里急，腹中痛，四肢酸痛。脾阴亏虚，一则致肾阴虚，心肾不交而心悸，手足烦热，梦遗失精；二则致肝体虚，肝用强而衄血，咽干口燥，故形成阴阳失调，寒热错杂之象。因此，治疗方法就不能简单地以热治寒，以寒治热。《心典》的认识很中肯："欲求阴阳之和者，必于中气，求中气之立者，必以建中也。"小建中汤用甘草、大枣、胶饴之甘补脾胃以建中而缓急，姜桂之辛升阳气，以通阳调卫气；倍用芍药，以芍药之酸寒，从土中泻木，制阴火上炎，泻肝实所以补肝，体现了补用酸，益以甘味调之，目的在于建立中气，使中气得以四运，从阴引阳，从阳引阴，即《难经》中"损其脾者，调其饮食，适其寒温"。俟阴阳得以协调，此寒热错杂之证也随之消失。

临床可将小建中汤用于痼疾久病，中气虚弱，或虚寒脘腹疼痛，或畏寒怕热证。虚劳病阴阳两虚，脾阳衰微，即生内寒，出现里急腹中痛，失于对体表的固护而畏冷；脾胃阴虚，即生内热，出现心烦口燥，易热，畏热，乃杯水易沸，大海难冰，阴阳俱虚而不耐冬夏。

［案例］

方某，女，53岁，农民，南阳市人，1989年5月10日初诊。以心慌气短，倦怠乏力2年为主诉就诊。两年来经常泄泻，一日3~4次，时腹痛，渐见完谷不化，形体消瘦，失眠健忘，头晕目眩，心悸气短，屡治不效，慕名求治。纵观病情，长期腹泻，清谷失精，心血不足，终成虚劳，形体消瘦，心慌气短，动则加重。遂诊断为心悸，心血不足证，治以甘温建中，补益气血，方用小建中汤加味：桂枝12克，白芍24克，炙甘草12克，生麦芽30克，茯神30克，生姜25克，大枣3枚，煅牡蛎15克。7剂，日1剂，水煎服。5月20日，二诊，心慌腹泻均减轻，守方续服30剂，一年后追访，心慌停止，体力恢复。可参考《伤寒论》第102条"伤寒二三日，心中悸而烦者，小建中汤主之"。久病里虚，气血阴阳皆虚，终成虚劳。此久病泄泻，纳呆食少，久则心惊气短，当从长计议，用建中类方治之。

虚劳里急，诸不足，黄芪建中汤主之。于小建中汤内加黄芪一两半，余依上法。气短胸满者加生姜；腹满者去枣，加茯苓一两半；及疗肺虚损不足，补气加半夏三两。（十四）

"里急"，这里指因气虚下陷，少腹疼痛拘急兼重坠，或大小便频，强蹲努责，或吸促气短。

本条承上条继续论述阴阳两虚的证治。概言"诸不足"，是承前省略了阴阳气血俱不足的小建中汤证；言"里急"，除大腹拘急外，兼小腹重坠，突出气虚下陷，并可见吸促，自汗，盗汗，身重，不仁等证。张仲景遵循《素问·至真要大论》"劳者温之""急者缓之"的原则，用黄芪建中汤调补中外两虚，甘温以缓急迫。"气短胸满者，加生姜"，若元真不通，气壅胸中，加生姜辛温以开宣虚滞之气。"腹满者，去枣，加茯苓"，若脾虚不运，湿滞腹满，去大枣之滋腻，加茯苓以淡渗利湿。"疗肺虚损不足，补气加半夏"，《难经》谓"损其肺者，益其气"，创立培土生金，补肺气以助生发，加半夏助肃降，顺之即补之，以修复肺功能的升降秩序。

桂枝汤类方治疗虚劳者有五：桂枝加龙骨牡蛎汤、小建中汤、黄芪建中汤、黄芪桂枝五物汤和薯蓣丸。桂枝汤是辛甘化阳，酸甘化阴，燮理阴阳，调和营卫之剂。五方均以桂枝汤为基础，皆主阴阳两虚之虚劳病，所不同的是，加龙骨、牡蛎则治阴损及阳的虚劳病，取其镇潜摄纳；倍芍药，加胶饴则治阳损及阴，寒热错杂的虚劳病，取其建立中气；再加黄芪，虽亦主阳损及阴，但其病机纯系虚寒而气虚明显，重在调补中外气虚；黄芪桂枝五物汤重用辛温之生姜，并作为向导，行黄芪，散在表之风邪；薯蓣丸以山药为君，是治虚劳风气百疾的大方，善疗虚损，调补气血，配芎归胶艾汤养血滋阴，配防风、柴胡，协助桂枝汤祛风解表，并特别遣用桔梗、杏仁、白敛下气开郁，以驱除风邪之纠结留恋。

[案例]

房某，男，退休干部，北京市海淀区人，2011年10月15日以便秘7日来诊。素有习惯性便秘，3~7日一行，需借果导片或番泻叶以诱导排便，粪便多软偶硬，伴腹胀、短气、乏力。刻诊：形体消瘦，苔白质淡多津，脉浮缓。有脑梗病史，已康复。纵观病情，大便7日未行为便秘；短气乏力，舌淡苔白，脉浮缓，为脾气虚衰，腑气不降，胃肠轻瘫，蠕动无力，属结肠性便秘。遂治以温补脾气，助大肠传导，方用黄芪建中汤加味：黄芪30克，桂枝12克，白芍24克，甘草10克，生麦芽30克，生姜20克，红枣3枚，生白术50克，当归12克，杏仁10克。上10味，加水1500毫升，煎取750毫升，分温三服，7剂。10月22日，二诊，服至第3剂，大便已畅通，因系虚劳气虚便秘，再续7剂以巩固。习惯性便秘非仅热结、津亏诸端，本案为虚劳，胃肠轻瘫，蠕动无力，若再苦寒泻下，则犯虚虚之戒。借喻坐便器堵塞，用撅子先推压后负吸使之畅通。本方仿撅子原理，用负吸、升提带动向下传化。黄芪建中汤补脾胃，重建中气；生白术对脾虚所致的泄泻、便秘，有双向调节作用；当归活血润便，得黄芪则补血更捷，携杏仁降肺润肠。

虚劳腰痛，少腹拘急，小便不利者，八味肾气丸主之。方见脚气中。（十五）

肾气丸方：

干地黄八两　山茱萸　薯蓣各四两　泽泻　茯苓　牡丹皮各三两

桂枝　附子各一两（炮，去皮）

上八味，末之，炼蜜和丸梧子大，酒下十五丸，加至二十五丸，日再服。

本条论述肾阳不足的虚劳证治。腰为肾之外府，肾阳虚衰则"腰痛"，遇劳加重；肾气不足，则膀胱气化不行，故"小便不利"；肾阳虚衰，下焦失其温煦，故"少腹拘急"，并伴冷痛。遵《难经》"损其肾者，益其精"的宗旨，以肾气丸助阳之弱以化水，滋阴之虚以生气。结合"善补阳者，必于阴中求阳，则阳得阴助，而生化无穷"，补阳之药，每多辛燥，易伤肾阴，必然阴阳兼顾，才能相互为用，使肾气振奋，则诸症自愈。

虚劳病常见"里急"，小建中汤的"里急"部位主要是大腹，包括胃脘；黄芪建中汤的"里急"除大腹外，兼少腹重坠，二者病位都在脾。肾气丸的"里急"是少腹拘急冷痛，病位在肾。

有关肾气丸的方名及衍化有以下几种。八味肾气丸，简称肾气丸。以其方出《金匮要略》，故又称金匮肾气丸。崔氏八味丸，治脚气上入，少腹不仁。《辑义》认为："案《外台》脚气不随门，载崔氏方，凡五条。第四条云：若脚气上入少腹，少腹不仁，即服张仲景八味丸。方用泽泻四两、附子二两、桂枝三两、山茱萸五两，余并同于本书。《旧唐经籍志》：崔氏纂要方十卷，崔知悌撰（《新唐艺文志》崔行功撰）。所谓崔氏其人也，不知者或以为张仲景收录崔氏之方，故详及之。"六味地黄丸为宋·钱乙（仲阳）所拟，即肾气丸去桂附，应分辨本末。右归、左归之类，皆为张景岳所拟。右归饮即肾气丸去苓、泽、丹，加枸杞、杜仲、甘草，肉桂易桂枝。若去甘草加鹿角、当归、菟丝子，名右归丸。左归饮即肾气丸去泽、丹、桂、附，加枸杞、甘草。若去泽、丹、苓、桂、附，加龟板、鹿角、菟丝子，名左归丸。补肾丸同为景岳所拟，即肾气丸去苓、泽、丹，加枸杞、甘草、鹿角、紫河车而成。另外，还有济生肾气丸（加车前、牛膝）、知柏地黄丸、杞菊地黄丸、明目地黄丸等，皆以肾气丸衍化而来，足见其影响之广。

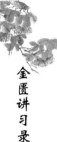

虚劳诸不足，风气百疾，薯蓣丸主之。（十六）

薯蓣丸方：

薯蓣三十分　当归　桂枝　干地黄　曲　豆黄卷各十分　甘草二十八分　芎䓖　麦门冬　芍药　白术　杏仁各六分　人参七分　柴胡　桔梗　茯苓各五分　阿胶七分　干姜三分　白蔹二分　防风六分　大枣百枚（为膏）

上二十一味，末之，炼蜜和丸，如弹子大，空腹酒服一丸，一百丸为剂。

"风气"，泛指病邪，因风为百病之长，风邪侵入人体，能引起多种疾病。

本条论述虚劳兼感外邪的证治。"虚劳诸不足"，是指人体气血阴阳皆不足。同为"诸不足"，本证与黄芪建中汤证略有不同，后者是阴阳两虚，重点在脾，中气下陷，前者的范围较广，泛指一切虚损疾患。正因为人体百脉空虚，抗病力弱，容易遭受病邪的侵袭，而致虚劳兼有风气。"风气百疾"，风为百病之长，风邪侵入人体，能引起多种疾病，如中风、血痹，正应了张锡纯的观点，即"益知虚劳者必血痹"。治以薯蓣丸，方中重用山药，辅以人参，补脾胃，疗虚损，调补气血；芎归胶艾汤助麦冬养血滋阴；桂枝汤健脾去风，得防风、柴胡疏散外邪；尤妙在遣桔梗、杏仁、白蔹下气开郁，祛风邪之纠结留恋，寓祛邪于扶正之中，合而成方，扶正祛邪，补中寓散。

虚劳阴阳气血亏虚，抗病力减弱，容易遭外邪侵袭而发病。薯蓣丸以健脾益气为主，一则补益后天，以资气血生化之源，兼养血滋阴；二则祛风散邪，共奏扶正祛邪之功。扶正重于祛邪，可治久病、重病，或放化疗康复期抵抗力低下的"风气百疾"，诸如易患感冒，或风盛则痒的荨麻疹，或血虚生风的瘾疹瘙痒，或阳气虚损，阴血内竭，不能充养肌肤的牛皮癣。此外，本方还有用于艾滋病防治的潜力。1994年南阳兴起一阵卖血之风，因获利快捷，故有人频繁卖血，感染了艾滋病，自身免疫缺陷。抵抗力如此低下，应属获得性虚劳。对卖过血尚未发病的求救者，南阳当地有一位中医按虚劳病投以薯蓣丸，号称可推迟发病，延长寿命，可惜的是案例不多。

虚劳虚烦不得眠，酸枣汤主之。（十七）

酸枣汤方：

酸枣仁二升　甘草一两　知母二两　茯苓二两　芎䓖二两《深师方》有生姜二两。

上五味，以水八升，煮酸枣仁，得六升，内诸药，煮取三升，分温三服。

本条论述虚劳病的心烦失眠证治。虚劳病为阴阳气血不足，既用酸枣仁汤，当责肝之阴血亏虚。入睡则血归于肝，肝虚不能藏魂，故虚烦不得眠。《三因极一病证方论》云"外热曰躁，内热曰烦，虚烦之证，内烦身不觉热，头目昏疼，口干咽燥不渴，清清不寐，皆虚烦也"，对证候做了补充。《伤寒论》第328条称："厥阴病欲解时，从丑至卯上。"肝气于凌晨1时萌动，旺于3时至7时。肝阴虚不能涵阳，阳气浮躁，故在1时至7时这个时间段失眠，表现为易醒，难再入睡。临证时抓住这个关键点，是确定诊断的捷径。在酸枣仁汤中，酸枣仁养肝敛魂，原用量为二升，今用量不应低于60克，不捣先煎，因酸枣仁含大量油脂，捣则易导泻，先煎则药力易渗出，不失养肝之效；佐以茯苓宁心安神；知母清热润燥，滋肾以养肝，清热以安神；炙甘草奠安中土以养五脏；肝主疏泄，性喜宽松舒缓，尤妙在川芎一味，辛温走窜，可舒血中之气，以条达肝气而安神，与《难经》"损其肝者，缓其中"之旨甚为合拍。

虚烦不得眠一症，在《伤寒论》《金匮要略》中凡三见。除本条之外，《伤寒论》第76条"发汗吐下后，虚烦不得眠，若剧者，必反复颠倒，心中懊憹，栀子豉汤主之"，《伤寒论》第303条"少阴病，得之二三日以上，心中烦，不得卧，黄连阿胶汤主之"，虽都是虚烦不得眠，其"虚"的含义是不同的。栀子豉汤证的"虚"是无实为虚。此证虽非有形实邪所致，但毕竟是余热扰于胸中，并非真虚，其证除不得眠外，"必反复颠倒，心中懊憹"，表现为辗转难眠，烦冤不安，苔黄，寸脉洪，上以候上，主上焦热，故治以栀子豉汤，清热除烦。黄连阿胶汤证的"虚"是虚中挟实。由于肾阴不足，不能上济于心，则心火亢盛，出现心中烦，不得卧，舌质必红燥少苔，脉细数，寸洪尺弱，其失眠在23时至凌晨5时这个时间段，易醒，难再入睡，纯属水枯火旺之象，故治以黄连阿胶汤，滋阴养血而清心火。可见，三证是有本质不同的（表4）。

表4　酸枣仁汤证、栀子豉汤证和黄连阿胶汤证比较

方证	病机	证候特点	治法
酸枣仁汤证	肝阴不足，心血亏虚	烦不觉热，难入寐，口干咽燥，不渴，舌淡红，脉浮大	养阴清热
栀子豉汤证	余热扰于胸中	辗转难眠，烦冤不安，苔黄，脉洪（反复颠倒，心中懊㤅）	清宣郁热
黄连阿胶汤证	肾阴不足，心火亢盛	五心烦热，乏津少苔，舌质红，脉细数	滋阴降火

五劳，虚极羸瘦，腹满不能饮食，食伤、忧伤、饮伤、房室伤、饥伤、劳伤、经络荣卫气伤，内有干血，肌肤甲错，两目黯黑。缓中补虚，大黄䗪虫丸主之。（十八）

大黄䗪虫丸方：

大黄十分（蒸）　黄芩二两　甘草三两　桃仁一升　杏仁一升芍药四两　干地黄十两　干漆一两　虻虫一升　水蛭百枚　蛴螬一升䗪虫半升

上十二味，末之，炼蜜和丸小豆大，酒饮服五丸，日三服。

"五劳"，《素问·通评虚实论》云："久视伤血，久卧伤气，久坐伤肉，久立伤骨，久行伤筋。""七伤"则包括："食伤"，饮食无节，暴饮暴食，食有偏嗜，或成食积；"忧伤"，忧郁思虑，积思不解，所欲不遂，劳伤心神，脾不健运，心脾损伤；"饮伤"，吸烟酗酒，形寒饮冷，偏嗜冷饮，水饮停蓄；"房室伤"，房室不节，恣情纵欲，或频犯手淫，或早婚多育，或失精梦交，损伤肾精；"饥伤"，饥寒交迫，营养不良，化源匮乏；"劳伤"，强力举重，超负荷劳动，体力透支，因劳致损，日久成虚；"经络营卫气伤"，大病久病，失于调理，或误治失治，损耗精气，或当今化疗、放疗，可谓"灭敌一万，自损三千"。脏腑经络失于濡养，损伤机体的气血阴阳，正虚难复。"肌肤甲错"，瘀血内停，肌肤失其营养，粗糙如鳞甲状。"干血"，没有水分或水分较少谓干，瘀血久留谓之干血。

"五劳"和"七伤"运用了互备的修辞方法，五劳七伤既可致虚极羸瘦，

腹满不能饮食，也可致内有干血，肌肤甲错，两目黯黑。"五劳"和"七伤"伤害到了极点，身体极度瘦弱，胃肠运化失常，可自觉腹满，不欲饮食；瘀血内停，肌肤失却濡养，则肌肤粗糙，眼周黯黑如熊猫眼。瘀血久留，不可破血峻攻，只宜怀柔缓取，达到祛瘀不伤正、扶正不留瘀的目的。大黄䗪虫丸符合缓中补虚的要求。方中大黄、䗪虫、桃仁、虻虫、水蛭、蛴螬、干漆活血化瘀，白芍、地黄养血补虚，杏仁理气，黄芩清热，甘草、蜂蜜益气和中，为治疗虚劳血瘀的缓方。

[结语]

本篇论述了血痹和虚劳两种疾病的病因、病机与证治。

血痹是由气血不足，感受风邪，血行痹阻，肌肤失养所致，以身体局部肌肤麻木为主症的一种疾病，轻者可用针刺疗法引导阳气，重者可用黄芪桂枝五物汤温阳行痹。

虚劳是由于五脏气血阴阳不足而发病，具体可分为阴虚、阳虚、阴阳两虚，以及虚劳兼夹证等类型，在治疗上尤其重视脾肾两脏。脾虚突出者，可用桂枝加龙骨牡蛎汤、小建中汤、黄芪建中汤，建中补脾，平调阴阳；肾虚突出者，可用八味肾气丸，或者后世的左归、右归之类，补肾填精，平调阴阳；兼夹风邪者，用薯蓣丸久服，扶正祛邪；不寐属阴虚者，用酸枣仁汤养肝敛魂，滋脏安神；干血劳者，用大黄䗪虫丸祛瘀生新。

[思考]

本篇的七个重点是：第一，血痹病的病因病机、主症、治法。第二，桂枝加龙牡汤证与小建中汤证在病机、主症、治则方面的异同。第三，薯蓣丸的功效特点。第四，何谓《金匮要略》的"七伤"？何谓"缓中补虚"？第五，血痹与痹证在病因、主症方面有何不同？第六，酸枣仁汤证的病机、主症、治则。第七，大黄䗪虫丸证的病机、主症。

肺痿肺痈咳嗽上气病脉证治第七

论三首　脉证四条　方十六首

本篇要了解肺痿、肺痈、咳嗽上气病的概念和合篇意义，熟悉肺痿、咳嗽上气病的病因病机及相互关系，掌握肺痿、咳嗽上气病的辨证论治。特别要掌握各汤证的证治，并总结其用药规律；重视肺痿和咳嗽上气的内在联系。

肺痿是肺气痿弱不振，以咳吐浊唾涎沫为主症的疾病。此病首见于《金匮要略》，述症简约，治法不详，濒于失传。如何掌握其真谛，造福现代人民，是中医师，尤其是立志继承和弘扬张仲景经方的同仁们的课题。回顾肺脏的生理功能，不难理解肺气痿弱不振所呈现的证候。肺主气司呼吸，通过肺的呼吸作用，不断地呼浊吸清，吐故纳新，维持着人体的生命活动，肺痿则肺失宣发肃降而咳喘，短气。《素问·五脏生成》云"诸气者皆属于肺"，指明了肺是五脏中与气关系最密切的内脏。肺主一身之气，肺痿则失却对全身气机的鼓舞和调节，故全身乏力，萎靡多睡，性冷漠，性功能下降，就像自行车轮胎慢氽气，体态依旧，运动乏力，患此病后，小孩成"懒猫"，老人则更显得衰老，故可戏称为慢氽气病。肺还主治节，通调水道。治节是治理调节，通调水道是肺全面负责水液的运行。《素问·经脉别论》云："饮入于胃，游溢精气，上输于脾，脾气散精，上归于肺，通调水道，下输膀胱，水精四布，五经并行。"由此可知，经过肺的治节，体内津液才能正常输布、运行和排泄，以保持机体水液代谢平衡，故又有"肺为水之上源"之说。肺失宣发肃降，由脾转输来的水谷精微滞留口咽、鼻腔，则口黏不爽，唾液变稠，变成浊唾涎沫和浊涕。对此，一般解释为炎症分泌物和脱落的黏膜上皮细胞，中医则称为"痰浊"。其实浊唾、涎沫、浊涕正是肺失宣发而滞留的水谷精微。此外，肺在体合皮，其华在毛，宣卫气，肺痿还会表现为肤冷、自汗、畏寒。肺痿多见于发烧之后，或多尿、多汗、泄泻，耗伤阴津，形成阴虚内热型肺痿，阴虚及阳，也可形成虚寒型肺痿。《本义》认为："肺叶如草木之花叶，有热之萎如日炙之则枯，有冷之萎如霜杀之则干也。"总之，肺痿病的肺脏并无器质性改变，仅是肺气痿弱不振的亚健康状态，其证候群为咳嗽短气，口粘鼻塞，浊唾涎沫，多睡乏力，畏寒自汗，舌苔少或腻，脉沉细，肺脉尤弱等，虚寒型肺痿更具遗尿或小便频数，症状纷纭而以浊唾涎沫为特征。针对虚热型，可选麦门冬汤。肺为娇脏，喜润恶燥，麦门冬汤以麦冬为君，味甘微寒，养阴润肺，被誉为"肺白金"，半夏下气化痰，人参、甘草、大枣、粳米养胃益气，使胃气得养而气能生津，它如竹叶石膏汤、炙甘草汤也可相机选用。针对虚寒型，则有甘草干姜汤之设，以上都是行之有效的良方。

肺痈是肺生痈脓，以寒战高烧、咳嗽胸痛、吐脓痰为主症的疾病。其病程大致可分为三个阶段：表证期、酿脓期和溃脓期。肺痈既是肺生痈脓，也分为阳证和阴证。阳证即风热火毒型，素有火毒郁滞，复因外感风热，两热相蒸，肺叶受灼，气壅血瘀，郁结成痈，临床表现为起病急骤，热势较高，痰液黄稠，口渴气粗，舌红苔黄腻，脉滑数。阴证即风寒痰凝型，病由风寒直中肺脏，寒客血涩，营卫阻滞，治节失司，痰涎壅盛，气血败坏，蕴结而成痈脓，临床表现为起病缓慢，病程较长，热势不甚，脓痰清稀，苔白腻，质暗淡，脉弦紧等。

咳嗽为肺气失宣，咳嗽有声；上气即气逆，肺失肃降。咳嗽上气有虚实之分，本篇所论多为外邪引动内饮，邪实气闭的肺胀证，表现为咳嗽气喘不能平卧，或喉中痰鸣如水鸡声，但以气喘为主。

上述三种疾病在病因、病机上虽各有不同，但都是肺部的病变，都有咳嗽的症状。肺痿属虚证，然久痿不愈，气血郁滞，痰饮壅塞，可转为肺痈，甚或咳吐脓血；肺痈属实证，但病至晚期也可转为肺痿；肺痿、肺痈又皆可以转为咳嗽上气。三者之间存在着相互联系和相互转化的关系，故合为一篇讨论。不过，三病的条文相互糅杂，在学习中应理清头绪。

问曰：热在上焦者，因咳为肺痿。肺痿之病，何从得之？师曰：或从汗出，或从呕吐，或从消渴，小便利数，或从便难，又被快药下利，重亡津液，故得之。

曰：寸口脉数，其人咳，口中反有浊唾涎沫者何？师曰：为肺痿之病。若口中辟辟燥，咳即胸中隐隐痛，脉反滑数，此为肺痈，咳唾脓血。

脉数虚者，为肺痿；数实者，为肺痈。（一）

"消渴"，病名，烦渴而消瘦的病证。"快药"，指峻烈的攻下药。"重（zhòng）"，深、甚之义。"浊唾"指稠痰，"涎沫"指稀痰。"辟辟"，形容干燥。

本条论述肺痿的病因，肺痿、肺痈的脉证，以及鉴别诊断。

第一段叙述肺痿的病因。肺为娇脏，喜润恶燥，职司宣发肃降。由于热在上焦，肺受熏灼，影响宣发功能，则肺气逆而为咳嗽。咳久则肺气痿弱不振，因而形成肺痿。导致肺热的原因很多，有的患者因发汗过多，有的因呕吐频作，有的因消渴多尿，水液损耗过多，有的本系津亏便秘，又被攻利太过，耗伤阴液。这些均可导致"重亡津液"，津液伤则阴虚，阴虚则生内热，内热熏灼肺脏，从而形成本病。

第二段论述肺痿、肺痈的脉证。寸口脉数，为上焦有热之证，但数必兼虚。阴虚有热，肺热叶焦，肺气失宣，因而作咳。既为阴虚有热，肺叶枯萎，理应干咳无痰，但因为肺气痿弱，通调失职，不能敷布脾气上散之津液，又为热邪熏灼，咳吐稠痰或白沫，故曰"反"。具备以上三点，便可诊断为肺痿虚热型。假如气喘口燥，则为邪热壅肺，灼伤营血津液。风热壅肺，热盛肉腐则咳嗽，而且咳到胸中隐隐作痛；痈溃脓出，故咳吐脓血。"唾"为动词，即吐。"咳唾"为连动复杂谓语。肺痈为实热之证，故见脉滑数。其口中干燥，极仿上文四"或"所致的"重亡津液"，故下一"反"字。具备以上四点，即可诊断为肺痈病。

第三段以脉象再论二病的鉴别诊断。此系烦笔，重申主题词，有利于体现辨证，虽着墨不多，而有豹尾之力。肺痿与肺痈都是肺部病变，论其性质皆有"热"的一面，论其临床表现，均有咳嗽和脉数，但肺痿之热属于虚热，肺痈之热属于实热。前者属虚，后者属实。肺痿之脉数，举之浮大，按之软而无力，谓之"虚数"，肺脉极弱；肺痈之脉数，无论轻取还是重按，均滑数无力，谓之"数实"，肺脉尤其滑实。病情一虚一实，迥然不同，虽为烦笔重申，确亦一锤定音。

有关"咳唾脓血"一症，有两种观点：一种观点认为系肺痈所独有，故以咳唾脓血属上读，如第二条"当有脓血"。另一种观点认为不仅见于肺痈，亦可见于肺痿。《外台》云："又肺气嗽经久，有成肺痈者，其状与前肺痿不多异，但唾悉成脓出。"《脉经》《千金》则自"咳唾脓血"以下别为一条，说明肺痿、肺痈之异，不在脓血。在当时，结合病史，脉之虚实，身体的盛衰已可鉴别，现在应结合胸透、拍片才能准确无误。

［案例］

吴先锋，男，17岁，患肺囊肿，已成肺痿，咳嗽，乏力，口黏，无明显寒战高热、胸痛，但终究已成痈脓，脓痰腥臭，用托里透脓汤治愈，并手术摘除包囊。

问曰：病咳逆，脉之何以知此为肺痈？当有脓血，吐之则死，其脉何类？师曰：寸口脉微而数，微则为风，数则为热；微则汗出，数则恶寒。风中于卫，呼气不入；热过于荣，吸而不出。风伤皮毛，热伤血脉。风舍于肺，其人则咳，口干喘满，咽燥不渴，时唾浊沫，时时振寒；热之所过，血为之凝滞，畜结痈脓，吐如米粥。始萌可救，脓成则死。（二）

"脉之"，即诊脉，引申为运用四诊，全面诊察疾病。"微"，作"浮"字理解。《金鉴》认为："脉微之三'微'字，当是三'浮'字，微字文气不属，必是传写之误。"《金匮要略·疮痈肠痈浸淫病脉证并治第十八》之首条"诸浮数脉"可证。"过"，作"至"或"入"字解。"舍"，作"留"字解。"浊沫"，即前条的浊唾涎沫。"振寒"，身体战栗，俗称发寒战，是酿脓指征。"始萌"，指病的开始阶段。

本条论述肺痈的病因、病机、脉证和预后。本条是典型的汉文章体，四字对章，行文井然有序，念起来朗朗上口，细玩味不知所云，以至于第五版《金匮要略讲义》仅做简单的解析："从条文的精神看，肺痈的病变过程，大致可分为三个阶段，即表证期、酿脓期和溃脓期"，而回避原经文的字解句释。

要看清本条的庐山真面目，需把《金匮要略·疮痈肠痈浸淫病脉证并治第十八》之首条"诸浮数脉，应当发热，而反洒淅恶寒，若有痛处，当发其痈"提前学习，其中道出了疮痈初起时的脉证和病机。一般说来，脉浮主表，脉数主热，浮数并见，若系表证，其寒热当以发热重而恶寒轻为特征，"反洒淅恶寒"，恶寒突出，临证时应考虑有无发生痈肿的可能。"若有痛处"四字道出了病变的所在，是痈肿类疾病如乳痈、疔疮初起时的见证，也是辨证的关键。为了解析其病机，讲义引用《灵枢·痈疽》之"营卫稽留于经脉之中，则血泣而不行，不行则卫气从之而不通，壅遏而不得行，故热"，卫气不能固护肌表，故反洒淅恶寒；热毒壅塞为患，营卫阻滞不通，以致痈肿，局部红肿热痛。肺痈病既冠以"痈"，自然属疮痈之列，只不过内、外有别而已。通过对这一条的学习，"诸浮数脉"印证了本条的"寸口脉微而数"，其中"微"同"浮"，有理有据，这比讲义词解"微作浮字理解"的说法要踏实得多。"若有痛处，当发其痈"，印证了"咳即胸中隐隐痛"，痛在胸中，其痈在肺。

文中采用了互文见义的表达方式。"微则为风，数则为热，微则汗出，数则恶寒"，对句互文，阐释病因病机，即脉浮数为风热火毒壅塞于肺，营卫阻滞不通，而恶寒汗出。"风中于卫，呼气不入，热过于荣，吸而不出"，挟句互文，其义是上二句隐含下二句，下二句隐含上二句。热毒壅遏于肺，呼吸难入难出，即呼吸困难，下文"喘满"即是佐证。对此，日本医家喜多村直宽《金匮要略疏义》云："云风热，云营卫，云呼吸，皆互文也……注家分而释之则误矣。"若把此句释为风之呼出，热之吸入，则大乖经旨。"风伤皮毛，热伤血脉"，又为对句互文，风热既伤皮毛营卫，又伤血脉，即肺实质呈现表里同病，病变在肺而表证明显，即所谓的肺痈表证期，见证已如前述。"风舍于肺，其人则咳，口干喘满，咽燥不渴，时唾浊沫，时时振寒；热之所过，血为之凝滞，畜结痈脓，吐如米粥"，亦为挟句互文，集中阐述风热伤及肺之血脉，血被凝滞，热盛肉腐，蕴结痈脓，咯吐脓血，以及时时振寒，咳嗽喘满等酿脓期和溃脓期的病机和证候。

"始萌可救，脓成则死"，既论述预后，又和首条的"当有脓血，吐之则死"遥相呼应。"始萌可救"，提示应既病防变，张仲景未出方，待补。对"脓成则死"不可拘泥，因张仲景有桔梗汤之设，不过相对难治罢了。张仲景临证一向注重既病防变，特别提醒要把病情控制在始萌阶段。遗憾的是，张仲景在本篇未设"始萌"之方。历代医家面对肺痈表证期的寒战发热，有汗，咽喉干燥，发痒咳喘，胸中隐痛，脉浮数，都误以为系风热侵犯卫分，力主辛凉解表，以讹相传，把银翘散列为其主方，也收入高校内科教材，还见于本篇的结语中，付诸临证，每每碰壁。本人在临床中就有受挫的医案，真是"尽信书不如无书"。痛定思痛，为贯彻既病防病，有病早治，落实治疗措施，在明确病机的前提下，可据证立方。表证不等同于太阳病，那么，何谓表证？表证为疾病在肌表营卫病理反应中所表现出来的许多脉证的总和，可为许多疾病在该时期的共同表现。病是纲，证是目，能辨证而不识病，在诊断上缺乏全局观；只识病而不辨证，则又失于针对性。伤寒有表证，温病有表证，湿病也有表证，而肺痈的表证是不会与前三者雷同的，单凭表证是不能准确地辨别病名、病性、病位，以及病情之轻重缓急的，辨证必须在辨病的基础上进行，否则将主次颠倒，纲目混乱，强调疾病的普遍性而忽视其特殊性，是不符合辨证原则的。因此，需要弄清楚肺痈表证期的实质。肺痈是风热火毒壅遏于肺，其表证期既有风热伤及皮毛营卫，又有热伤血脉，即肺实质呈现表里同病，病变在肺而表证明显，其治务必瞄准病灶，针对性地确立治则，遣方用药。该阶段病灶已经明确，法当清热解毒，消肿散结，活血止痛，《外科正宗》之仙方活命饮堪当此任，此方为痈疡初起常用之方，凡痈疽肿毒，属于阳盛体质者，皆可用之，脓未成可促使消散，脓已成可助速溃。《金鉴》认为"此为疮疡之圣药，外科之首方"，肺痈表证期用之，堪称对的。诀窍及用法："用酒一碗，连同上药入瓶内，以纸糊瓶口，勿令泄气，慢火煎数沸，去滓，分病上下，食前后服之，能饮酒者，再饮三二杯尤好。"还有一个方剂也可以考虑，即为大黄牡丹汤，此方具有荡热解毒，消痈排脓，逐瘀攻下之功，系肠痈表证期乃至酿脓期行之有效之方，肺与大肠相表里，将彼移植用来治疗肺痈表证期，言之成理，且不失经方特色。以上二方可相机择用，相信可弥补表证期治疗的空白。

上气面浮肿，肩息，其脉浮大，不治；又加利尤甚。（三）

"上气"，即肺气不降而喘息，一则肺气亏虚，换气困难；二则肾不纳气，气机上逆。"息摇肩者心中坚"，呼吸极端困难，因虚致瘀，累及心脏，鼓荡无力，导致颜面、口唇紫绀，胃脘、胁下坚满。肺失治节，肾不化气，小便不利，导致颜面、体表和内脏水肿，使病情更是雪上加霜，其脉浮大无根，显示肾阴衰竭，阳气外越，病情危笃，故云"难治"。就像一辆满载货物的汽车深陷泥潭，要想营救，就要卸掉货物，铺垫道路，加大引力。针对这种情况，要想力挽狂澜，可选木防己汤与生脉饮、苏子降气汤联用，方中半夏、陈皮、前胡化痰升结，防己、茯苓、橘红利内外之水，厚朴、杏仁、苏子助肾纳气，桂枝甘草汤振心阳，桂枝要重用至 30 克左右，生脉饮益心肺气阴。若增下利，则为阳脱于上，阴竭于下，已至阴阳离决，精气乃绝之境，更为凶险。

上气喘而躁者，属肺胀，欲作风水，发汗则愈。（四）

肺胀为痰饮潜伏，阻塞气道，吸为主动气入多，呼为被动排出少，残留气体增加。滞气膨胀，血行不畅，甚则使经脉撕裂，形成瘀血。如此则痰停、气滞、血瘀相关互动，使肺部胀大，便为肺胀，约当肺气肿，若再外感风寒或风热，肺胀则发作。呼吸极端困难，有窒息感而躁动不安，甚则目如脱状。此条为实喘，与上条对举，应为饮热郁肺，除躁扰不宁，脉浮大有力外，常咯痰黏稠，声高息涌，口干，舌苔黄厚。既云"欲作风水"，已出现颜面浮肿，证似风水，当以汗解，可参考下文第十三条，遣越婢加半夏汤以治之。

肺痿吐涎沫而不咳者，其人不渴，必遗尿，小便数。所以然者，以上虚不能制下故也。此为肺中冷，必眩，多涎唾，甘草干姜汤以温之。若服汤已渴者，属消渴。（五）

甘草干姜汤方：

甘草四两（炙）　干姜二两（炮）

上二味，㕮咀，以水三升，煮取一升五合，去滓，分温再服。

"上虚"，指肺虚。"肺中冷"，指肺虚冷。

本条论述虚寒肺痿的证治。"所以然者，以上虚不能制下故也"，总言诸症的病机，而上虚的关键是"此为肺中冷"为阳虚。然肺中冷何以致"必遗尿，小便数"？《素问·灵兰秘典论》云："肺者，相傅之官，治节出焉。"相，宰相；傅，大傅，小傅；相傅，官居君王之下，百官之上，君王"无为而治"，朝政全赖相傅。"治"，管理；"节"，节度，限制；"治节"，指管理节制。《素问·经脉别论》亦云："饮入于胃，游溢精气，上输于脾，脾气散精，上归于肺，通调水道，下输膀胱，水精四布，五经并行。""通"，副词，全，遍，如《晋书·佛图澄传》云："通夜不寝"，不可作动词"疏通"理解。肺中冷不能疏通，又何以有"必遗尿，小便数"？"调"读作 tiáo，作协调、调和解；若读作 diào，为调动、调遣、调度之义。可见，两者意思皆通。因此，"通调水道"的内涵包括两方面：其一，肺为水之上源。阳火之根，本于地下，阴水之源，本于天上，故曰"水出高源"，肺为水之上源。其二，肺总管水液的协调和调度。

此证既属"上虚"，也属阳虚，概言之为"肺中冷"，其成因可为素体阳虚，肺中虚冷，也可因肺中虚热，久延不愈，阴损及阳，由虚热肺痿转化而来。现代研究证实，这样的患者肺间质细胞所产生的抗利尿素转换酶明显下降，尿液生成增加，故而出现遗尿，小便数。上焦阳虚，肺中虚冷而痿，阳虚不能化气，气虚不能宣发和摄津，故频吐涎沫，具体表现为口中黏腻不爽，以吐出为快，涎沫混浊，干燥后呈白色，"上焦有寒，其口多涎"，此之谓也。肺气虚冷，无为不治，通调失职，不能制约下焦，导致"必遗尿，小便数"，故曰："所以然者，以上虚不能制下故也。"至于头眩，或头痛，为肺气虚寒，清阳不升，浊阴不降使然。证属肺气虚寒，用甘草干姜汤温其虚寒，复其阳气。方中甘草甘平，干姜辛热，辛甘合用化阳，以温复肺气，可增加抗利尿素转换酶的生成。

对于"若服汤已渴者，属消渴"，一般认为"文义难明，存疑"。消渴为消瘦，烦渴，多饮，多尿，尿味甘甜的病证，味甘属脾，尿糖是脾味外现，谷气下流。胃之所以能游溢精气，上输于脾，脾之所以能散精于肺，是在脾气的推动下，借助阴液来实现的，故消渴病以脾为病变中心，阴液亏虚是该病的关键。治疗消渴，滋养脾胃之阴是重要环节。消渴见证并非简单划一，亦有多尿而不渴者，若视此为虚寒肺痿而投甘温之剂，更伤阴液，复增口渴一症，则消渴证备。关于遗尿证的论述和治法，张仲景的两本书里仅此一处，多见于虚寒体质之人，也以儿童为多见。有的青少年患者虽没有明显的阴寒症状，也不妨以本方煎服或泡水代茶，每每收到满意效果。处方时选用生甘草16克、干姜8克，干姜也无须炮制。不过，此方对于老年患者，尤其中风卧床不起者，疗效较差。

咳而上气，喉中水鸡声，射干麻黄汤主之。（六）

射干麻黄汤方：

射干十三枚（一法三两）　麻黄四两　生姜四两　细辛三两　紫菀三两　款冬花三两　五味子半斤　大枣七枚　半夏大者八枚（洗）（一法半升）

上九味，以水一斗二升，先煮麻黄两沸，去上沫，内诸药，煮取三升，分温三服。

"水鸡"，有田鸡与鹨鸡两说。"水鸡声"，形容喉间痰鸣声连连不绝，好像水鸡的叫声，即喘息性气管炎的痰鸣音。

本条论述寒饮郁肺的咳喘证治。咳而上气，喉中有水鸡声，即临证所见的喘息性气管炎。寒饮郁肺，肺失宣降，故上逆喘咳；痰阻气道，气触其痰，故喉中痰鸣如水鸡声，这是寒饮咳喘的常见症状。治当散寒宣肺，降逆化痰，用射干麻黄汤。方中射干消痰开结，麻黄宣肺平喘，紫菀、冬花、半夏降气化痰，协肺气宣发肃降之能；生姜、细辛散寒行水；五味子收敛肺气，助肺气合辟之功；大枣以安中气，调和诸药。全方标本兼顾，使邪去而不伤正，可谓有制之师，为寒饮咳喘常用有效的方剂。

《病源》云："肺病令人上气，兼胸膈痰满，气行壅滞，喘息不调，致咽喉有声如水鸡之鸣也。"这段记载可作为本条证候的补充，临床时还可见少气乏力，嗜睡，舌苔白滑，脉弦紧等症。本病相当于西医所说的喘息性支气管炎、肺炎，虽说是"炎"，但无炎可消，应用常规抗菌消炎治疗无效者，以此方可取捷效。本证为寒饮郁肺，肺气不宣，但无表证，或表证不明显，若系内有寒饮，外感风寒而诱发哮喘者，当用小青龙汤，而非本方所宜。本方治疗哮喘，对于减轻症状，能起到较好的疗效，但不易根除。前人对哮喘病曾提出"在上治肺，在下治肾，发时治上，平时治下"的原则，以便分清虚实，辨别标本，确是临床经验的总结。若病属沉疴，用射干麻黄汤不易缓解，可相机加服金匮肾气丸，则收效明显。

咳逆上气，时时吐浊，但坐不得眠，皂荚丸主之。（七）

皂荚丸方：

皂荚八两（刮去皮，用酥炙）

上一味，末之，蜜丸梧子大，以枣膏和汤，服三丸，日三夜一服。

本条论述痰浊壅肺的咳喘证治。肺失宣肃，浊痰壅塞，气道为之不利，故咳嗽气喘；肺中稠痰，随上气而出，故频频吐浊；痰浊壅盛，虽吐而咳逆喘满依然不减，卧则气逆更甚，故但坐不得眠。若不速为扫除，很可能有痰壅气闭的危险，故用除痰最猛的皂荚丸主治，痰去则喘咳自止。皂荚辛咸，能宣壅导滞，利窍涤痰。由于药力峻猛，故用酥炙蜜丸，枣膏调服，以缓和其猛烈之性，并兼顾脾胃，使痰除而正不伤。

方中皂荚为猪牙皂荚，如法炮制，酥炙蜜丸，枣膏汤送服，切不可图省事仅以糖代蜜，结果导致腹泻，损伤正气。此证为咳喘痰多，黏稠如胶，咯吐不爽，胸满或痛连胸胁，不能平卧，大便难，苔厚腻等。此外，中风、痰饮、喉风等证属痰涎壅盛，形气俱实者，也可酌情运用。

咳而脉浮者，厚朴麻黄汤主之。（八）

厚朴麻黄汤方：

厚朴五两　麻黄四两　石膏如鸡子大　杏仁半升　半夏半升　干姜二两　细辛二两　小麦一升　五味子半升

上九味，以水一斗二升，先煮小麦熟，去滓，内诸药，煮取三升，温服一升，日三服。

本条论述寒饮挟热，病邪在上的证治。条文中仅用一"咳"字，是省文，当指咳嗽上气，"脉浮"既主表，也指病邪偏于上。以方测证，本证当为寒饮挟热，上迫于肺的咳喘证。除咳喘外，还有胸满，烦躁，口渴，脉浮数不紧等。脉浮是辨证的关键，故张仲景特意点明，治疗用厚朴麻黄汤散饮除热，止咳平喘。此方包含了大家熟悉的麻杏甘石汤，只不过以小麦代替了甘草。方中厚朴降气除满，半夏、干姜、细辛温化寒饮，五味子收敛肺气，小麦养心护胃，制约麻黄之浮躁。麻黄用时总是先煮，去上沫，纳诸药，唯独本方不用去上沫，以小麦能中和、制约麻黄之燥烈致呕。麻黄若用 12~15 克，小麦应用 35 克。厚朴麻黄汤是治疗寒饮挟热的常用方剂，尤其是急性支气管炎、支气管哮喘、上呼吸道感染，当体温控制后，咳喘却久治不愈，只要脉仍浮者，用之颇为奏效。

脉沉者，泽漆汤主之。（九）

泽漆汤方：

半夏半升　紫参五两（一作紫菀）　　泽漆三斤（以东流水五斗，煮取一斗五升）　　生姜五两　白前五两　甘草　黄芩　人参　桂枝各三两

上九味，㕮咀，内泽漆汁中，煮取五升，温服五合，至夜尽。

"脉沉者"是省文，指咳嗽上气而脉沉，和上条脉浮对举。脉沉主里，主水。咳而脉沉，说明水饮停于胸肺，《脉经·卷二》记载的"寸口脉沉，胸中引胁痛，胸中有水气，宜服泽漆汤"可作为补充。其中，"胸中引胁痛"即咳引胸胁痛；"胸中有水气"，一则肺为水之上源，治节失度，水气泛溢而为浮肿；二则肺本身间质水肿，压迫气道，肺气不利而喘息。此喘息症和气管痉挛、气道变狭所致的哮喘，症状相仿，却有本质的差别。治疗用泽漆汤逐水消饮，止咳平喘。泽漆为君，峻下逐水；紫参的全草名为石见穿，入肺胃肝胆经，清热去湿，止咳化痰，拳参亦被称为紫参，但无此作用；桂枝、生姜、半夏、白前温阳化饮，止咳平喘；人参、甘草健脾益气；黄芩清泻肺热。方后注明要连续分次频服。

临床常用麻黄止咳平喘，其利尿消肿功效也很强，在张仲景方药中，麻黄占的比重很大，以麻黄为主的方剂也被称作麻黄剂。不过，麻黄中含生物碱麻黄素，有兴奋心脏、提高心率、升高血压的作用，对咳喘而脉数的患者，

用之显得失宜。若确系水饮内停，并见有脉沉者，遣用泽漆汤，补充了这个空白；若水饮过重，患者有窒息感，烦扰不宁者，不妨合用己椒苈黄丸。中医治疗归为八法，归于一处，不外乎一个"通"字。

此外，金寿山先生认为："泽漆汤很可能是古代治肺部癌肿之方。"癌为积聚，病因为正气不足，气血痰饮瘀积，肺癌也是如此，采用泽漆汤治疗是很合拍的。近些年来，也不断有学者采用实验研究的方法，在证实泽漆汤有抗癌作用的基础上，进一步探讨此方的作用机制。

大逆上气，咽喉不利，止逆下气者，麦门冬汤主之。（十）

麦门冬汤方：

麦门冬七升　半夏一升　人参三两　甘草二两　粳米三合　大枣十二枚

上六味，以水一斗二升，煮取六升，温服一升，日三夜一服。

本条论述虚火咳喘的证治。肺胃津液耗损，津伤则阴虚，阴虚则火旺，火旺必上炎，以致肺胃之气俱逆，于是发为咳喘；津不上承，故咳而咽喉干燥不利，咯痰不爽。此外，当有口干，欲得凉润，舌红少苔，脉虚数等症。本证虽见于肺，而其源实本于胃，胃阴不足，则肺津不继。治疗用麦门冬汤清养肺胃，止逆下气。方中重用麦门冬为主，润肺养胃，并清虚火；半夏下气化痰，用量很轻，且与大量清润药物配伍，则不嫌其燥；人参、甘草、大枣、粳米养胃益气，使胃气得养而气能生津，津液充沛，则虚火自敛，咳逆上气等症亦可随之消失。如果火逆较甚，可加竹叶、石膏；阴虚重者可去半夏，加百合、生地、玄参、贝母。需要注意的是，麦门冬汤亦为虚热肺痿的正方。

肺痈，喘不得卧，葶苈大枣泻肺汤主之。（十一）

葶苈大枣泻肺汤方：

葶苈（熬令黄色，捣丸如弹丸大）　大枣十二枚

上先以水三升，煮枣，取二升，去枣，内葶苈，煮取一升，顿服。

本条论述肺痈实证喘甚的证治。肺痈初期，风热病邪，浊唾涎沫壅塞于肺，气机被阻，故咳喘不能平卧，属于邪实气闭的实证。治当开肺逐邪，用葶苈大枣泻肺汤，葶苈苦寒，能开泄肺气，其有泻下逐痰之功，治实证有捷效，又恐其猛泻而伤正气，故佐以大枣，甘温安中而缓和药性，使泻不伤正。这与皂荚丸之用枣膏，十枣汤之用大枣同一目的。

［案例］

程某，男，20岁，学生，患咳嗽，右胸闷痛，于1991年9月18日初诊，咯白色泡沫痰，苔白厚腻，脉沉紧，白细胞计数 $10.4 \times 10^9/L$，胸片右下肺大片状阴影，诊断为肺痈（肺脓疡），遂投葶苈大枣汤合苓甘五味姜辛夏杏汤二剂，症状被控制，阴影已吸收，继服而愈。

咳而胸满，振寒脉数，咽干不渴，时出浊唾腥臭，久久吐脓如米粥者，为肺痈，桔梗汤主之。（十二）

桔梗汤方： 亦治血痹。

桔梗一两　甘草二两

上二味，以水三升，煮取一升，分温再服，则吐脓血也。

"浊唾腥臭"，谓吐出脓痰有腥臭气味。

本条论述肺痈成脓的证治。风热郁肺，肺气不利，故咳而胸满，并伴有胸痛。振寒脉数，咽干不渴，是病情发展到血脉，热毒蕴蓄，酿成痈脓之象。"振寒"即本篇第二条之"时时振寒"，是酿脓的标志。时出浊唾腥臭，溃破则吐脓如米粥，治宜桔梗汤清热解毒，消痈排脓。方中桔梗能开肺气之壅，祛痰排脓，生甘草清热解毒。如果大量吐脓血，正气必虚，则应扶正。

桔梗的作用类似于现代所谓的恶心性祛痰药，一旦用量过大，会导致剧烈呕吐。因此，桔梗的临床常用量在6克左右。笔者曾治疗肺痈，先用桔梗8克，甘草8克，量小不效，后递增至桔梗30克，甘草60克，开始排脓，可谓"有故无殒亦无殒也"。服药后一般无不适，即使有呕吐，也不能停药。条文后云"即吐脓血"，示人以咳吐或呕吐形式排脓。参考《金匮要略·呕吐哕下利病脉证治第十七》中"呕家有痈脓，不可治呕，脓尽自愈"之语。虽呕，也利于逐邪外出。捷者 1 剂即可排脓，若服 3~5 剂仍不排脓，体质虚羸者，应托里透脓。还要注意护理，体位引流，勤换痰盂。试脓有以下方法：《寿氏保元》用生黄豆令患者嚼之，不觉豆腥气者为有痈脓；《医灯续焰》令患者吐痰水中，沉者为脓，浮者为痰；《辑义》以双箸断之，断者为脓，粘箸不断者为痰。

附方：

《千金》苇茎汤　治咳，有微热，烦满，胸中甲错，是为肺痈。

苇茎二升　薏苡仁半升　桃仁五十枚　瓜瓣半升

上四味，以水一斗，先煮苇茎，得五升，去滓，内诸药，煮取二升，服一升，再服，当吐如脓。

本方具有清肺化痰，活血排脓的作用。苇茎为芦苇的地下茎，俗称芦根，功善清肺泄热；薏苡仁、瓜瓣（俗用冬瓜籽，应为栝楼籽，化痰排脓）下气排脓，善消内痈；桃仁活血祛瘀。本方为治疗肺痈常用方剂，无论肺痈将成或已成，均可服用。肺痈将成者宜加蒲公英、赤芍、丹参、金荞麦、地丁、金银花，以增强清热解毒之力，促其消散；若脓已成者，可合桔梗汤加金荞麦、大贝以增强化痰排脓之效。

咳而上气，此为肺胀，其人喘，目如脱状，脉浮大者，越婢加半夏汤主之。（十三）

越婢加半夏汤方：

麻黄六两　石膏半斤　生姜三两　大枣十五枚　甘草二两　半夏半升

上六味，以水六升，先煮麻黄，去上沫，内诸药，煮取三升，分温三服。

"目如脱状"，是形容两目胀突，有如脱出之状。

本条论述饮热郁肺的咳喘证治。痰饮内伏，肺失宣降，故平素就常咳喘，"此为肺胀"；复感风热，内外合邪，壅遏肺气，其咳喘益甚，甚至目睛胀突，有如脱出之状。其喘必气粗声高息涌，伴鼻翼煽动，躁扰不宁，朝不保夕，精神紧张，咯痰黏稠，口干苔黄，脉浮大有力等。以方测证，还当伴有浮肿，符合第四条，不同于第三条的脉浮大无根，神疲倦怠等。急予越婢加半夏汤宣肺泄热，降逆平喘。方中重用麻黄、石膏、辛凉配伍，可以发越水气，兼清里热，生姜、半夏散水降逆，甘草、大枣安中以调和诸药。

肺胀，咳而上气，烦躁而喘，脉浮者，心下有水，小青龙加石膏汤主之。（十四）

小青龙加石膏汤方：《千金》证治同，外更加胁下痛引缺盆。

麻黄　芍药　桂枝　细辛　甘草　干姜各三两　五味子　半夏各半升　石膏二两

上九味，以水一斗，先煮麻黄，去上沫，内诸药，煮取三升。强人服一升，羸者减之，日三服，小儿服四合。

本条论述寒饮挟热的咳喘证治。肺胀为寒饮内伏，肺失宣肃，发为咳喘。内伏水饮，复感风寒，郁久化热，故脉浮而紧，咳喘益甚，并兼烦躁。治宜解表化饮，清热除烦，主以小青龙加石膏汤。方中麻黄、桂枝解表散寒，宣肺平喘，芍药、桂枝相伍，调和营卫，干姜、细辛、半夏温化水饮，散寒降逆，配以五味子之收敛，是散中有收，可防肺气耗散太过之弊。加石膏以清热除烦，与麻黄相协，还可发越水气。

肺胀咳喘之证诱发原因甚多。虽同属内外合邪，肺气胀满之证，但由于发病因素不尽相同，故在病机和证候上也互有差异。本条是由内饮外寒，饮甚于热，故用麻黄配桂枝宣散表寒，配细辛、干姜以散水气，佐少量之石膏以清郁热；上一条是饮热互结，热甚于饮，故重用石膏清热，配麻黄以发越水气。从小青龙汤、小青龙加石膏汤、射干麻黄汤和厚朴麻黄汤，可概括出张仲景治咳的用药规律：善用麻黄、干姜（或生姜）、细辛配五味子、半夏，其用意一为取麻姜辛的辛散，配合五味子的收敛，二者相反相成，符合肺脏的合辟之机；二为取麻姜辛的宣散肺气，配合半夏的降气化痰，又合肺的宣降之能，使升降复序。亦有歌诀如是：张仲景治咳喘，必用姜辛味；下气平喘逆，半夏麻黄配；清热除烦躁，石膏量证兑。具体比较如下表所示（表5）。

表 5　厚朴麻黄汤证、小青龙加石膏汤证和越婢加半夏汤证比较

方证	病因病机		证候		治法
	相同	不同	相同	不同	
厚朴麻黄汤证	饮热壅肺	无表证，饮热俱重	咳喘烦躁脉浮	胸满烦躁，头汗出，但坐不得卧，寸脉浮	散饮清热，止咳平喘
小青龙加石膏汤证		外感风寒，饮重于热		发热恶寒，头痛鼻塞，痰清稀，微烦，脉浮紧	解表化饮，清热除烦
越婢加半夏汤证		外感风热，热重于饮		目胀如脱，声高息涌，躁扰不宁，痰稠苔黄，脉浮大有力，面目浮肿	宣肺决壅，清热散饮，降逆平喘

　　肺痈胸满胀，一身面目浮肿，鼻塞清涕出，不闻香臭酸辛，咳逆上气，喘鸣迫塞，葶苈大枣泻肺汤主之。方见上，三日一剂，可至三四剂，此先服小青龙汤一剂乃进。小青龙方，见咳嗽门中。（十五）

　　本条进一步论述葶苈大枣泻肺汤证。病在于肺，故胸满而胀；肺病则通调失职，水气逆行，故一身面目浮肿，与本篇第四条欲作"风水"相同；肺窍不利，故鼻塞流清涕，不闻香臭酸辛；肺失宣肃，故咳逆上气，喘鸣迫塞。由于肺实气闭，故用葶苈大枣泻肺汤开泻肺气。对于第十一条，历代注家均释为风热型肺痈初期，风热病邪，浊唾涎沫壅塞于肺，而本条所列诸症，又显系伤于风寒，二者自相抵触。因此，后人对这两条肺痈的病性和发病机理产生疑惑。近年来，学术界尝试从"痈""壅"通假角度解开疑窦，把葶苈大枣泻肺汤所主治的肺痈释为痰饮壅塞，气机阻滞的支饮，并以《金匮要略·痰饮咳嗽病脉证并治第十二》之"支饮不得息，葶苈大枣泻肺汤主之"来印证，确亦煞费心机。其实，葶苈大枣泻肺汤所主治的肺痈属阴寒凝滞型，《金匮要略·痰饮咳嗽病脉证并治第十二》的引证，仅属异病同治而已。那么，其实质是什么？肺痈必为肺生痈脓，这是毋庸置疑的。不过，痈脓有内外之分，外痈有阴阳之别，肺痈则亦可分为热毒型和阴寒型。由于前者多见，故开篇第一、第二两条即着重论述并设桔梗汤以治，而葶苈大枣泻肺汤所主治肺痈的成因是风寒之邪直中肺脏。寒客血涩，营卫阻滞，治节失司，痰涎壅盛，故出现发热恶寒，鼻塞清涕出，不闻香臭酸辛，咳吐稀痰，喘不得卧，

苔白腻多津，脉浮紧等症，体检可见体温略高，偶可高达40℃，常午后加重，局部叩击痛，叩诊呈实音，白细胞总数可略增高，胸透可见肺叶大片密度增高的阴影，而且多见于肺下野，形成所谓的肺痈表证期。张仲景对此不称太阳伤寒，而称肺痈。除了共有发热恶寒症状外，突出了肺失宣肃，肺窍不利的咳喘气逆，鼻塞清涕，嗅觉失敏等症状，这是两者的区别所在。对于肺痈初起，若迁延失治或治不如法，将过渡到酿脓期，以其肺实质受病，寒客血涩，气血败坏，蕴结成痈脓。对于因寒化脓的机理，曹颖甫先生在阐述肠痈时曾形象地说："此证始以水寒而血凝，继以血凝而腐烂，若冻瘃然。"阴寒凝滞所致的肺痈，其理亦正如此。除咳吐脓血的归宿外，以其病灶在肺，肺气不利，宣肃失序，还常伴见胸部满胀，咳逆上气，喘不得卧，咳吐稀痰，苔白腻，质暗淡，脉紧弦等，而且以病程冗长为特征。针对阴寒凝滞型的治疗，理应温通血脉，开宣肺气，蠲饮平喘，破坚逐邪，方用葶苈大枣泻肺汤主之。不过，在临床应用时，常应变通。其表证期因表里同病，可合小青龙汤调和营卫，散寒化饮。《千金》对此已有明训："方见上，三日一剂，可至三四剂。此先服小青龙汤一剂乃进。"若寒热已罢，进入酿脓期，则宜合射干麻黄汤散寒宣肺，降气化痰，或合阳和汤温通血脉。关于葶苈子用量，原著用量如弹子大，约3克，顿服之，药力集中，以观后效，若不效者，可日二三服。现代的一般用量3~9克/日，近年有增大的趋势，15~45克/日，力大功专。笔者常用30克/日，仅遇一例有过敏反应的报道。

[结语]

肺痿有虚热与虚寒两种证型。前者由于津液过耗，阴虚内热所致，以咳嗽气喘，吐浊唾，脉虚数为主，治宜清养肺胃阴津，方选麦门冬汤，亦可采用《医方集解》百合固金汤；后者因上焦阳虚，肺中虚冷所致，以吐涎沫，不咳不渴，遗尿，小便数，头眩为主，治宜温补肺胃阳气，方选甘草干姜汤。

肺痈多系风热火毒壅遏于肺，病情变化约可分为三个阶段：表证期宜清热解毒，消肿散结，活血止痛，张仲景未出方，可借用大黄牡丹汤化裁，亦可选仙方活命饮；酿脓期宜清肺化痰，活血解毒，选《千金》苇茎汤加鱼腥草、蒲公英、紫花地丁；溃脓期宜排脓解毒，用桔梗汤。若系风寒痰凝，寒客血涩，气血败坏，当以葶苈大枣泻肺汤为主方，表证期合小青龙汤，酿脓期合射干麻黄汤。若久病正虚，脓不宜溃或脓液清稀，可选托里透脓汤或阳和汤化裁应用。

咳嗽气喘既可见于肺痿、肺痈病中，亦可单独出现，有邪正虚实之分。上气属虚，肺胃阴亏，虚火上炎者，可选麦门冬汤；肾不纳气，及至阴阳离决的危候，可选金匮肾气汤，以期力挽狂澜。上气属实，虽皆为邪实气闭，但具体分析，又有痰与饮的差异。痰浊上壅者，宜涤痰除浊，用皂荚丸。饮邪上逆者，又有在表在里，以及挟寒挟热之不同。射干麻黄汤证为内有寒饮，而小青龙汤证则兼外寒。厚朴麻黄汤证和小青龙加石膏汤证俱属外有寒邪，内有饮邪郁热，但前者表寒较轻，里饮郁热较甚，后者表寒较重，里饮郁热较轻。至于越婢加半夏汤证，是里饮挟热更甚之证。若水饮在里而又正气不足，治当逐水与安正兼顾，泽漆汤即为此而设。咳嗽上气诸方亦治肺痿，唯以咳嗽上气为主体，治当针对咳嗽上气之症，其肺痿也当迎刃而解。

［思考］

本篇有四个重点：第一，肺痿甘草干姜汤证的证治。第二，肺痈表证期发热恶寒的机理是什么？第三，射干麻黄汤和皂荚丸的适应证。第四，厚朴麻黄汤证、越婢加半夏汤证和小青龙加石膏汤证有何异同？

奔豚气病脉证治第八

论二首　方三首

本篇需要熟悉奔豚气病的病机及分证论治，掌握肝郁奔豚的证治及奔豚汤的临床应用，难点是对桂枝加桂汤证"气从小腹上至心"发生原理的理解。

本篇论述奔豚气病的病因和证治。奔豚气病与冲脉有关。冲脉起于胞中（盆腔），下出会阴后，从气街部起与足少阴经相并，夹脐上行，散布于胸中，再向上行，循喉，环绕口唇，到目眶下。冲脉病多由肝气横恣或肾脏之虚所致。奔豚气病是一种发作性的病证，病发时患者自觉有气从少腹起，向上冲逆，至胸或达咽，待冲气下降，发作停止，而发作时痛苦至极，缓解后却如常人。相比而言，《金匮要略·腹满寒疝宿食病脉证治第十》大建中汤证之"腹中寒，上冲皮起，出见有头足，上下痛而不可触近"，方向不同；《伤寒论》第67条苓桂术甘汤证之"心下逆满，气上冲胸"，源头不同。本篇的奔豚气病也与《内经》之冲疝，《难经》之肾积奔豚有本质的差异。虽然三者均有气机上逆，但是冲疝是肠管被嵌顿，肾积奔豚是肠管被积聚压迫，应注意区分。

师曰：病有奔豚，有吐脓，有惊怖，有火邪，此四部病，皆从惊发得之。师曰：奔豚病，从少腹起，上冲咽喉，发作欲死，复还止，皆从惊恐得之。（一）

"吐脓"，指吐脓血；"惊怖"，指惊悸；"欲死"，是形容极端痛苦。

本条论述奔豚气病的病因和症状。文中提出奔豚、吐脓、惊怖、火邪四种病，都因惊而发生，在写作方法上，采用了主客相形，并列两种或两种以上相似或相反的事物，互相形证，在意义上有主与客的差异，欲突出的事物为主，借以衬托的事物为客，借宾定主，意在说明奔豚气病的发病之因。何谓惊恐？惊为事先不知，卒然临之，如失火，恐为事先予知，发于恐惧。《诗经·小雅·小旻》云："战战兢兢，如临深渊，如履薄冰。"《素问·举痛论》云："惊则气乱，心无所倚，神无所归，虑无所定，故气乱矣。"惊则气乱，恐则气下，由于外界的刺激，大惊卒恐，导致气机逆乱。气机逆乱，为何能发奔豚？其病机与肝、肾、心，以及冲脉有关。《素问·骨空论》云："冲脉者，起于气街，并少阴之经，挟脐上行，至胸中而散也。"其循行一支沿腹腔后壁，上行于脊柱内；一支沿腹腔前壁，挟脐上行，散布于胸中，再向上到喉，环绕口唇；一支下出会阴，沿股内侧，下行到大趾间。怒伤肝，恐伤肾，惊伤心，气机逆乱，沿冲脉上奔，故发奔豚气痛。奔豚气病的症状，发作时先从少腹起作痛，继而自觉有气从少腹上冲至心胸咽喉，此时患者极端痛苦，难以忍受，后冲气渐渐平复，疼痛渐减，终至平复如常，故曰："发作欲死，复还止。"

奔豚，气上冲胸，腹痛，往来寒热，奔豚汤主之。（二）

奔豚汤方：

甘草 芎䓖 当归各二两 半夏四两 黄芩二两 生葛五两 芍药二两 生姜四两 甘李根白皮一升

上九味，以水二斗，煮取五升，温服一升，日三夜一服。

本条论述肝郁奔豚的证治。上条云"奔豚病，从少腹起，上冲咽喉"，隐含疼痛，本条论"气上冲胸"，兼见"往来寒热"，前者论本病的主症，后者论本病缘于肝的特色和证治。"气上冲胸"，即上条"从少腹起，上冲咽喉"之证；"腹痛"，指少腹疼痛而言，为奔豚气病的主病之一，上条之"从少腹起，上冲咽喉"即包括了途经部位疼痛在内。奔豚气上冲胸，腹痛，乃病发于肝，与冲脉有关，即《素问·骨空论》所云："冲脉为病，逆气里急。"往来寒热，为邪正交争。奔豚发于肝，郁而化火上冲，肝与胆相表里，其气通于少阳，故见往来寒热之症。往来寒热既是奔豚气病的重要兼证，也是肝郁奔豚的特征。

本条之证，多因于惊恐恼怒，以致肝气郁结化热，挟冲气上冲，故紧接

第一条"皆从惊恐得之",以详其证治。奔豚汤有和血、调肝、清热、降逆、止痛之功,能治本病,故以病名汤,曰:"奔豚汤主之。"方中李根白皮苦、咸、寒,归肝、脾、心经,功善降逆和肝,清热解毒,专治奔豚气,葛根、黄芩清火平肝,芍药、甘草缓急止痛,半夏、生姜和胃降逆,当归、川芎养血调肝。通过解郁活血,调肝平冲,则奔豚可愈。需要注意的是,奔豚汤虽以"奔豚"为名,却也是《金匮要略》治肝郁化热的名方,切忌以辞害意,限制它的应用。此方治疗各种肝郁证,远较他方效佳。临床可根据情况,合入四逆散、当归芍药散、酸枣仁汤、猪苓汤。

关于李根白皮,《名医别录》记载:"大寒,主消渴,止心烦,逆奔气。"段天禄等总结为:"李根白皮直入足厥阴肝经,下肝气之奔豚,调风木之郁热,降逆平冲,调畅升降之气机,息风定惊,可谓上品。"《本经逢源》认为:"《药性论》云,入药用苦李根皮,而仲景治奔豚气奔豚汤用甘李根白皮。时珍疑为二种,不知仲景言甘,是言李之甘,《药性》言苦,是言根之苦,但宜用紫李根皮,则入厥阴血分……皆取苦咸降逆气也。"李、梨本系二物,近来有人用梨根白皮,疗效也很显著,可治20多种病。如无李根白皮,还可代之以秦皮。

[案例]

张某,男,46岁,工人,哈尔滨市人,2012年10月10日以不寐9月余初诊。平素常处逆境,郁郁寡欢,寝至不寐,每于凌晨3~7时易醒,醒后再难入睡,需待7时以后才能再睡一阵,伴口苦而涩,刻诊四肢逆冷,手背皮肤黧黑,手心汗出,苔白微黄,脉沉弦。纵观病情,郁郁寡欢,口苦而涩,四肢逆冷,汗出,脉沉弦,为肝气郁结化热;肝郁气滞,血行不畅,故手背颜色黧黑。经云"肝藏魂""人卧血归于肝",肝热内扰而不藏魂,故不寐。遂治以养血解郁,清热安神,方用奔豚汤合四逆散:李根白皮16克,半夏16克,生姜16克,葛根20克,当归10克,白芍10克,川芎10克,甘草10克,柴胡16克,枳实15克。6剂,上10味,加水1500毫升,煎取750毫升,分温三服。10月17日,二诊,四肢逆冷减轻,手背色转青,守方6剂。10月24日,三诊,手温复常,色转红润,睡眠增至6小时/夜,上方加酸枣仁30克（先煎），夜交藤30克。6剂，善后。张仲景在《伤寒论》中对六经主时划分六个时间段，某经当令，正气来复，驱邪外出，正能胜邪，前瞻性地预测疾病向愈；若正不胜邪，正邪相争，则病情反而加重，而这也恰恰说明了病位所在。"厥阴病欲解时，从丑至卯上"中"上"指一定的时限内会发生的状况或按规定时间进行某种活动，如上课，上班。"丑至卯上"，即凌晨1时至7时这个时间段，肝郁化热，肝不藏魂而不寐。

杜某，女，46岁，南阳市人，以胸胁痛，黄褐斑，身体郁胀，腹痛即泻2年，久治不效，于2013年3月17日初诊。本为残障，招一农民入赘，母婿不和，经常生夹板气，渐致胸胁痛，善太息，月经不定期，有瘀血块，全身郁胀不舒，面部黄褐斑，伴排便前腹痛。刻诊：面部黄褐斑，苔白厚，舌质黯淡，有瘀斑瘀点，脉沉弦。纵观病情，长期抑郁，肝气上逆，气滞血瘀，则胸胁胀痛，全身郁胀，面部黄褐斑，肝郁气滞，横克脾土则发痛泻，此为气滞而痛。遂诊为胁痛和泄泻（肠易激综合征），采用疏肝理气的治法，方选奔豚汤合当归芍药散（改汤）：李根白皮16克，甘草8克，川芎8克，当归8克，半夏16克，黄芩8克，葛根20克，白芍15克，生姜16克，云苓12克，白术12克，泽泻12克。上12味，加水1500毫升，煎服1000毫升，分温三服。7剂，日1剂，水煎服。4月6日，二诊，药后痛泻减，身体舒坦，别无不适，再进7剂。4月22日，诸症悉减，月经来潮，经色转红，无瘀血块。5月5日，断续服药，自觉舒适，面部黄褐斑颜色退，容颜焕发，告愈。

发汗后，烧针令其汗，针处被寒，核起而赤者，必发奔豚，气从小腹上至心，灸其核上各一壮，与桂枝加桂汤主之。（三）

桂枝加桂汤方：

桂枝五两　芍药三两　甘草二两（炙）　　生姜三两　大枣十二枚

上五味，以水七升，微火煮取三升，去滓，温服一升。

"烧针"，是针与灸相结合的一种治法。施术时以毫针刺入穴位，再用艾绒裹在针柄上，以火点燃，亦叫温针。"核起而赤"，即针刺处形圆而色赤，犹如果核之突起。"一壮"，是用艾绒做成的艾柱，置于应灸穴位上燃烧，每烧艾柱一枚，名为一壮。

本条论述因误汗而发生奔豚的证治。发汗后，更以烧针令其重汗，汗为心之液，汗出多而伤及心阳。在外则表不固，寒邪从针处侵入，核起而赤；在内则阴寒内盛，心阳虚不助肾阳，心肾不通，元阳生升极为勉强，上凌心阳，亦"上虚不能制下故也"，以致气从少腹直冲心下。其病机有关心肾两经，当内外并治，外用灸法，温经散寒，内服桂枝加桂汤，调和阴阳，以降逆气。

第五版《金匮要略讲义》的"按语"认为，桂枝加桂汤的加桂，有两种说法，一为加桂枝，振奋心阳，降逆平冲；一为加肉桂，温肾纳气，使寒水返于下焦，并有"临床时当根据病机，症状的不同，灵活变化应用"的建议。究竟"加桂"是加重桂枝，抑或另加肉桂，莫衷一是。桂枝、肉桂本系一物二用，《本经》称作"牡桂"，牡，阳也，"味辛温，主上逆咳逆，结气喉痹，吐吸，利关节，补中益气，久服通神，轻身不老"，张仲景所著书中凡桂皆系桂枝，取其味辛甘温，善通阳化气，加重用量，则平冲力宏，故善治奔豚气。所谓"平冲"，实乃使阳气振奋生升，而阴寒之气消散，这是它的真正内涵。根据《伤寒论》第117条方后的记载"本云：桂枝汤，今加桂满五两，所以加桂者，以能泄奔豚气也"，其中"今加桂满五两"，正是针对原桂枝汤的桂枝三两而言，与第117条正文中"与桂枝加桂汤，更加桂二两"相呼应，而"更加桂二两"正是对"加桂"的说明。桂枝色赤入心，除振奋心阳外，还能温养肾阳，斡旋膀胱气化，八味肾气丸之"桂"不正是桂枝吗？同时，加桂后量重下气，更有助于温肾，一药而同温心肾，可见其用药之妙，何须添肉桂。经方无须添蛇足，肉桂岂能易桂枝，因此，"加桂"应以加重桂枝的用量为是。桂枝加桂汤的适应证非局限于重汗，针处被寒者，凡心肾阳虚，阴寒之气内盛，逆而上冲者，皆可用之。

发汗后，脐下悸者，欲作奔豚，茯苓桂枝甘草大枣汤主之。（四）

茯苓桂枝甘草大枣汤方：

茯苓半斤　甘草二两（炙）　大枣十五枚　桂枝四两

上四味，以甘烂水一斗，先煮茯苓，减二升，内诸药，煮取三升，去滓，温服一升，日三服。甘烂水法：取水二斗，置大盆内，以杓扬之，水上有珠子五六千颗相逐，取用之。

"脐下悸"，指肚脐以下有跳动感觉。"欲作奔豚"，有似奔豚而将作未作之势。

本条论述水饮欲作奔豚的证治。原文与《伤寒论》第65条相同，既为"发汗后"，必原为太阳病。太阳病本当发汗，然汗为心之液，发汗失当，损伤心阳，心火不能下制肾水，水气不生，肾阳匮乏，水饮无制，水饮与正气相持，故脐下动悸，并有上凌于心之势，故曰"欲作奔豚"。其上的第64条记载了桂枝甘草汤证，系汗后"其人叉手自冒心，心下悸"，同属心阳虚，提示了上下文关系。

前文有"气上冲胸""气从少腹上至心"，皆为奔豚已发的证候，本条"脐下悸"尚未上冲心胸，只是将作的预兆，其病机为水饮与肾气抟击内动使然。治以苓桂枣甘汤，通阳降逆，培土制水。方中以茯苓、桂枝为主，通阳化水，兼交通心肾，甘草、大枣为辅，培土制水，从中焦论治。四药合用，制其上冲逆气，可治疗动悸。

以上两条均属误治的变证，但证候和病机有所不同，其区别点主要在于有无水饮。本条是汗后阳虚，火不生土，水饮内动，故重用茯苓；上条是汗后阳虚或感寒邪，阳虚阴乘，上凌心阳，故重用桂枝。同时，上条是奔豚已发，本条是欲作奔豚，病情上亦有微甚的不同。本证下焦水饮的形成，为过汗伤及心阳，心阳虚不助肾阳，火不生土以制水，亦可为素有水饮内停，气化不利，加之发汗，心阳受伤而使然，抑或虽不经发汗，只要有水饮内停，脐下悸动者，亦可径直用此方治之，"有是证便用是药"，此之谓也。

[结语]

本篇专论奔豚气一病，虽然只有四条，但对其病因、症状、治法等叙述较细，很有现实意义。奔豚气病的症状，主要是自觉有气从少腹上冲疼痛，上至心下或胸而冲咽喉，疾病发作时，痛苦难以忍受，发后冲气渐消，疼痛解除。其发病的原因，有从惊恐、恼怒得之，有从发汗后复感寒邪得之，有从内有水饮误汗伤阳得之，但在病机归纳上不外肝、肾、心三脏的气机逆乱。

[思考]

本篇主要有两个重点：第一，奔豚汤证的病机、主症、治则、方药是什么？第二，桂枝加桂汤与苓桂甘枣汤均治奔豚，其病机、主症、方药作用有何异同？

胸痹心痛短气病脉证治第九

论一首　证一首　方十首

　　本篇需要了解胸痹、心痛、短气三病的概念与合篇意义，熟悉其病机，掌握胸痹心痛的辨证论治，重点掌握胸痹、心痛各汤证的证治与比较，难点是对"寸口脉沉迟，关上小紧数"真谛的理解。

　　胸是心肺之府，痹是闭塞不通。胸痹是以胸膺部痞闷疼痛为主症的疾病。广义上泛指胸骨、胸廓、心脏、肺脏、胃及食道疼痛；狭义上则可参照心痛，应指心绞痛宿疾，发作时间短，病情较轻。因此，本篇所出诸方除治疗心绞痛发作外，也可用于胸胁胃痛。心痛是指真心痛，即《灵枢·厥论》所言"真心痛，手足青至节，心痛甚，旦发夕死，夕发旦死"，专指冠心病心肌梗死，发则猝死。19世纪60年代，随着心电图的应用，基本界定了胸痹和心痛。短气是以气道似有物痞塞，气短不能相续为特征的疾病。短气既是独立病名，又常常是胸痹心痛的伴发症状。短气病情最轻，但为临床所常见，不容忽视，心痛病情危重，更需警惕。三者病位相同，病机相仿，彼此相互关联，故合为一篇讨论。

　　师曰：夫脉当取太过不及，阳微阴弦，即胸痹而痛，所以然者，责其极虚也。今阳虚知在上焦，所以胸痹、心痛者，以其阴弦故也。（一）

　　"太过不及"，指脉象改变，旺盛过于正常的为"太过"，不足于正常的为"不及"，前者主邪盛，后者主正虚。"阳微阴弦"，关前为阳，寸后为阴。"阳微"，指寸脉微，主胸阳不足；"阴弦"，指尺脉或关脉弦，主阴邪有余，如阴寒和痰饮。"阳微阴弦"，指上焦阳虚，阴邪上乘，胸阳痹阻，本虚标实。

关于从脉的部位分阴阳问题，另有"浮沉说"，浮取而微，沉取而弦，还有"左右说"，左为阳，右为阴。

本条从脉象上论述胸痹、心痛的病机。从"所以胸痹、心痛者"知本条是论述胸痹心痛病机的，故"胸痹而痛"一句重在论胸痹，并蒙后省略了心痛，理解时也包括心痛在内。张仲景指出，诊脉应注意辨别其太过与不及，这是因为一切疾病的发生都离不开邪盛和正虚两个方面。欲明太过不及，必以正常的脉象作参照物。张景岳认为"虚实和调，阴阳互济，至数分明，从容和缓""无太过，无不及"。寸脉微，上以候上，主上焦阳气不足，胸阳不振；尺（关）脉弦，从第三条"关上小紧数"，以所设方药多着眼中焦来看，"阴"当视为中、下焦。下以候下，主阴寒太盛，水饮内停，是上文"太过不及"的一个具体体现。正是由于上焦阳虚，阴邪上乘阳位，邪正相抟而发胸痹心痛。上焦阳虚是疾病之本，正所谓"元真"不通，"邪之所凑，其气必虚"，故曰："所以然者，责其极虚也"。下文"今阳虚知在上焦，所以胸痹，心痛者，以其阴弦故也"，进一步说明"阳微"与"阴弦"是胸痹、心痛病机不可缺一的两个方面，仅有胸阳之虚，而无阴邪之盛，或仅有阴邪之盛，而无胸阳之虚，都不至于发生本病，这里仅仅强调阴邪过盛，上乘阳位罢了。

平人无寒热，短气不足以息者，实也。（二）

本条是承接上条进一步阐明胸痹、心痛的病机。"短气不足以息"，即篇名中的"短气"。短气既可见于素虚宿疾如虚劳，亦可见于新邪暴遏，犹多由阴邪阻滞胸中。本条仅就"短气"一症来判定为实证，欲作胸痹，参考本篇第六条"胸痹，胸中气塞，短气，茯苓杏仁甘草汤主之，橘枳姜汤亦主之"，虽冠以胸痹，却以"胸中气塞，短气"为显著，尽管它是胸痹轻证，而胸痹条件已经具备。"平人无寒热"，从行文整体观出发，必已具前条的阳微阴弦，只是胸痹没有发作罢了。这里的"短气不足以息"，绝无"突然发生胸膈痞塞气短，甚至呼吸困难的现象"。据其标实，虽仅短气，即可判定为"实也"。

由此可见，它的实际意义在于：一般短气多属虚，患者也闻虚则喜，可借机休假进补，成为"家宝"，不再劳作。患者常大腹便便，红光满面，何以言虚？一个"实"字，纠正了短气必虚的弊端。在具备阳微阴弦的前提下，仅据"短气"一症，即可料定欲作胸痹，借此预报病情，及早图治。再则，

"短气"是诊断胸痹的关键依据之一，它贯穿于以下胸痹六条，正如《今释》①所说："短气为胸痹之一证，于此言其属实者，以下胸痹诸方，多用栝楼、枳实、厚朴等攻破之药故也。"

胸痹之病，喘息咳唾，胸背痛，短气，寸口脉沉而迟，关上小紧数，栝楼薤白白酒汤主之。（三）

栝楼薤白白酒汤方：

栝楼实一枚（捣）　薤白半升　白酒七升

上三味，同煮，取二升，分温再服。

本条是论述胸痹病的典型证候和主治方剂。原文指出"寸口脉沉而迟，关上小紧数"是胸痹病的主脉。但它的真正形象和含义是什么呢？寸关尺三部，脉管同是一条，数则皆数，迟则皆迟，哪有寸迟、关数之理？注家不明，《直解》谓"数"字误，讲义校勘从之，擅自篡改训经，也是不可取的。有鉴于此，必须明确：这里的脉象，重在脉搏的形态，而不是至数上，其理后详。寸口脉沉迟，即"阳微"。迟，《脉诀汇辨》云："迟之为义，迟滞而不能中和也"，又云："迟而不利为涩"。寸口脉沉迟涩，综合为微。关上小紧数，即"阴弦"。按照《金匮要略·腹满寒疝宿食病脉证治第十》之第二十条记载的"数而紧乃弦，状如弓弦"，紧而数即弦脉。数而紧，实指紧而数。《濒湖脉学》云："紧如转索，弹如绳，脉家因之得紧名。"紧脉具备两种形象，一为如弦，二为左右弹，随着"数"即频率的提升，来不及，不能够左右弹，于是只留下弦象移作"乃弦"。就像电扇，不移动时是三个叶子，随着转动，尤其加速后就变成了圆，失去了扇叶的形态一样。"寸口脉沉而迟"，主上焦阳虚，胸阳不振；"关上小紧数"，主中焦（胃）有停饮，痰饮上乘阳位，而致胸痹之病。"喘息咳唾，胸背痛，短气"，是胸痹病的主症，而其中"胸背痛，短气"是辨证的关键。这些症状皆由阳微阴弦，阳虚邪闭而成。阳虚邪闭，胸背之气痹而不通，故胸背痛而短气；胸背之气痹而不通，势必影响肺气宣降，故喘息咳唾，称心源性咳喘。必须指出，临床上引起肺失宣降而见喘息咳唾症状的疾病很多，故其虽为胸痹必有之证，但若无胸背痛短气，

则不能诊断为胸痹病。故凡言胸痹，皆暗指此三症。

胸痹病的代表性主治方剂是栝楼薤白白酒汤。本方具有通阳散结。豁痰下气的功效，方中栝楼实开胸涤痰，薤白疏滞散结，白酒通阳宣痹，轻扬善行以助药势。三药同用，相辅相成，使痹阻通，胸阳宣，则胸背痛诸症可解。需要说明的是，栝楼实是指栝楼的果实，而非栝楼子。胸为清阳之府，不为阴邪干，今寒邪聚于胸中，必然扰及心肺，阻塞心脉，影响肺之宣肃，胸中有邪既盛，其治疗何以用寒润之栝楼一枚为君？栝楼性虽寒润，但涤痰开胸之效，却非它药可比，而且臣使之药均为辛温之药，虽寒润而无妨。薤白辛苦温，主理气宽胸，通阳散结。《灵枢·五味》云："心伤宜食薤。"杜甫诗中云"暮年关膈冷，胃暖养无忧"，治疗胸痹实为对证之药。关于白酒，《金匮要略语译》谓"米酒初熟，称为白酒"，应为汉白明月酒。有谓白酒即烧酒，并用脍炙人口的曹操唱词为证："慨当以慷，忧思难忘，何以解忧，唯有杜康。"不过，这不仅无从考证，而且本方白酒七升，下方白酒一斗（即1400毫升），若真是烧酒，显然是不宜的，更何况蒸馏酒始自明朝。如无汉白明月酒，可代以黄酒100~200毫升，加水至500毫升煎药，或市售曲酒、白酒60~100毫升，加水至500毫升煎药。

胸痹不得卧，心痛彻背者，栝楼薤白半夏汤主之。（四）

栝楼薤白半夏汤方：

栝楼实一枚　薤白三两　半夏半升　白酒一斗

上四味，同煮，取四升，温服一升，日三服。

"彻"，透彻，通彻，作牵引放散解；"心痛彻背"，是指胸痛并向背部放射。

本条是承接上条进一步论述胸痹重证的证治。胸痹的主证是喘息咳唾，胸背痛，短气，今由喘息咳唾而至不得平卧，由胸背痛而至心痛彻背，其痹阻之甚可知。从方中加入化痰圣药半夏推测，其病机是由痰涎壅塞胸中所致。栝楼薤白半夏汤是治疗痰饮壅盛，闭阻心脉的一首有效方剂。痰饮阻遏气机，往往可引起气滞血瘀，痰瘀相关为患，临床常加入行气活血化瘀之品，如香附、丹参、赤芍、川芎、红花、降香、葛根，可取得更好效果。

胸痹，心中痞，留气结在胸，胸满，胁下逆抢心，枳实薤白桂枝汤主之；人参汤亦主之。（五）

枳实薤白桂枝汤方：

枳实四枚　厚朴四两　薤白半斤　桂枝一两　栝楼实一枚（捣）

上五味，以水五升，先煮枳实、厚朴，取二升，去滓，内诸药，煮数沸，分温三服。

人参汤方：

人参　甘草　干姜　白术各三两

上四味，以水八升，煮取三升，温服一升，日三服。

"心中"，《金鉴》认为"即心下也"，故"心中痞"指胃脘部有痞塞不通之感；"胁下逆抢心"，指胁下气逆上冲心胸。

本条论述胸痹胸胃合病，虚实不同的证治。胸痹本为阳气虚，阴寒盛的虚实挟杂之证，故在临床治疗时应具体区分偏虚和偏实的不同。就本条的描述来看，其病情是在胸痹主症的基础上，增加了"心中痞，留气结在胸，胸满，胁下逆抢心"的证候，这不但说明其病势已由胸部向下扩展到胃脘两胁之间，而且胁下之气又逆而上冲，形成胸胃合并证候。偏于实的，为痰结气闭，病势较急，并伴有腹胀，大便不畅，舌苔厚腻，脉象弦紧等，应着重治其标实，法宜通阳开结，泄满降逆，方用枳实薤白桂枝汤。方中枳实消痞除满（胸），厚朴宽胸下气（胃胁），桂枝、薤白通阳宣痹，栝楼实开胸中痰结。诸药同用，则痞结之气可开，痰浊之邪得去，胸胃之阳可复，此为祛邪以扶正，即《心典》所谓"去邪之实，即以安正"之法。偏于虚的，为"脏寒生满病"，病势较缓，并伴有四肢不温，倦怠少气，语声低微，大便溏，舌质淡，脉弱而迟等，应着重治其本虚，法宜温中散寒，通阳益气，方用人参汤，即理中汤。方中人参、白术、炙草补益中气，干姜温中助阳。诸药同用，则阳气振奋，阴寒自消，此为扶正以祛邪，即《心典》所谓"养阳之虚，即以逐阴"之法。

本条同一胸痹胸胃合病证候，因其有偏实偏虚的不同，故立通补两法，是属"同病异治"之例。前者为停痰蓄饮之患，故用枳实薤白桂枝汤以荡涤之，是为"实者泻之"；后者为无形之气痞为患，故用理中汤以温补之，是为"塞因塞用"。临证若再合入当归四逆汤养血散寒，温通经脉效果更好。

胸痹，胸中气塞，短气，茯苓杏仁甘草汤主之，橘枳姜汤亦主之。（六）

茯苓杏仁甘草汤方：

茯苓三两　杏仁五十个　甘草一两

上三味，以水一斗，煮取五升，温服一升，日三服。不差，更服。

橘枳姜汤方：

橘皮一斤　枳实三两　生姜半斤

上三味，以水五升，煮取二升，分温再服。《肘后》《千金》云：治胸痹，胸中愊愊如满，噎塞习习如痒，喉中涩，唾燥沫。

本条论述短气的治法。这个病很常见，小病不看，大病转院。胸痹原有胸痛短气证，而本条冠以"胸痹"，复言"短气"，不说"胸痛"，但言"气塞"，不通未必痛，可知此证胸痛甚轻，或者不痛，而以气塞或短气显著。气塞、短气虽同由饮阻气滞所致，但在病情上有偏于饮邪或气滞的差异，治疗时也应遵循同病异治原则，分别施以不同方药。如饮邪偏盛，上乘及肺，胸中气塞，短气，又兼见咳逆，吐涎沫，小便不利等症，治宜宣肺化饮，方用茯苓杏仁甘草汤。方中杏仁宣利肺气，茯苓化痰除饮，甘草和中。三药同用，使饮去气顺，则短气、气塞可愈。如气滞偏盛，胃气不降，胸中气塞，短气，又兼心下痞满，呕吐气逆等症，治宜行气化饮，和胃降逆，方用橘枳姜汤。方中橘皮理气和胃，宣通气机，枳实下气消痰，生姜化饮和胃降逆。三药同用，使气行饮除，则气塞、痞满自消。

文中证候虽有偏于饮邪或气滞之别，但由于二者在病机上存在着互为因果的关系，故临床上也难截然划分，故临证时二方可分可合。

胸痹缓急者，薏苡附子散主之。（七）

薏苡附子散方：

薏苡仁十五两　大附子十枚（炮）

上二味，杵为散，服方寸匕，日三服。

"缓急"，偏义复词，谓急证，危重症。

本条论述胸痹急证的治法。"胸痹缓急"，是胸痹病中的危重证候。原文叙证简略，既云"胸痹"，可知应有喘息咳唾，胸背疼痛，或心痛彻背等证，其胸痛相当剧烈。再以药测证，尚应有舌淡苔白而滑，脉象沉伏或涩，或微细而迟，或紧细而急。薏苡附子散为对证之方，可以应急，故曰"主之"。方中炮附子止痛，温里祛寒，通阳止痛，薏苡仁除湿宣痹，更能缓解筋脉拘挛。二药共合为散，使寒湿去，阳气通，则痛痹自解。

该方配作散剂，便于常服久服，尤其便于应急。临床上见到的猝死，是指发生症状后 6 小时内猝然死亡而言，死亡越突然，心脏性的可能性越大，而在心源性猝死中，冠心病所占比重最大，故张仲景设薏苡附子散以应急。

心中痞，诸逆，心悬痛，桂枝生姜枳实汤主之。（八）

桂枝生姜枳实汤方：

桂枝三两　生姜三两　枳实五枚

上三味，以水六升，煮取三升，分温三服。

"诸逆"，谓停留于心下的水饮或寒邪向上冲逆。"悬"，《说文》释义："系也，或从心。""系"，《玉篇》释义："约束也，留滞也。""心悬痛"，指心中如有物相系约束，气息欲窒而疼痛之证，与压榨性、窒息性疼痛相近。

本条论述痰饮气逆的心痛（胃）证治。"心中痞"，是说心中有痰饮寒邪停聚，胃脘部痞闷不通。"诸逆心悬痛"，是说胃气以下降为顺，胃气被寒饮闭塞，不得下行而上逆，伴咳喘、呵欠等症，故曰"诸逆"。冲逆于上则心窝部乃至心前区呈压榨性、窒息性疼痛。本证的病机为心阳不振，阴寒充斥，痰饮气逆，治宜通阳化饮，下气降逆，方用桂枝生姜枳实汤。方中桂枝、生姜散寒通阳，温化水饮，桂枝专擅降逆气，枳实消痞除满，开结下气，并能增强桂枝平冲之功。诸药合用，饮去逆止，则心中痞与牵痛可除。

此处描述的病情亦属胸痹重证，届于真心痛发作前期。其中，"心中痞"指心前区痞闷，"诸逆"指咳喘、呵欠等心源性的诸气上逆，"心悬痛"指揪心般地压榨性疼痛，并伴恐惧感。心痛并非都局限于心前区，亦有波及胃部的"心悬痛"，可通过心电图与胃脘痛鉴别。桂枝生姜枳实汤与前述第六条之橘枳姜汤只一味之差，橘皮配生姜、枳实，专于理气散结，以桂枝易橘皮，则是加强通阳降逆之功。不难看出，橘枳姜汤证仅胸中气塞短气，桂枝生姜枳实汤证则以气逆心痛为著。

心痛彻背，背痛彻心，乌头赤石脂丸主之。（九）

乌头赤石脂丸方：

蜀椒一两（一法二分）　　乌头一分（炮）　　附子半两（炮）（一法一分）干姜一两（一法一分）　　赤石脂一两（一法二分）

上五味，末之，蜜丸如梧子大，先食，服一丸，日三服。不知，稍加服。

本条论述阴寒痼结的心痛证治。"心痛彻背，背痛彻心"，是心前区疼痛牵引到背，背部疼痛又牵引到心窝，形成心背互相牵引的疼痛症状。《心典》认为这是阴寒之气逼满阳位所致。以药测证，本证尚有四肢厥冷，脉象沉紧等。显然，本病是阴寒痼结，寒气攻冲之证，治宜温阳散寒，峻逐阴邪，方用乌头赤石脂丸。方中乌附椒姜纯系大辛大热之品，协同配伍，逐寒止痛之力极强，并用赤石脂温涩调中，收敛阳气，如此则阴邪可散，攻冲可平，心痛可止。

［结语］

胸痹、心痛的病机是典型的"阳微阴弦"，本虚标实，故治疗以消补兼施为原则，在通阳宣痹治标的同时，也不要忘了温阳益气治本。胸痹病的主症是喘息咳唾，胸背痛，短气，可用栝楼薤白白酒汤，宣痹通阳，豁痰利气。若痰浊壅盛，则用栝楼薤白半夏汤，豁痰通阳，宣痹止痛。胸痹重证伴见心中痞，胸满，胁下逆抢心，部位较广，需分虚实：偏实者用枳实薤白桂枝汤，通阳开结，泄满降逆；偏虚者用人参汤，温中散寒，通阳益气。胸痹轻证可见胸中气塞，短气，需分气分、水分：偏于饮停者用茯苓杏仁甘草汤，宣肺理气散饮；偏于气滞者用橘枳姜汤，温胃理气散结。胸痹急性发作者用薏苡附子散，温经散寒，除湿止痛。痰饮气逆的心痛者用桂枝生姜枳实汤，通阳化饮，下气降逆。阳微阴盛，心痛彻背，背痛彻心，属心痛危急重症，用乌头赤石脂丸，温阳散寒，峻逐阴邪。

胸痹病大致相当于冠心病。纵观本篇所出的十首方剂，皆本温阳散寒，通阳宣痹之法，以栝楼、薤白、半夏、桂枝等药物为主。不过，临床所见的冠心病既具阳微阴弦，胸闷痛，短气，也有口苦涩，小便黄，大便秘，苔黄厚乏津，证属少阴阳明合病者，甚至兼挟血瘀，再用上方显然不妥。为调二阳合病，疏通元真通行的道路，方选大柴胡汤合桂枝茯苓丸（改汤），加丹参、葛根、川芎、降香，可收到满意效果，也补本治法之不足。

［思考］

本篇有三个重点：第一，胸痹是怎样形成的？典型症状有哪些？主方是什么？第二，栝楼薤白半夏汤证和乌头赤石脂丸证有何异同？第三，桂枝生姜枳实汤证与橘枳姜汤证在症状、病机、治法、方药方面有何不同？

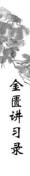

腹满寒疝宿食病脉证治第十

论一首　脉证十六条　方十四首

本篇要了解腹满、寒疝、宿食三病的概念及其相互关系，熟悉宿食的证治，掌握腹满、寒疝的病因病机与辨证论治，重点是各汤证的证治及比较，难点是对于"舌黄未下者，下之黄自去"的理解。

腹满是指腹中胀满的病证，它常出现于多种不同的病变过程中，病机较为复杂。《素问·异法方宜论》云："脏寒生满病。"《素问·至真要大论》云："诸腹胀大，皆属于热。"《素问·太阴阳明论》云："阳道实，阴道虚。"据此，可将本篇的腹满概括为两类：属于实证热证的病变多与胃肠有关，或涉及于表；属于虚证寒证的多与脾肾有关，或涉及于肝，亦有涉表者，如第六条。腹满与痞证不同，痞是胸腹间气机阻塞不舒的一种自觉症状，按之软而不痛，并不胀气。

寒疝是一种阴寒性的腹中疼痛证。疝，《说文》释义："腹痛也。"前人认为风寒气攻冲作痛的，概称为寒疝，与后世所说的疝气不同，属功能性病变，而腹股沟斜疝、直疝、股疝属器质性病变。寒疝以其发则"绕脐痛"，"上冲皮起，出见有头足，上下痛不可触近"，故以"疝"论之。在病情上有实有虚，在病位上有里寒与表里皆寒之别。

"宿"，停止，留住；"宿食"，又称伤食或食积，是由脾胃功能失常，食物停积于胃肠所致的病证。首篇有"繫饪之邪，从口入者，宿食也"，一般证见腹胀痞闷，嗳腐食臭（馊），厌食或呕吐，或寒热，或大便不调。由于停留的部位不同，其所反映的证候也就有差异，如第二十四条，在上脘，当吐；第二十三条，下利，不欲食，当下。

腹满、寒疝、宿食三病在病位、证候、病机、脉象与治疗上有相似之处，故张仲景将其合为一篇讨论。首先，其病位皆涉及胃肠，腹满尚与脾肝肾有关，寒疝与肝脾关系密切，而宿食主要在脾胃肠。概言之，病变部位均在腹部。其次，三者在脉证上均有脉弦紧，腹部胀满或疼痛的相似症状。腹满是以脉弦和胀满为主，寒疝是以脉弦紧和腹痛为主，宿食亦可见紧脉，其胀满与疼痛并见。其三，三者在辨证施治上有共同之处，腹满与寒疝有虚寒为病的共同病机，实证腹满与宿食在成因上相似，故在治疗上可以互参。合篇之后，便于互相补充，易于临床掌握。

跌阳脉微弦，法当腹满，不满者必便难，两胠疼痛，此虚寒从下上也，当以温药服之。（一）

"胠（qū）"，《说文》释义"亦（古腋字）下也"，《广雅》释义"胁也"，《素问》王冰注"谓胁上也"，即胸胁两旁当臂之处。"下"，名词，表方位；"上"，动词，表趋向。

本条论述虚寒性腹满的病因、辨证和治则。"跌阳脉微弦"为总括，强调无论腹满，还是便难、胠痛，只要是属于虚寒的，其脉象总是微弦的。"跌阳"是胃脉，主中焦。"脉微弦"，是指脉微而弦。微为微脉，同阳微阴弦之"微"，非副词，是为中阳不足，脾胃阳虚之征。弦脉属肝，主寒主痛。脾胃虚寒，当升不升，当降不降，滞气停聚，土虚木郁，木不疏土，可致腹满，此即至虚有盛候。"不满者必便难，两胠疼痛"，一种病机，多种表现，同是脾胃虚寒，虽不腹满，但可见大便难；土虚木郁，肝经寒邪上逆，势必引起肝之经络所循行的胁下两胠部疼痛。木不疏土，气机呆滞，脏气不升，腑气不降，因而便难，治用补中益气汤，升脾以降胃肠之气，促进肠蠕动，或选大黄附子汤，激发肠管蠕动。"此虚寒从下上也，当以温药服之"，总结本条所述证候的成因和治法，中阳不足，元真不通，逆气上冲。病情既属虚寒，故均当用温药治疗。

有一种观点认为，本条是论述腹满寒疝总的病机。寒气起于下焦，下焦寒气上逆，既可导致腹满，亦可发生寒疝，前者是以腹满为主症，后者是以腹痛为主症。腹满有虚实寒热之分，属于虚寒者当温补，寒实者当温下，实热者应寒下。前人对寒疝的认识，凡腹部攻冲作痛，病情属寒者，皆属寒疝

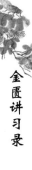

范围的疾患。寒疝亦可有"大便难"和"两胠疼痛"的症状。由于阴凝寒聚，结于胃肠，故大便难；寒气随肝经上逆，故两胠疼痛。寒疝为寒证，固然当温，但必须结合具体病情，进一步加以区别运用，属虚寒者当温补，属寒实者须温下。

病者腹满，按之不痛为虚，痛者为实，可下之。舌黄未下者，下之黄自去。（二）

本条论述腹满的虚实辨证，以及实证腹满的治法。原文在行文和修辞上运用了语意反诘手法。从"按之不痛为虚"可知，"痛者为实"承前省略了"按之"；从"痛者为实可下之"可知，"不痛者为虚"，不可下；从"舌黄未下者，下之黄自去"可知，舌不黄或虽黄已下，不能使用下法。总之，腹满的辨证方法，以按之痛与不痛分虚实，舌之黄与不黄分寒热。

"腹满，按之不痛为虚"，大抵按之不痛者为无形之气，此系元真不通，属于虚证，不可使用下法，而当温补，使气机升降复其常度，即第一条"当服温药"。"痛者为实，可下之"，按之痛者为有形之积，苔黄多由宿食或燥屎停积于胃肠，或由瘀血停蓄，属于实证，可用下法。"舌黄未下者，下之黄自去"，舌苔黄燥，为内有实热，未用下法者，下之则黄苔自去，腹满亦消。

舌黄固然是可下的参数，但必须综合判定，方为稳妥：第一，舌黄可下者具有舌苔黄燥，或起芒刺的特征，多见于以下四种情况：①宿食停积于胃，厌食腹胀痞闷，嗳腐食臭；②燥屎内结，具备五大症；③瘀血久蓄，有跌扑损伤史，痛有定处；④腹部术后，肠麻痹，无矢气。第二，舌黄不可下者多见于以下三种情况：①湿温，苔黄腻不燥，非化燥成实，不可下，下之则如《金匮要略·痉湿暍病脉证第二》之第十六条所言："若下之早则哕，或胸满，小便不利，舌上如苔者，以丹田有热，胸上有寒，渴欲得饮而不能饮，口燥烦。"正治法：外湿宜发汗，内湿宜利小便。②痰饮，苔黄腻，为痰饮郁久化热，热在痰中，重在化痰，辅以清热，如小青龙加石膏汤、温胆汤、小陷胸汤。除非是顽痰胶结如滚痰丸证、皂荚丸证，或饮积成实如十枣汤证，虽苔黄，一般不用下法。③嵌顿疝，或坏死性肠梗阻，有溃破倾向者，宜手术。第三，舌不黄可下者见于瘀血新停所致的肠麻痹、尿潴留，或水肿，或停饮成实如大陷胸汤证、十枣汤证，或腹部术后。第四，舌黄再下者，比如病重药轻，未达到泻下目的，或下后余邪未尽，故舌黄未去。

　　腹满时减，复如故，此为寒，当与温药。（三）

　　本条论述虚寒腹满的证治。上一条分辨了虚实胀，并提出实胀的治则，阙如的虚胀治则，此条弥之。这种情况就是《素问·异法方宜论》所说的"脏寒生满病"，是由脾胃虚寒，运化功能减退，元真不通所致。"腹满时减，复如故"，脾阳失于温运，寒自内生，虚寒之气凝聚不行则腹胀满。腹满之所以时轻时重，受两个因素的影响：其一，昼夜阴阳消长的影响，阳气生隆，脾阳受自然阳气之资助，则腹满时减，而随阳气衰减，腹胀如故，尤其黎明腹胀满严重。其二，随其所得者愈，随其所不喜为病，饮食、居处、情志、气候、治疗护理，得其所宜，则脏气复，邪气却而腹胀减；失其所宜，则腹胀满如故。"此为寒，当与温药"，证属虚寒，当予温补，方选理中汤或附子理中汤、桂枝去芍药加麻辛附子汤。临床上，虚寒性腹满与实热性腹满可做如下鉴别（表6）。

表6　虚寒性腹满与实热性腹满的鉴别要点

	虚寒性	实热性
病机	脾胃虚寒，中气痞塞	实邪阻滞，胃肠气机不通
触诊	按之不痛，喜温喜按	按之痛，拒按
程度	时有减轻	持续不解
舌诊	舌淡，苔白滑	苔黄燥
脉象	脉虚而迟	脉弦滑数
治法	温补	寒下

［案例］

　　陈某，女，49岁，干部，深圳人，2013年3月2日回南阳省亲，以大腹胀满半年就诊。素患胃病多年，纳差消瘦，迁延不愈，半年来又增腹胀夜重，不敢吃晚饭，仍大腹胀满依旧，胃寒便溏，夜半后才慢慢缓解。刻诊：面色无华，营养不良，消瘦腹软，苔白稍厚，舌质淡，有齿痕，脉沉细。纵观病情，纳差腹胀，畏寒便溏，苔白质淡，脉沉细，为脾阳不足，运化失职，湿浊内生，阻碍气机，气滞于腹，壅而不行，故大腹胀满。遂诊断为腹满，脾虚气滞型。治以温运健脾，消滞除满。方用厚朴生姜半夏甘草人参汤：厚朴30克，生姜30克，半夏15克，甘草8克，党参10克。上5味，以水1200毫升，煎取750毫升，分温三服，5剂，日1剂。3月8日，二诊，腹胀缓解，带药15剂，以期巩固。从本案可知，脾主运化，又主大腹，脾阳不足，脾气不升，运化失职，阴寒气滞于腹，则大腹胀满。《伤寒论》第275条云："太阴病欲解时，从亥至丑上"，从亥至丑，即21时至凌晨1时，为太阴经当令，脾阳（气）奋起行使运化之职，正邪相争则腹胀益甚，但毕竟脾阳不足，脾气不升，正不胜邪而败北，故偃旗息鼓，恢复常态。

病者痿黄，躁而不渴，胸中寒实，而利不止者，死。（四）

"痿"同"萎"。"萎黄"，指肤色枯黄，黯淡无神（气）。气色外见，色为五色，气为光华。关于平人之色，《素问·五脏生成》曰："青如翠羽者生，赤如鸡冠者生，黄如蟹腹者生，白如豕膏者生，黑如乌羽者生，此五色之见生也。"有色无气者，色枯不泽，则为死人之色，《素问·五脏生成》云："青如草兹者死，黄如枳实者死，黑如炲者死，赤如衃血者死，白如枯骨者死，此五色之见死也。"

本条论述寒实内结，里阳衰竭的危候。"病者痿黄"，脾色衰败，肤色枯黄，黯淡无神，状如黄土。"躁而不渴，胸中寒实"，外热曰躁，既躁当为热多渴，今不渴为里无热，属阴躁。腹满而连及胸中为寒实，此为阳气衰败，寒实内结使然。"利不止者，死"，实证当不下利，若下利则是虚寒之极反有实象（假实），而利不止者，是虚寒胃气下脱（中阳衰败），故判其必死。参考《金匮要略·肺痿肺痈咳嗽上气病脉证治第七》第四条之"上气喘而躁"，为垂死挣扎之象。

本条论述了腹满证的预后，应与前三条联系对勘，其意方明。第一条是总论虚寒性腹满的病因、脉证和治疗原则；第二、第三条是对寒热虚实的腹满进行辨证，并提出治疗原则，这两条病情尚属一般；本条则是邪实正虚，如攻其实则正气不支，补其虚则邪实更甚，故为不可治的死证。

寸口脉弦者，即胁下拘急而痛，其人啬啬恶寒也。（五）

"啬啬"，即瑟缩，形容因冷而身体蜷缩一团的状态。

本条论述表里皆寒的胠痛脉证。"胁下拘急而痛",此即胠痛,为不荣则痛。脾胃虚寒,土虚木郁,肝气挟寒邪为病,理同第一条。"寸口脉弦,其人啬啬恶寒",此"寸口"和第一条"趺阳"并举,意在说明感寒于表,瑟缩恶寒,而呈表里皆寒之证。

第一条是趺阳脉微弦,为脾胃虚寒,运化功能失职,故疾病的重点在于里寒。相比而言,本条是寸口脉弦,寸口主表,弦脉属阴,则为内外皆寒,可用柴胡桂枝汤加减治疗。此外,还有人认为本条是寒疝脉证,寒疝常常遇寒即发,成为内外皆寒的。

夫中寒家,喜欠,其人清涕出,发热色和者,善嚏。(六)

中寒,其人下利,以里虚也,欲嚏不能,此人肚中寒一云痛。(七)

这两条论述同因异证的感寒证。两条并列论述,必有其相同的病理基础,第六条谓"中寒家,喜欠",属宿疾,先病为本,第七条则承前省略了"中寒家,喜欠"一语。

"中寒家",综观这两条证候,符合第一条"趺阳脉微弦"的病机,应为中(zhōng)寒。脾肾阳虚,阴寒内盛,病情缠绵,故又可称之为中寒家。"喜欠",欠即呵欠。《灵枢·九针论》云"肾主欠";《灵枢·口问》云"阳者主上,阴者主下,故阴气积于下,阳气未尽,阳引而上,阴引而下,阴阳相引,故数欠";《类经》云"阳未静而阴引之,故为欠;阳欲达而阴发之,故为嚏;阴盛于下,气化于水,所以皆属乎肾。故凡阳盛者不欠,下虚者无嚏,其由于肾也可知"。素体虚寒,中阳不足之人,常打呵欠。讲义谓"里阳不虚,仍有伸展之机,故常呵欠",有悖经旨。"其人清涕出,发热色和者,善嚏",嚏即喷嚏。《灵枢·口问》云"阳气和利,满于心,出于鼻,而为嚏。"如果再出现鼻流清涕,发热,面色如常人,这是新感外邪所致,很容易打喷嚏。嚏是元真通畅,卫阳和利,能捍蔽体表的现象,《浅注》云"盖嚏者,雷气之义也,阴盛则阳伏,阳一得气而奋发,在天为雷,在人为嚏也"。中寒家虽复外感寒邪,肺窍不利,卫阳被遏,但邪犯尚浅,正气尚有驱邪外出之机,故善嚏。

寒为小邪,"小邪中里",寒邪直中,谓之"中(zhòng)寒",故腹痛下利，下利更损阳气，不能驱邪外出。《心典》云："阳欲动而复止，邪欲去而仍留也。""欲嚏不能"，近贤谓"阳虚无嚏"。《二注》①认为"阳气不能上升，故欲嚏不能"，主病重。由此可见，嚏之能否是判定阳气虚衰程度的标准之一。

这两条都是中寒家，第六条为外中寒，属于表寒；第七条为直中于里，属于里寒。因此，这两条是同因异证的感寒证。

夫瘦人绕脐痛，必有风冷，谷气不行，而反下之，其气必冲，不冲者，心下则痞。（八）

"风冷"，指贪食生冷或寒邪直中于里。"谷气"，指饮食之气。《后汉书·华佗传》云："人体欲得劳动，但不当使极耳。动摇则谷气得消，血脉流通，病不得生"。"谷气不行"，在这里指矢气不通。

本条论述里虚寒证误下后的变证。"瘦人"，说明脾胃素虚，形气不足，脾胃升降失序，矢气不转，可见绕脐疼痛，若误下更伤脾气，脾气升腾愈加勉强，胃气随之上逆，而呈上冲之象，或可成为痞证。"绕脐痛"是原发病，其致病之因是"必有风冷，谷气不行"，这里用倒叙笔法，即贪食生冷或感受寒冷，使寒邪直中于里，理同第七条，寒主收引凝滞，致矢气不转，故绕脐疼痛（小肠痉挛），热敷或温中可愈，应选大建中汤。"而反下之"，本为中（zhōng）寒而中（zhòng）寒，温中可也，医用下法，故曰"反"。之所以反下，必有导致误治的假象。《伤寒论》第239条说："病人不大便五六日，绕脐痛，烦躁，发作有时者，此有燥屎。"尽管有绕脐痛一症，而其他阳明腑实证阙如，医者应明鉴之。若仅据绕脐痛而盲目攻下，必致变证丛生。

"其气必冲"，误下后其气上冲，是患者的自觉症状。平人正气旺盛，"阳者主上"，阳气向上向外温运，出于自然，如脾气升，胃气降，肠蠕动，并无感觉。此病本为阳虚内寒，复误服苦寒下药，脾气受挫，其升腾之力颇为勉强，好像长途赛跑最后冲刺一样，故而有了上冲的感觉。参考《伤寒论》第15条"太阳病，下之后，其气上冲者，可与桂枝汤，若不上冲（转痞），不可与之"，此刻可选桂枝汤或桂枝加桂汤主之。值得一提的是，桂枝加桂汤、

---

① 《二注》：《金匮玉函经二注》的简称，清代周扬俊撰。

苓桂甘枣汤重用桂枝，桂枝生姜枳实汤证也用桂枝，说明桂枝善于平冲，既能温通心阳，振奋肾阳，又能升发脾阳，使其恢复生升常度，故可用于奔豚气、诸逆心悬痛等。此虚寒绕脐痛，误下后其气必冲，选用桂枝加桂汤，也缘于此。"不冲者，心下则痞也"，说明误下后正气已无抗争之力，邪气势必陷于心下，聚而成痞，此为阳衰寒盛致痞，当予温补，宜理中汤或附子理中汤，以温阳散寒，振奋中阳，恢复升降之机。

病腹满，发热十日，脉浮而数，饮食如故，厚朴七物汤主之。（九）

厚朴七物汤方：

厚朴半斤　甘草三两　大黄三两　大枣十枚　枳实五枚　桂枝二两　生姜五两

上七味，以水一斗，煮取四升，温服八合，日三服。呕者，加半夏五合。下利，去大黄。寒多者，加生姜至半斤。

本条论述腹满兼表证的证治，即太阳阳明合病。"病腹满，发热十日"，并非先病腹满，后再发热，而是说腹满出现于发热之后。既然发热，说明有表证。腹满于9时至15时加重。"脉浮而数"，病在表则脉应浮紧，阳明腑实则脉应滑数或沉迟有力，今脉见浮数，腹部又见胀满，可知病情不完全在表而又趋向于里，并且里证重于表证。"饮食如故"，是具有鉴别意义的体征。中焦胃气未病，从服药后下利去大黄，寒多加重生姜可知，疾病未及太阴脾，而为病位在肠，属于阳道实，虽然出现了腹满，但不同于像厚朴三物汤证那样痛而闭，否则何以谓"饮食如故"？故用表里双解法，以厚朴七物汤治之。此方由桂枝汤去芍药合厚物三物汤而成，方中桂枝汤解表而和营卫。因腹但满而不痛，故去芍药合厚朴三物汤，行气除满以治里实。以方测证，尚有大便秘结、苔黄等。

一般情况下，表里同病的，实证应先解表，后攻里；虚证应先温里，后解表。今发热十日，脉不浮紧，而是浮数，腹部又见胀满，可知病的重心在里，故采用表里双解法治疗。不然，仍当按照先表后里的原则，这是临证时应当注意的。

腹中寒气，雷鸣切痛，胸胁逆满，呕吐，附子粳米汤主之。（十）

附子粳米汤方：

附子一枚（炮）　半夏半升　甘草一两　大枣十枚　粳米半升

上五味，以水八升，煮米熟，汤成，去滓，温服一升，日三服。

"雷鸣"，形容肠鸣音响声大。"切痛"，形容腹痛剧烈。

本条论述脾胃虚寒，水湿内停的腹满痛证治。病位在腹中，主症是肠鸣。脾胃阳虚，不能运化水湿，故雷鸣腹痛；寒气上逆，故胸胁逆满，呕吐。除此之外，还有四肢逆冷，脉细而迟，舌苔白滑等。治以附子粳米汤散寒降逆，温中止痛。方中炮附子温中散寒以止腹痛，半夏化湿降逆以止呕吐，粳米、甘草、大枣扶益脾胃以缓急迫。如脾胃寒甚者，可加蜀椒、干姜逐寒降逆。附子粳米汤与理中汤均治中焦寒证，但前者重在呕吐，后者重在下利。

附子粳米汤中半夏反附子，赤丸中半夏反乌头，相反为何同用？十八反一说，最早见于金代张子和的《儒门事亲》，其歌诀则形成于元代，要比张仲景的时代晚得多。按照张仲景的用法，临床并未发现毒副作用，这已经为不少同仁所证实。然而，这些禁忌约定俗成，指导着药房调剂。到底用还是不用，只能是见仁见智了。

痛而闭者，厚朴三物汤主之。（十一）

厚朴三物汤方：

厚朴八两　大黄四两　枳实五枚

上三味，以水一斗二升，先煮二味，取五升，内大黄，煮取三升，温服一升，以利为度。

"闭"，指大便闭结，矢气滞塞不通。

本条论述胀重于积的腹满证治。"痛而闭"，是指矢气不转，大便不通而腹部胀满疼痛，其病机是实热内积，气滞不行。气滞重于积滞，故不用承气而用厚朴三物汤行气通下。本方以厚朴为主药，行气泄满；大黄后下，以保持犀利之性以救急，不同于他方之用法，合枳实去积通便，故适用于内实气滞之证。

厚朴三物汤即小承气汤重用厚朴，药味相同，分量不同，故主治即有差异。小承气汤重用大黄，大黄四两，厚朴二两，枳实三枚，大黄：厚朴＝2：1，主要在于攻下。厚朴三物汤重用厚朴，厚朴八两，较前方为4倍，大黄量不变，大黄：厚朴＝1：2，主要在于行气除满。大黄后下，"将军"开关，厚朴顺气，枳实收缩加压，配合默契，行气通下之力迅猛。

［案例］

1964年，在校大学生作为省社会主义教育工作队成员，在襄城县参加四清运动，我的包队伙伴潘某患腹胀痛难耐，恳求把肚子打开，房东大娘见状，找来地枯萝1个，切片，说能消胀，屎壳郎（蜣螂）3个，说是能拱开腹胀，煮水喝下，半个小时后，连续排出大量矢气，腹胀渐次缓解。后来学习《金匮要略·腹满寒疝宿食病脉证治第十》，才知道这叫痛而闭，胀重于积，属于厚朴三物汤证，当时若用厚朴三物汤也是对的。

按之心下满痛者，此为实也，当下之，宜大柴胡汤。（十二）

大柴胡汤方：

柴胡半斤　黄芩三两　芍药三两　半夏半升（洗）枳实四枚（炙）大黄二两　大枣十二枚　生姜五两

上八味，以水一斗二升，煮取六升，去滓，再煎，温服一升，日三服。

本条论述满痛在于心下（胃及两胁），病属少阳、阳明的证治。"按之心下满痛"是辨证的重点。"心下"指胃脘部位，多旁及两胁。以方测证，尚有郁郁微烦，往来寒热，舌苔黄，脉弦有力等。心下痞满，而且按之作痛，可知内有实邪，实者当下，但由于病位较高，邪在少阳、阳明，病虽在里，而连及于表，故用大柴胡汤两解表里，其实仍以攻下为主。大柴胡汤是由小柴胡汤去参草，增生姜之量，加芍药、大黄、枳实而成。方中以柴胡为主，配黄芩、半夏、生姜以和解少阳之邪，配芍药、大黄、枳实以泻阳明热结之实，用大枣以安中，如此内外兼顾，则少阳、阳明之实邪可解，"按之心下满痛"之证可除。大凡满痛局限于胃脘及两胁的疾病，如急性胆囊炎、胆石症、胆道蛔虫、急性胰腺炎、肝炎、肝脓疡、肝癌，以及宿食病，皆可将大柴胡汤作为基础方。

同是腹满实证，本条的心下满痛，与上一条的腹中满痛，在病机、病位上有所不同：前者满痛局限于胃脘及两胁，后者全腹满痛，胀痛甚。

腹满不减，减不足言，当须下之，宜大承气汤。（十三）

大承气汤方：

大黄四两（酒洗）　厚朴半斤（去皮，炙）　枳实五枚（炙）　芒硝三合

上四味，以水一斗，先煮二物，取五升，去滓，内大黄，煮取二升，内芒硝，更上火微一二沸，分温再服，得下，余勿服。

本条论述积和胀俱重的里实证治。"腹满不减"，是说腹部胀满没有减轻的时候。这是腹满的里实证，由气滞与燥屎屡次内结引起，即《素问·至真要大论》所说的"诸腹胀大，皆属于热"。"减不足言"是插笔，意在加强辨证，还用作审因释疑，是说腹满有时减轻的即非实证。"不足言"是否定词，与前一句"不减"的肯定词对举，并引出与第三条"腹满时减，复如故，此为寒，当与温药"的两相对照，一虚一实，昭然若揭。既是实证，经云"中满者，泻之于内"，宜用大承气汤攻下里实。既用大承气，必确系燥结，当见脘腹痞满与脉实。煎法特别注意硝黄后下，久煎会减缓泻下作用。柯琴认为："生者气锐而先行，熟者气钝而和缓，张仲景欲使芒硝先化燥屎，大黄继通地道，而后枳朴除其痞满。"

以上四方，统治腹满，皆有攻泄的作用，但有缓急的不同，故在主治上亦有区别。厚朴七物汤是腹满兼有表证，大柴胡汤是满痛并重于心下两胁，有时可延及下腹；厚朴三物汤是满痛遍于中脘，胀甚于积；大承气汤是满痛多在绕脐部，胀积俱重。临床辨证上除腹诊外，还须根据全面证候做出处理。

［案例］

全某，男，62岁，经商，大庆市人，以胃脘胀，嗳气40年，于2012年9

月 28 日初诊。每年 7 至 9 月复发性胃胀，凌晨 3~7 时明显，嗳气，矢气不爽，腹中寒，大便不实，苔白稍厚，脉沉弦，胃镜提示为慢性浅表性胃炎。纵观病情，脾为阴土主升清，胃为阳土功降浊，升降相因，肝主疏泄，斡旋其中，脾胃阳虚，升降失序，而且母能令子虚，则逢秋季发作，土虚木郁，故凌晨胃胀加重。遂治以温中健脾，行气散结，方用厚朴生姜半夏甘草人参汤合柴胡桂枝干姜汤：厚朴 30 克，生姜 12 克，半夏 12 克，甘草 10 克，党参 12 克，柴胡 16 克，黄芩 10 克，桂枝 8 克，干姜 8 克，天花粉 8 克，生牡蛎 12 克。6 剂。10 月 5 日，二诊，询其病情，诉现胃脘胀，其发作时间顺延为 9 时至 21 时，此系由脏出腑，为向愈征兆，遂治以行气除满，疏表散寒，方用厚朴七物汤：厚朴 30 克，甘草 10 克，大黄 8 克，红枣 3 枚，枳实 15 克，桂枝 10 克，生姜 20 克。3 剂，上 7 味，加水 1200 毫升，煎取 750 毫升，分温三服。药汁呈淡黄色，其妻不屑说："能治疗吗？"然而药进 2 剂，脘腹胀顿失。从本案可知，脘腹胀满，凌晨发作为土虚木郁，经过温中行气，推迟至 9~21 时，此刻为太阳经、阳明经主时，系由脏出腑，由里达表，为向愈佳兆。厚朴七物汤由厚朴三物汤合桂枝去芍药汤组成，前者行气除满去里实，后者通彻表里，调和营卫，达到表里双解。

崔某，男，51 岁，南阳市人，以复发性早饱早饥，胃痛胀满，卧起不安，口臭便秘，于 2013 年 6 月 7 日初诊。刻诊：胃痛拒按，口臭，舌苔黄厚腻，脉沉弦。纵观病情，痰热互结，腐败气血，而胃不和则卧不安。遂诊断为胃痛（糜烂性胃炎），湿热中阻型，属大结胸证。治以清热化湿，祛瘀生新，方用大陷胸汤：大黄 12 克，芒硝 8 克，甘遂粉 1.5 克（冲服），水煎去渣，取 600 毫升，分温三服，2 剂。6 月 21 日，二诊，自述药后泄泻，尿量增加，胸脘满痛顿减，但停药后又反复。考虑到大陷胸汤为峻剂，不可久服，遂作改进：大黄 9 克，三棱 10 克，莪术 10 克，赤芍 10 克，郁金 10 克，全栝楼 30 克，赭石粉 15 克，枳实 10 克，黄芪 20 克，北沙参 15 克，蒲公英 30 克。日 1 剂，水煎服，7 剂。7 月 17 日，三诊，断续服药 21 剂，症状基本缓解，仍时轻时重。胃镜报告：平坦糜烂性胃炎，胃窦黏膜表面呈红色，上有黏液附着。病未痊愈，以上方续服。8 月 15 日，四诊，经历 2 个月的治疗，症状消失。为了巩固疗效，以上方加工成水丸，每服 10 克，日三服。《伤寒论》第

135条谓："结胸热实，脉沉而紧，心下痛，按之石硬者，大陷胸汤主之。"糜烂性胃炎的症状与大陷胸汤证十分吻合，其口臭一症多为幽门螺杆菌感染所致，故加大剂量蒲公英以杀灭之，也可配合二联抗生素治疗。大陷胸汤药力峻猛，只可应急，不宜久服，故稍作变通。方中大黄清热凉血活血，栝楼、枳实宽中下气，代赭石重镇降逆，三棱、莪术、赤芍、郁金行气活血，祛瘀生新，蒲公英清热解毒，尤以杀灭幽门螺杆菌见长，并以北沙参、黄芪益胃养阴，促进胃粘膜的修复和重建。药后或腹泻，为推陈致新，随着秽浊减少，其泻自止。排出的粘冻样物为炎症分泌物，勿怪。

心胸中大寒痛，呕不能饮食，腹中寒，上冲皮起，出见有头足，上下痛而不可触近，大建中汤主之。（十四）

大建中汤方：

蜀椒二合（汗）　干姜四两　人参二两

上三味，以水四升，煮取二升，去滓，内胶饴一升，微火煎取一升半，分温再服；如一炊顷，可饮粥二升，后更服。当一日食糜，温覆之。

"见"同"现"。"上冲皮起，出见有头足"，形容腹中寒气攻冲，腹皮突起如头足样的块状物（肠形）。"如一炊顷"，约当烧一餐饭的时间。"食糜"，指吃粥。

本条论述脾胃虚寒的腹痛（寒疝）证治。"心胸中大寒痛"，是言其痛势十分剧烈，痛的部位相当广泛，而其病本在于"腹中寒"一语，不外中寒家，中寒，腹中痛。从上下来说，由腹部到心胸；从内外来说，由脏腑到经络，均为寒气所充斥，故发生剧烈的疼痛。当寒气冲逆时，则腹部上冲皮起，出现似有头足状的块状物（肠形），上下攻冲作痛，而且不可以手触按（拒按）。本篇第二条说："病者腹满，按之不痛为虚，痛者为实"，此"痛而不可触近"，从表面现象看，似乎属实证，其实是严重的虚寒证，必须明察：其痛上下走窜，没有定处，其满时减时增，非若实证之腹满痛，着而不移，其满不减。以此为辨，则虚实自明。寒气上冲，故呕吐不能饮食。除此之外，还应兼见手足逆冷，脉沉伏等症。病由脾胃阳衰，阴寒内盛，横行腹中，上逆心胸所致，故用大建中汤温中建运，祛寒止痛。方中胶饴缓中补虚为主，人参补中健运为辅，蜀椒、干姜辛热散寒止痛为佐，蜀椒兼能降逆安蛔（蛔得辛而伏）。冉雪峰认为："本方从建中着手，所谓病在上下，治其中也。此际补中而虚未可复，宽中而气未可通，故惟借椒姜之大辛大温者，兴奋鼓舞，建立中气于既败之余，而重加饴糖，又复啜粥，纯在培育中焦生生之气斡旋，迥非他项温窜之品，一过无余者可比，妙在人参，可以助饴糖之培养，可以助姜椒之兴奋，大气一转，其结乃散。太阳既出，爝火皆消。人以后天谷气为本，中之阳回，则上下之阳俱回，上下之阳回，而中气安有不建立者乎？所以谓之大也，不治痛而痛自止，不温下而下之阴除，不温上而上之阳宣，立方之妙如此。"

　　附子粳米汤证与大建中汤证同属脾胃虚寒，但前者偏于水湿内停，故重用半夏以去水化湿，后者偏于阴寒内盛，故重用干姜（相当于通脉四逆汤中的干姜用量）以温中散寒。由此可知，两者虽同有腹痛，但前者以腹中雷鸣为突出，后者则攻冲之势较甚。同时，大建中汤用人参、饴糖，可知其虚的程度较附子粳米汤为重。从药物性能来看，治虚寒性腹痛，附子不如干姜；治虚寒性呕吐，半夏不如蜀椒；温养脾胃，甘草、粳米、大枣不如人参、饴糖。

　　气温骤降，寒气直中胸腹，或衣不避寒，或暴饮冷水，寒邪直中，筋脉蜷缩，肠管挛急，都可引起寒气攻冲绞痛，即肠痉挛，腹部检查未形成板样腹者，即可投大建中汤。仓促之间也可用热水袋、电热煲热熨腹部，效果亦捷。

［案例］

　　辛某，男，28岁，学生，1994年12月20日，以剧烈脘腹痛就诊。当时我在郑州讲学，早晨气温骤降，该生未及时增加衣服，遂致剧烈脘腹痛。体检：虚寒体质，营养中等，手足冷，脘腹部拒按，但无包块，疼痛可转移，苔薄白，脉沉紧。纵观病情，本虚寒体质，外寒直中，筋脉蜷缩，拘挛不通，虽拒按并无包块，至虚有盛候，仍属虚证，腹膜刺激征（-），为因寒致痛。遂诊断为胃脘痛，寒邪客胃型，治以温胃散寒，行气止痛，急以热水袋温熨，稍微缓解，遂授大建中汤加减：蜀椒 4 克，干姜 16 克，党参 10 克，生麦芽 30 克，陈皮 15 克，木香 6 克。3 剂，日 1 剂，水煎服。

胁下偏痛，发热，其脉紧弦，此寒也，以温药下之，宜大黄附子汤。（十五）

大黄附子汤方：

大黄三两　　附子三枚（炮）　　细辛二两

上三味，以水五升，煮取二升，分温三服；若强人煮取二升半，分温三服。服后如人行四五里，进一服。

本条论述寒实内结的证治。对"温药下之"一语，历代注家皆释为寒实内结，大便不通，故用温下法治疗，而对"发热"一症又不可解，故讲义说发热"由于寒实内结，阳气郁滞，营卫失调所致"，又说"但这种发热，在寒实内结的情况下，不一定出现"，不能自圆其说。其实本证以"胁下偏痛"为特征，以其偏着胁下，应属"积聚"范畴，准确地说是指"癖气"。本篇是腹满寒疝与宿食合并论述，故其"癖气"是由宿食久积而成。宿食停滞，积聚盘结，粘挂于肠袋，郁久化热，故发热。在大黄附子汤中，大黄善破瘀活血，附子、细辛温通血脉，合之可温下寒实，荡涤积聚，故曰"以温药下之"，刺激肠蠕动。

"胁下偏痛"，谓左胁下或右胁下痛，系寒实内结，宿食停滞，形成积聚（癖气）；宿食停滞，积聚盘结，郁久化热，故发热，而脉紧弦（关部，随癖气之所在出现于同侧）主寒主痛，故宜用大黄附子汤温下寒实，荡涤积聚。方中大黄泻下通便，消瘀破癥，附子、细辛温经散寒，并能止痛。

经方往往以细辛与附子同用，治疗寒邪内伏。除了本方之外，还有麻黄附子细辛汤、桂枝去芍药加麻辛附子汤。大黄附子汤以其配大黄，侧重于温下寒实，使从腑而解，属温阳通便法；麻黄附子细辛汤以其配麻黄，侧重于温散寒邪，属温经解表法。两方仅在一味药和用量上的出入，而主治证候就有很大的区别，这对临证用药有很大启发。

［案例］

张某，女，35 岁，唐河县人，1986 年 12 月以腹痛腹部包块，排便困难就诊。之前曾经两家医院疑为"游走肾""右腹占位性病变"待查，未能确诊。刻诊：右腹平脐包块直径约4厘米，拒按，触诊激惹后如拳头大，苔黄厚，脉沉紧。追询：一个月前挖红萝卜时，因饥饿吃了两个红萝卜，午餐时又吃了两大碗饺子，后觉腹部疼痛，经医生注射了解痉止痛针，从此腹痛缠身，转诊县、市医院而不效。"伏其所主，先其所因"，结合症状和体征，遂诊断为宿食、槃气。授大黄附子汤加槟榔、二丑，3剂，带药返家。3日后其夫来诉，大便已通，肿块消失，求再开药。因虑根深蒂固，仍守原方，又恐损伤胃气，加山药20克，药未吃完，患者述病又反复。"实实"之过，遂令把山药去掉，续服而愈。

寒气厥逆，赤丸主之。（十六）

赤丸方：

茯苓四两　　乌头二两（炮）　　半夏四两（洗）一方用桂　　细辛一两《千金》作人参

上六味，末之，内真朱为色，炼蜜丸如麻子大，先食酒饮下三丸，日再夜一服。不知，稍增之，以知为度。

"厥逆"，既指病机，又言症状，其症状有手足厥冷，其病机为寒气所致。"真朱"，即朱砂，此处为张仲景书中唯一用之。

本条论述寒饮腹痛厥逆的证治。原文述证简略，以方测证，本病为脾肾虚寒，水饮上逆所致，除腹痛肢冷外，还应有呕吐和心下动悸等症。脾肾阳虚，水饮内盛，寒气挟水饮上逆，故腹痛；阳气不振，不能外达于四肢，故手足厥冷。治以赤丸散寒止痛，化饮降逆。方中乌头与细辛相伍，可以治沉寒痼冷所致的腹痛；茯苓与半夏相伍，可以化饮止呕。至于用朱砂，取重镇以降逆，朱砂为硫化汞，外刚内柔，体阴用阳，能通乌、辛不能通之气，能降苓、半不能降之逆，方名标"赤丸"，所重在此。

第五版《金匮要略讲义》引《千金方》记载有"射罔"一味。射罔是用草乌头汁制成的膏剂，性味苦热，有毒，治瘰疬结核，瘘疮毒肿，头风风痹，腹中癥结，疟疾，疝气。《本草纲目》云："草乌头取汁，晒为毒药涂箭头，射禽兽，故有射罔之称""或中者，以甘草、蓝青、小豆叶、浮萍、冷水、荠茛皆可御也"。

［案例］

曹某，男，45 岁，海氏牛肉汤锅属下的烧饼师傅，平素总觉"火大"，一日将刚宰杀的牛苦胆取下对口挤吞，遂觉心胸胃脘结塞满闷，坐立不安，两手冰冷，求治于我。这应属寒气厥逆之赤丸证，仓促之间，赤丸不可求，急予藿香正气水 3 支，共 15 毫升以解之。藿香正气水用酒勾兑，亦"酒饮下"意，得以缓解。

寒气厥逆之证，在《伤寒论·辨厥阴病脉证并治第十二》中亦有记载："病人手足厥冷，脉乍紧者，邪结在胸中，心下满而烦，饥不能食者，病在胸中，法当吐之，宜瓜蒂散。"文中所述症状与本案极相似，对于邪气结而未固，可用吐法一涌而愈。

腹痛，脉弦而紧，弦则卫气不行，即恶寒，紧则不欲食，邪正相抟，即为寒疝。寒疝绕脐痛，若发则白汗出，手足厥冷，其脉沉弦者，大乌头煎主之。（十七）

大乌头煎方：

乌头大者五枚（熬，去皮，不㕮咀）

上以水三升，煮取一升，去滓，内蜜二升，煎令水气尽，取二升。强人服七合，弱人服五合。不差，明日更服，不可一日再服。

本条论述寒疝的病机和证治。"寒疝绕脐痛"，对寒疝的症状描述得很形象具体。若发作仅说"白汗出，手足厥冷"，不提绕脐痛，这是运用修辞学的旁借对比（借代），以大名代小名，以全身代局部，以结果代原因。"白汗"，指因剧痛而出的冷汗。正因为发作时绕脐痛加剧，迫使"白汗出，手足厥冷"。

上段论述寒疝的病机。"弦则卫气不行，即恶寒，紧则不欲食，邪正相抟，即为寒疝"为对句互文，是说弦脉与紧脉，皆为阴脉，主寒盛。寒盛之因，由于阳虚。阳气无力外达，则恶寒；无力运化，则不欲食；阴寒内盛，则绕脐部发生疼痛。下段是描述寒疝发作时的情况。寒疝本具绕脐疼痛，发作时由于疼痛加重，因而汗出肢冷，此时脉象也由弦紧转为沉紧，说明疼痛已至相当剧烈的程度，故用大乌头煎破积散寒止痛。乌头性大热，临床常用来治疗沉寒痼冷，对于腹痛、肢冷、脉象沉紧的发作期寒疝，可以祛寒助阳，缓和疼痛。用蜜煎者，既能制乌头毒性，又可延长药效。方后云"强人服七合，弱人服五合，不差，明日更服，不可一日再服"，可知药性剧烈，用时宜慎。本方用大乌头（川乌）五枚，据测量每枚重10克，共计50克，再加上其炮制仅为炒焙，不若现代的炮制法。临证时可选用制川乌10克，医者必先品尝鉴定，一小时后仍不麻口为准，方可使用。

寒疝，腹中痛，及胁痛里急者，当归生姜羊肉汤主之。（十八）

当归生姜羊肉汤方：

当归三两　生姜五两　羊肉一斤

上三味，以水八升，煮取三升，温服七合，日三服。若寒多者，加生姜成一斤；痛多而呕者，加橘皮二两、白术一两。加生姜者，亦加水五升，煮取三升二合，服之。

本条论述寒疝属于血虚的证治。寒疝多由寒盛引起，本证则是由血虚引起的胁腹疼痛。两胁属肝，肝主藏血，血不足则胁腹部分失去阴血的濡养，"不荣则痛"，故筋脉拘急。除了腹痛外，突出地表现为胁痛里急。这种疼痛多为痛轻势缓，得按熨则减，脉弦带涩或微紧无力，并伴有面色苍白，身倦神疲，食少纳差等虚证。治以当归生姜羊肉汤养血散寒，补虚生血。当归养血，行血中之滞，生姜宣散寒邪，两药合用则宣行气血，温散寒邪而止痛；羊肉为血肉有情之物，补益气血，与归姜同用，温肝脾，散寒邪，养筋脉而止痛。《素问·阴阳应象大论》云："形不足者，温之以气；精不足者，补之以味。"本方就是依据这一理论制定的形精兼顾的方剂。

［案例］

袁某，女，50岁，南阳市人，素患胃脘胁痛，纳呆食少，畏寒喜暖，喜哈腰，站着不如坐着，坐着不如蜷卧，屡服养胃止痛药不效。胃镜报告：萎缩性胃炎。刻诊：胃脘及胁肋无积气，无压痛，但腹肌稍紧张，舌淡红，苔少，脉沉细无力。纵观病情，胃脘及胁肋冷痛，喜暖喜按，自觉拘急，脉沉细无力，为虚劳寒疝，不荣则痛。遂诊断为寒疝，血虚寒凝型。治以养血散寒，方用当归生姜羊肉汤：当归 12 克，生姜 20 克，山羊肉 250 克，加水 2500 毫升，炖至肉熟，取 1000 毫升，分温吃肉喝汤。同时，服用一贯煎加味：北沙参 15 克，麦冬 20 克，当归 10 克，生地 12 克，枸杞 15 克，川楝子 6 克，黄芪 20 克，山药 15 克。加水 1200 毫升，煎取 600 毫升，分温 3 服。10 天为一个疗程。当归生姜羊肉汤是中华药膳第一方，有散寒止痛，建安中气之效；胃为阳腑，喜润恶燥，一贯煎滋养肺胃，利于胃纳腐熟，故以两方配合缓图。

寒疝，腹中痛，逆冷，手足不仁，若身疼痛，灸刺诸药不能治，抵当乌头桂枝汤主之。（十九）

乌头桂枝汤方：

乌头

上一味，以蜜二斤，煎减半，去滓，以桂枝汤五合解之，得一升后，初服二合，不知，即取三合；又不知，复加至五合。其知者，如醉状，得吐者，为中病。

桂枝汤方：

桂枝三两（去皮）　　芍药三两　甘草二两（炙）　　生姜三两　大枣十二枚

上五味，剉，以水七升，微火煮取三升，去滓。

"抵当"，《辞源》作"抗拒，抗御"解。"抵当"后省略宾语"之"。

第十七条大乌头煎证是里寒证，本证是表里皆寒证，里寒为主因，外寒为诱因。腹痛是寒疝的主要症状，由寒气内结所致。阳气大衰，不能达于四肢，故手足逆冷，寒冷之极则手足麻痹而不仁。身体疼痛由寒邪痹阻肌表，营卫不和所致，是重要的兼证，也是遣用本方的依据之一。病属内外皆寒，表里同病，并非用单纯的解表、温里或针刺等法所能奏效，故以乌头桂枝汤抵当之，共解表里寒邪。方中乌头祛寒止痛，桂枝汤调和营卫以散表寒。药后如醉状或呕吐，是药已中病的瞑眩反应，勿怪。

以上寒疝三方在治疗上的区别：寒特重，腹部剧痛而现肢冷自汗，用大乌头煎；或兼见身体疼重，为寒邪伤表，用乌头桂枝汤；寒疝属血虚以胁痛里急为特征者，用当归生姜羊肉汤。

其脉数而紧乃弦，状如弓弦，按之不移。脉数弦者，当下其寒。脉紧大而迟者，必心下坚。脉大而紧者，阳中有阴，可下之。（二十）

本条综述寒实可下证的脉象与治法。紧数相合，则为弦脉，其状如张弓弦，按之不移。这种弦脉是弦而有力的，不是虚弦。"脉数弦者，当下其寒，脉紧大而迟者，必心下坚；脉大而紧者……可下之"，这里运用了互备的修辞方法。脉数大为阳，主邪盛，弦、紧、迟为阴，主内寒，这是"阳中有阴"的寒实证，证见心下坚满，当用温下的方法治疗。

问曰：人病有宿食，何以别之？师曰：寸口脉浮而大，按之反涩，尺中亦微而涩，故知有宿食，大承气汤主之。（二十一）

本条从脉象变化论述宿食的方治。宿食多由饮食失节，停滞不化所致。由于宿食内结，气壅于上，上以候上，故在寸口部位出现浮大的脉象，然而"谷多不能益脾而反伤脾。按之脉反涩者，脾伤而滞，血气为之不利也。尺中亦微而涩者，中气阻滞，而水谷之精气不能逮下也。是因宿食为病"，这是宿食当下之脉。徐大椿在《用药如用兵论》中云"挟宿食而病者，先除其食，则敌之资粮已焚"，故用大承气汤下其宿食。

脉数而滑者，实也，此有宿食，下之愈，宜大承气汤。（二十二）

本条继续论述宿食的脉象。滑主宿食，数脉主热，滑而兼数，是胃肠有实热，由于宿食新停，胃肠气机壅滞不甚，故脉象数而滑利，但皆为实脉，故可考虑攻下。

一般来说，宿食多见滑脉。从以上两条看，滑与涩相反，何以均主宿食？因宿食新停，壅滞未甚，病情较浅，故脉象滑利；食积较久，胃肠气滞不通，病根较深，故脉象涩滞。又因积滞已久，不急予攻下，势必损伤正气，故毫不犹豫地用"大承气汤主之"。宿食新停，病又轻，虽然可下，但不一定需要大承气汤攻下，故加"宜"字，以示尚有斟酌余地。对此，现代用烂积丸、四消丸、化滞丸等治疗，亦可用所伤之物烧炭，煎水送之。

> 下利不饮食者，有宿食也，当下之，宜大承气汤。（二十三）

本条论述宿食下利的治法。宿食病出现下利泄泻，系"谷多则伤脾，而水谷不分"；不欲食，系"谷停则伤胃，而恶闻食臭"，故虽下利而仍不欲进食，可知宿食虽去而未尽去，可用大承气汤因势利导，下其宿食，此即《素问·至真要大论》"通因通用"之义。

以上三条皆用大承气汤治疗宿食，但因叙证简略，故须前后互相联系研究。此外，还应注意以下几点：①病史：有无暴食；②舌象：苔白厚腻，黄腻，黄燥，质暗；③腹证：胃腹胀满；④大便：恶臭，便色灰白，有脂肪滴。多方考究，方能无误。切忌视泄泻为肠炎，误投抗生素，以及误投酵母片等。同时注意胃肠休息疗法。

宿食下利不同于三阴下利，宿食不欲食不同于虚证不欲食。程郊倩强调以证候虚实辨："伤食恶食故不欲食，与不能食者自别，下利有此，更无别样虚证，知非三阴之下利。"《金鉴》主张以症状先后辨："初下利不欲食者，是伤食恶食不欲食也；久下利不欲食者，是脾伤不能食也。今初下利不欲食，以有宿食也。"

宿食是食物在胃肠停止、留住而成为致病因素。宿食病多为进食太多，超过了胃肠正常负荷，或胃阴不足，受纳腐熟无力，或误食腐败食物，或食物夹生不熟，不易消化，停滞而为病，症见厌食呕吐，嗳腐食臭，腹胀腹痛，便秘或泻，发热恶寒等，而常被误诊为急性胃炎、急性肠炎、胃肠型感冒。其实，呕吐、腹泻是现存正气驱邪外出的反应，发热、恶寒、头昏是营卫失和的宿食类伤寒。正气欲驱邪而不力，需药物以助力，欲吐者"因而越之"，欲泻者"引而竭之"，疏导荡涤、消食化积，张仲景于此用大承气汤。笔者则力荐大柴胡汤，既治腹泻，也治宿食，俗语说"是病不是病，肠胃打扫净"，此方是疏理少阳胆和三焦的主方，因三焦是水液和元真通行的道路，用之既能荡涤积滞宿食，又能疏通道路，不失"通"

"和"二法。

　　宿食在上脘，当吐之，宜瓜蒂散。（二十四）

瓜蒂散方：

瓜蒂一分（熬黄）　　赤小豆一分（煮）

　　上二味，杵为散，以香豉七合煮取汁，和散一钱匕，温服之。不吐者，少加之，以快吐为度而止。亡血及虚者不可与之。

　　本条论述宿食在上脘的治法。宿食停滞在胃的上脘，则胸闷泛恶欲吐，这是正气驱邪外出的表现，可用瓜蒂散因势而吐之，此即《素问·阴阳应象大论》"其高者因而越之"的治疗方法。瓜蒂味苦，赤小豆味酸，酸苦涌泄为阴，能涌吐胃中实邪，佐香豉以开郁结，和胃气。本方常用于胃中宿食不化，或痰涎壅塞引起的胸膈胀满等症。

　　瓜蒂散为涌吐剂，凡属阳证实证，病势迫近胸咽，温温欲吐的，俱可因势利导而用吐法，故不必限于宿食，如仓促之际，药不及办，可用盐汤、鸡羽探吐。

　　一般来说，治疗宿食，应按照停积的部位和食积的新久来施治。宿食初起，多见脘痞胸闷，嗳腐食臭或恶寒发热，此时病位在胃，可用保和丸、大柴胡汤加味消导或推荡；如有泛泛欲吐之势者，可用吐法以排除宿食，并不除外消导一法；若宿食在肠，或泻或秘，可用攻下法。具体区别如下（表7）。

表7　宿食在不同部位的证治

病位	病机	症状	治则	方药
胃之上脘	饮食停滞，正气欲驱邪外出	嗳腐吞酸，胸脘痞满，泛泛欲吐	其高者因而越之	瓜蒂散
中焦脾胃	饮食停滞，脾胃不运	脘腹胀满，嗳腐吞酸，饮食不化，舌苔黄腻	中满者泻之于内	保和丸 越鞠丸
肠	饮食停滞，气机壅滞，脾失健运，清浊不分	下利不欲食，轻者脉数滑，重者脉浮大，按之反涩	其下者引而竭之，通因通用	大承气汤

脉紧如转索无常者，有宿食也。（二十五）

本条论述紧脉是宿食常见的脉象。脉紧如转索，转索而无常，是说转而绷紧，振幅大，即滑数。脉见紧，是由于宿食不化，停积于中，气机失调所引起的现象，是典型脉象。

脉紧，头痛风寒，腹中有宿食不化也一云寸口脉紧。（二十六）

本条论述宿食类伤寒的辨证。宿食停滞于里，气机壅郁，故脉紧，必不兼浮。清阳不升，浊气不降，故头痛（昏蒙）。"风寒"，化源不利，营卫不和，不能固护肌表，故恶风寒。往往兼有嗳腐食臭，脘腹胀满等症，故曰"腹中有宿食不化也"。大柴胡汤对此有很好疗效。

宿食类伤寒，常被误为是伤寒，或既有宿食，又感风寒，张仲景恐后人误以为伤寒而发汗，特举以示人。《心典》云："脉紧头痛风寒者，非既有宿食，而又感风寒也，谓宿食不化，郁滞之气，上为头痛，有如风寒之状，而实为食积类伤寒也。"《浅注》云："言脉紧头痛，与风寒证无异，但风寒证有恶风、恶寒、项强、脉浮等证兼见，而此则但觉头痛也。"

［结语］

腹满有寒热虚实不同。属于虚寒者，腹满时轻时重，按之不痛，舌淡苔白，脉象微弦；属于实热者，腹满多呈持续性，胀满不减，按之疼痛，舌红苔黄，脉多沉实。因此，治疗腹满并非一味的消满，而应分证论治。里实气滞者用厚朴三物汤，行气除满，通腑泻实；腹满不减，胀积俱重者用大承气汤，峻下通里，行气除满；腹满兼表证者用厚朴七物汤，消痞除满，通腑解表，表里同治；阳明少阳合病，腹满兼见少阳证者用大柴胡汤，和解少阳，泄热除满；寒实结滞，胁下偏痛者用大黄附子汤，温下寒实。附子粳米汤、大建中汤虽为虚寒性腹痛胀满而设，亦常用治寒疝。脾胃虚寒，水湿内停所致的腹满腹痛，可用附子粳米汤，温中散寒，降逆止痛。脾胃阳微，中焦寒盛所致的腹满腹痛，可用大建中汤，温中补虚，缓急止痛。

寒疝的主要症状是腹痛，主要由于阳虚寒盛引起。阴寒内结，寒气攻冲者用大乌头煎，散寒止痛；血虚里寒者用当归生姜羊肉汤，养血散寒止痛；

寒疝兼表证者用乌头桂枝汤，散寒解表，表里同治；脾肾阳虚，水饮上逆者用赤丸，散寒蠲饮，降逆止痛。

宿食，即伤食之谓，其治疗当因势利导。宿食停于上脘，以恶心泛呕，漾漾欲吐为主症者，用瓜蒂散，涌吐宿食，"因而越之"；宿食停于下脘，以腹痛、便秘或下利不爽为主症者，用大承气汤，泻下积滞，"引而竭之"。

[思考]

本篇有六个重点：第一，如何鉴别实热性和虚寒性腹满？参考前三条和第十三条。第二，实热腹满四汤证的异同。第三，附子粳米汤证和大建中汤证在症状、病机、治法方面有何异同？第四，宿食下利为什么仍当攻下？第五，厚朴三物汤证、大承气汤证在症状、病机、治法方面有何异同？第六，当归生姜羊肉汤证、乌头煎证在症状、病机、治法方面有何异同？

五脏风寒积聚病脉证并治第十一

论二首　脉证十七条　方二首

　　本篇需要了解五脏风寒的概念、热在三焦和积聚谷气的区别，掌握肝着、肾着的证治，并特别注意"腹重如带五千钱"的含义，以及肾着的临床意义。

　　在学习首篇之五邪中人各有法度时，其"风寒"代表阴阳之邪，临证时也要"察色按脉，先别阴阳"，故五脏中风或中寒，并不是讨论的何种病，而是指病证的阴阳属性。五脏风寒是最原始的五脏辨证法，与《金匮要略·病脉证并治第十四》之五脏水，《金匮要略·痰饮咳嗽病脉证并治第十二》之水在五脏，都不是具体的病名，不过是提供一些症状，作为临床五脏归类的依据罢了。全篇以五脏为经，三焦（涵盖脏腑）为纬，病性阴阳为梭，揭示某一病两种不同的阴阳属性，勾勒出五脏辨证的图谱，并示范性地举出脾约之胃热气盛为阳病，肾着之寒湿痹着为阴病，揭示这种辨证基础的应用，与首篇遥相呼应，这种框架自然是合理的。

　　本篇脱简较多，脾中风、肾中风、肾中寒，以及肺、脾、肝、肾所伤没有论及，残缺不全，无法窥其全貌，是为憾事。病久生变，血瘀气滞，积病在脏，属阴；聚病在腑，属阳，可用旋覆花汤，行气活血通阳以治之。久治不愈，胃气衰败，则又提示了五脏死脉。相比于后世形成的脏腑辨证，本篇提出的框架是非常粗疏的，原文列举的一些症状，既缺乏概括性，也不够典型，尤其是心中风和心中寒两条，中医学早已改称"胃热""胃寒"，而在张仲景时代仍属五脏之心，就显得落后了。落后的东西遭淘汰，这也是自然规律。唯肝着、脾约、肾着三病论述详尽，对现今临床仍不失指导意义，故对此重点讲述。

肝着，其人常欲蹈其胸上，先未苦时，但欲饮热，旋覆花汤主之。臣亿等校诸本旋覆花汤方，皆同。（七）

旋覆花汤方：

旋覆花三两　葱十四茎　新绛少许

上三味，以水三升，煮取一升，顿服之。

"蹈"，原为足踏之意；"蹈其胸上"，此处可理解为用手推揉按压，甚则捶打胸部。

本条论述肝着病的证治。"肝着"，是肝脏受邪而疏泄失职，其经脉气血郁滞，着而不行所致的病证。结合临床所见，或为情志所伤，或为外伤所致。"常欲蹈其胸上"，因肝脉布胁络胸，故其证可见胸胁痞闷不舒，甚或胀痛、刺痛，若以手按揉或捶打其胸部，可使气机舒展，气血运行暂时通畅，则稍为缓解，故其人常欲蹈其胸上，或足蹈其胸，或胸任重物，或胸不任重物，或晚上、午后加重。"先未苦时，但欲饮热"，插笔，审因辨证，病初在气分，热饮可使气机通利，故但欲饮热。肝着既成，络脉凝瘀，故治以旋覆花汤行气活血，通阳散结。方中旋覆花善通肝络而行气化痰，《本经》记载："气温，味咸，有小毒，主结气，胁下满，惊悸，除水，去五脏间寒热，补中下气"，其主要功能是降气化痰除水。气能行，瘀血才能速去，新血不致再凝；痰饮化，气液循行复其常度，不使瘀血再生。辅以新绛活血化瘀，葱茎温通阳气，气行血行，阳通瘀化，则肝着可愈。

新绛，《本经》未载，有的医家认为是绯帛，将已染成大赤色织品的大红帽帏作新绛使用，有谓以茜草初染，或以猩猩血、藏红花汁、苏木染成者，而陶弘景则称绛为茜草，新绛则为新刈之茜草，用治肝着及妇人半产漏下属于有瘀血者，确有实效。葱茎，叶天士用葱管。

旋覆花汤为治络瘀肝着要方。王清任用血府逐瘀汤治愈"胸任重物"，陶葆荪用通窍活血汤治愈"常欲人足蹈其胸"，叶天士治胁痛擅长用辛温通络、温柔通补、辛泄通瘀诸法取效，都是在本方用法基础上的进一步发展。叶氏尤多发挥，临床常用归尾、桃仁、柏子霜，治疗各种疑难疾病。当归味厚多液，性温气著，直达血络，用须者，即《内经》"味厚则泄，薄则通"之义；

桃仁辛润入血，以行血络，使营阴润，络血行，通而不着。他还制定了治络五法：辛润通络法（干性胸膜炎）、辛泄通络法（疝）、通络去痹法、通络消胀法（肝硬化）、通络消癥法。

[案例]

陶某，男，41岁，农民，1994年8月初诊。诉右胸闷痛年余，脉弦，臆为胸痹，二服栝楼薤白半夏汤不效。三诊时追溯病因，告之一年前往平房顶上提吊玉米晾晒，过重努责，遂致右胸痛，遂诊为肝着，改服旋覆花汤合血府逐瘀汤三剂痛减，六剂遂安。

跌阳脉浮而涩，浮则胃气强，涩则小便数，浮涩相抟，大便则坚，其脾为约，麻子仁丸主之。（十五）

麻子仁丸方：

麻子仁二升　芍药半斤　枳实一斤　大黄一斤　厚朴一尺　杏仁一升

上六味，末之，炼蜜和丸梧桐子大，饮服十丸，日三，渐加，以知为度。

"其"，运指代词，那个；"为"，被，被动句的表示法，引出主动者，其后省略了"之"（胃）。"约"，约束；"其脾为（之）约"，脾阴虚，其功能又受胃热约束而为病。脾是主（弱），胃是客（强），习惯上称为脾约病。《伤寒论》第179条、247条亦有论述。

本条亦见于《伤寒论·辨阳明病脉证并治第八》从跌阳脉论述脾约的病机、症状与治法。脾约突出表现为大便坚、小便数，属于水液代谢失常。《素问·经脉别论》云："饮入于胃，游溢精气，上输于脾，脾气散精，上归于肺，通调水道，下输膀胱"，即水液在人体内要经历四个环节。任何一个环节上出现障碍，都足以使水液代谢失常。"跌阳脉"候脾胃之气；"浮"是举之有余，为阳脉，主胃热气盛；"涩"是按之滞涩而不流利，为阴脉，主脾脏阴液不足。脾阴不足，胃热气盛，肠道失润则便坚，津液偏渗则小便数，此即胃强脾约的脾约病，治宜泄热润燥，缓通大便之麻子仁丸。方中以麻子仁、杏仁润燥滑肠；芍药敛阴和脾，针对脾阴弱；大黄、枳实、厚朴泄热导滞，针对胃气强；以蜜为丸，意在缓图。

麻子仁丸可用于各种燥结，不仅有很好的疗效，而且无腹痛等副作用：①微痞，微满，腹不痛，饮食正常的习惯性便秘，以及痔疮便秘而偏于实证者；②肛肠外科手术后，大便干燥者；③热性病后，大便干结，或大便多日不通，引起头痛，眩晕，食欲不振者。年高津枯、阳虚体弱者，宜斟酌使用。麻子仁丸攻下之中寓有滋润之意，对后世温病学家启发甚大，如吴鞠通治阴虚便秘的增液汤，以补药之体作泻药之用，实从本方得之。

[案例]

张某，男，14岁，习惯性便秘，近五日未排便，左少腹有包块，诊为巨结肠，以麻子仁汤缓图，配合肥皂水灌肠，排出黑色硬便。

孟某，下牙龈射血，伴便秘，以麻子仁丸改汤，三剂愈。

肾着之病，其人身体重，腰中冷，如坐水中，形如水状，反不渴，小便自利，饮食如故，病属下焦，身劳汗出，衣一作表里冷湿，久久得之。腰以下冷痛，腹重如带五千钱，甘姜苓术汤主之。（十六）

甘草干姜茯苓白术汤方：

甘草二两　　白术二两　　干姜四两　　茯苓四两

上四味，以水五升，煮取三升，分温三服，腰中即温。

本条论述肾着病的成因和证治。"肾着"，寒湿痹着于腰部所致，而腰为肾之外府。"其人身体重，腰中冷，如坐水中，形如水状"，腰部感受寒湿，阳气痹着不行，故有腰部冷痛和沉重感，抑或局部水肿。据临床所见，这些症状往往晨起明显，活动后减轻。"反不渴，小便自利，饮食如故"，皆属阴性体征，具有鉴别意义。若寒湿在上焦，不化生津液，则经常口渴，如《金匮要略·痉湿暍病脉证第二》第十六条之"胸上有寒，渴欲得饮而不能饮，则口燥烦也"，今"反不渴"，说明寒湿不在上焦。水湿停阻中焦，脾胃被困，饮食应减少，今"饮食如故"，说明寒湿不在中焦。若寒湿停蓄下焦，膀胱气化不利，可有小便不利，出现五苓散证，今"小便自利"，说明病变未累及下焦膀胱。通过如此排异法，寒湿是客观存在的，但不在上焦、中焦及膀胱。以其腰重而冷痛为主诉，说明寒湿痹着于腰部和髋骶部。肾主下焦，腰为肾之外府，故"病属下焦"。

"身劳汗出，衣里冷湿，久久得之"，插笔，意在审因辨证。说到寒湿，人们容易想到的是淋雨涉水、坐卧湿地等外来之湿，而常常忽略自身寒湿。这种寒湿常集中在腰带部位，当汗如雨下，汗流浃背之时，汗液顺脊背往下流淌，除一部分蒸发外，大部被腰骶部皮肤、肌肉吸收，出来的是热汗，而回收的是寒湿。寒湿痹着，肾着成矣。文中举此一端，拓宽了对寒湿的认识。"腹重如带五千钱"，喻笔，修饰"腰以下冷痛"。东汉的钱匕，其实物经现代称量，每枚重 3.7 铢，五千钱计 18500 铢，一两等于 24 铢，十六两为 1 斤，则五千钱相当于现代的 48 市斤，腹部悬坠如此重物，腰部将难以伸直，这是可以想见的，把腰痛的体征描绘得惟妙惟肖，跃然纸上。

针对劳累汗出，寒湿痹着所致的肾着病，治宜温经散寒，健脾胜湿，方用甘姜苓术汤。方中干姜配甘草以温中散寒，茯苓配白术（对药，有和腰膝之功）以健脾除湿，与本证正合拍，故本方又名肾着汤。《心典》云："故其治法不在温肾以散寒，而在燠土以胜水。"

［案例］

勾某，男，38 岁，工人，南阳市人，2013 年 4 月 2 日以腰痛 3 年就诊。3 年来腰部冷痛酸重，重则腰不能挺直，五更明显，活动后减轻，小便清长，大便不实，腰部切诊，疼痛局限于腰大肌（平第 3、4 腰椎），苔白质淡有齿痕，脉沉关脉弱。纵观病情，大便不实，苔白质淡齿痕，脉沉关脉弱，主脾虚湿泛；脾主肌肉，故腰大肌酸重沉困畏冷，早晨阳气升隆，正邪相争则腰痛明显，甚则不能挺直。动则生阳以助正气，故活动后腰痛减轻。遂治以健脾利湿，方用甘姜苓术汤加味：甘草 10 克，白术 10 克，干姜 16 克，茯苓 20 克，鸡血藤 30 克，金荞麦 20 克。3 剂。上 6 味加水 1500 毫升，煎取 750 毫升，分温三服。4 月 6 日，二诊，药后腰痛减，大便趋成形，续服 10 剂告愈。

[结语]

本篇虽有脱简，但对于肝着、脾约、肾着三病的理法方药论述完善，所列三方是常用的有效方剂。五脏部分既是五脏证候归类的一种方法，也是脏腑经络辨证和八纲辨证的具体运用，对五脏真脏脉的描述更是对《内经》的发展，还概要指出了积聚、谷气的鉴别，有着较高的学术价值。

[思考]

本篇有两个重点：第一，肾着病的病因、病机、症状是什么？第二，肝着病的病因、病机、症状、治法是什么？

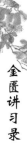

痰饮咳嗽病脉证并治第十二

论一首　脉证二十一条　方十八首

　　本篇需要熟悉痰饮的含义与分类，掌握痰饮的治疗大法，四饮各汤证的证治，以及文中所举病案的诊治规律。有两个难点，一个是对本篇第九条的理解，另一个是对于"咳嗽则辄已"内涵的认识。

　　先说一下"痰饮"的含义。《内经》无"痰"字，仅有饮的论述，如《素问·至真要大论》"民病饮积""饮发于中"。"痰饮"，首创于《金匮要略》，其后的《脉经》《千金翼方》俱作"淡饮"，而"淡"与"澹"相通，澹者，水动之貌也，指澹荡。唐代释慧琳《一切经音义》云："淡为胸中液也。"徐春甫《古今医统》云："稠浊者为痰，清稀者为饮。"因此，痰饮是脏腑病理变化过程中的渗出液，以偏渗潴留于局部为特点的病证。

　　痰饮有广义、狭义之分。广义的痰饮是一个总的病名，其中又可分为痰饮、悬饮、溢饮、支饮四种。条文中所涉及的"痰饮"，则是狭义的痰饮，是专指四饮之一的痰饮而言。《辑义》云："痰饮，即津液为病之总称，故本经以题篇目，而又以肠间沥沥有声为痰饮者，犹伤寒外邪之统名，而又以麻黄汤一证，呼为伤寒之类。"除四饮外，本篇还有留饮、伏饮。留饮，是指水饮留而不行；伏饮，是指水饮伏而不出。留和伏意味着饮病的久深，并不是四饮之外，另有所谓留饮和伏饮。喻昌《医门法律》云："究竟水所蓄聚之区，皆名留饮，留者留而不去也。留饮去而不尽者，皆名伏饮，伏者伏而不出也。随其痰饮之或留或伏，而用法以治之，始为精义。"

　　咳嗽，是悬饮、支饮、溢饮病的一个症状，由水饮所致，不包括内伤、外感所致的诸咳。作为痰饮病所特有的症状，它也区别于水液代谢失常的水气病。因此，本篇虽名曰痰饮咳嗽，而重点在于痰饮。

问曰：夫饮有四，何谓也？师曰：有痰饮，有悬饮，有溢饮，有支饮。（一）

问曰：四饮何以为异？师曰：其人素盛今瘦，水走肠间，沥沥有声，谓之痰饮。饮后水流在胁下，咳唾引痛，谓之悬饮。饮水流行，归于四肢，当汗出而不汗出，身体疼重，谓之溢饮。咳逆倚息，短气不得卧，其形如肿，谓之支饮。（二）

"素盛今瘦"，谓痰饮患者在未病之前，身体丰盛，既病之后，身体消瘦。因饮食精微变生痰饮而不得充养肌肉，故身体消瘦。"沥沥有声"，水饮在肠间流动时所发出的声音。"倚"，依靠；"咳逆倚息"，咳嗽气逆，不能平卧，须凭倚（床、几、椅）呼吸。"悬饮"，谓有形水饮流渗悬聚于胁下。"溢饮"，谓水饮泛溢于四肢肌腠。"支饮"，谓水饮停积于胸中，支撑上逆。

以上两条总论痰饮，并分辨其主症，为全篇提纲。"夫饮有四"，水饮停留的部位不同，会出现不同的主症。以此为据，可以将痰饮划分为四饮。痰饮的生成，主要责之于脾胃运化失常，以致水停为饮，流渗蓄积于局部而为病。"水走肠间，沥沥有声，谓之痰饮"，痰饮是水饮停留于肠胃部分，胃肠蠕动，水饮会随之流动，故肠间沥沥有声是其主症。"饮后水流在胁下，咳唾引痛，谓之悬饮"，悬饮是水饮流渗悬积在胁下，以咳嗽牵引作痛为主症，多见于渗出性胸膜炎、胸腔积液。"饮水流行，归于四肢，当汗出而不汗出，身体疼重，谓之溢饮"，溢饮是水饮流渗于四肢肌腠之间，近于体表，本可随汗而解，若不能得汗，必致四肢疼痛沉重或肿硬之症。"身体"仍指四肢，这是借代避复。"咳逆倚息，短气不得卧，其形如肿，谓之支饮"，支饮是水饮停留于胸膈，阻碍肺气的宣降，以致咳逆倚息，支撑胀满，短气不能平卧；肺合皮毛，肺失治节，水气逆行，故兼见浮肿。

[案例]

杨某，男，38岁，农民，于1992年3月6日就诊。咳嗽，胸痛，呼吸困难，伴发热恶寒，纳差，消瘦。经某医院X线摄片示：右侧胸膜腔积液，纵隔向左移位。体检：患侧胸廓饱满，呼吸音减弱，叩诊呈实音，苔白腻，脉弦。根据往来寒热、胸胁满与心烦三症，乃邪入少阳，近似于小柴胡汤证，其胸胁满微结，小便不利，渴而但头汗出四症，已有水饮停积于胸胁，实属悬饮。故治从少阳与水饮兼顾，参考《伤寒论》第147条："伤寒五六日，已发汗而复下之，胸胁满微结，小便不利，渴而不呕，但头汗出，住来寒热，心烦者，此为未解也，柴胡桂枝干姜汤主之"，遂诊断为胁痛，饮留胁下型。治以和解少阳，化饮散结，方用柴胡桂枝干姜汤：柴胡30克，桂枝12克，黄芩12克，煅牡蛎8克，干姜8克，甘草8克，天花粉16克。守方服16剂，症状消失。X线摄片复查正常，病已告愈。对于水饮渗于胁下的病机，或释为"水饮侵肝，肝络不和"，或释为"肝肺气机受阻，饮气相击，则牵引胁下疼痛"，难以索解。胸膜腔本为密闭的空腔，之所以积液，仍应责之于三焦水道不利。三焦为元气和水液通行之路，水道不通，水液偏渗使然。现代医学所谓的渗出性胸膜炎、胸腔积液，往往属于悬饮，当责之于手少阳三焦经不利，排水沟不通。20世纪60年代以来，笔者在临床一直摸索用小柴胡汤化裁治疗，收到一定成效。直到学习《伤寒论》第147条才真正找到对症之方。

水在心，心下坚筑，短气，恶水不欲饮。（三）

水在肺，吐涎沫，欲饮水。（四）

水在脾，少气身重。（五）

水在肝，胁下支满，嚏而痛。（六）

水在肾，心下悸。（七）

"水"，这里是指停饮。"心下坚筑"，是心下痞坚而悸动。"支满"，支撑胀满。"心下悸"，《金鉴》作"脐下悸"。

以上五条论述水饮在五脏的症状。此由四饮而推及五脏，意谓水饮为实，不仅能留于肠间、胁下、胸膈、肢体，并可波及五脏。需要注意的是，这里所谓水在五脏，均非五脏本身有水，不过是受水饮的影响，出现与各脏有关的证候而已。《论注》有言："脏中非真能蓄有形之水，不过饮气侵之，不可泥。"水饮凌心，故心下痞坚而悸动；心阳被水饮所遏，故短气，恶水不欲饮。水饮射肺，肺失宣肃，气不化津，故吐涎沫，欲饮水。水饮侵脾，则中气不足而少气，肌肉湿胜而身重。水饮侵肝，则肝络不和，胁下支撑胀满，嚏时牵引作痛。水饮犯肾，则肾气不化，脐下蓄水冲逆而悸动。

水饮在五脏与四饮之间，仍有着密切关系。如水在心、肾之与痰饮，水在肺之与支饮，水在脾之与痰饮、溢饮，水在肝之与悬饮，其证共治，均有内在联系，不能机械划分。

夫心下有留饮，其人背寒冷如手大。（八）

留饮者，胁下痛引缺盆，咳嗽则辄已一作转甚。（九）

胸中有留饮，其人短气而渴，四肢历节痛。脉沉者，有留饮。（十）

以上三条是论述留饮的证候。留饮，指水饮之留而不去，病程久深，仍属四饮范畴。"心下有留饮"，是痰饮；"胁下有留饮"，是悬饮；"胸中有留饮"，是支饮；"四肢有留饮"，是溢饮。因此，第十条"四肢历节痛，脉沉者，有留饮"是专论溢饮的。四肢历节痛，常表现为关节腔积液、关节痛、肌肉疼痛，而且诸饮皆不言脉，其中"脉沉"是溢饮皮肤肿硬使然，应另设专条，如此则留饮中的四饮齐备，而且因水饮留于四肢，肢体肿硬，脉象见沉是其特色。

留饮致胁下痛引缺盆，证属悬饮，对其病机，多责之于肝络不和，而《今释》持否定态度："胁下为肝经的部位，察其证，盖是胸膜积液，实非肝脏积水之谓"。悬饮应责之于三焦。《灵枢·经脉》云"三焦手少阳之脉……入缺盆，布膻中，散络心包、下膈，循属三焦"，而三焦的职能是"决渎之官，水道出焉"。张仲景在论述水液代谢失常时，曾有"少阳脉卑"之论（见《金匮要略·水气病脉证并治第十四》之第十九条），谓少阳脉候三焦之气，少阳脉沉而弱，表示三焦的决渎功能失常，水饮停蓄为患。

对于"咳嗽则辄已"的"辄已"一词，《脉经》《千金》均作"转甚"，意为咳嗽时痛势更加剧烈。第五版《金匮要略讲义》也遵其说，如此疏之，于义未安。"辄"，不动貌。《庄子·达生》云："必齐（斋）以静心……齐（斋）七日，辄然忘吾有四枝形体也。""已"，中止。"咳嗽则辄已"，悬饮意欲咳嗽，因胁下引痛，而被迫中止，不敢动。《发微》解释为："咳则痛不可忍，故欲咳而辄已，已者，中止之谓。"如此则文法顺而医道通，与张仲景医旨甚合。

"心下有留饮",即痰饮。"其人背寒冷如手大",饮留心下,阳气不达,寒冷可反射至背部与胃相对应部位,尤可反应在胃俞穴(或左或左),即第12胸椎旁开1.5寸及中心的部位。"留饮者,胁下痛引缺盆,咳嗽则辄已",即悬饮,是为三焦决渎功能失常,水饮停蓄为患,除胁下疼痛牵引缺盆外,意欲咳嗽,因咳而胁下引痛,而被迫中止,欲咳而不敢咳。"胸中有留饮",即支饮。"其人短气而渴",饮留胸中,肺气不利,气不布津。"四肢历节痛,脉沉者,有留饮",即溢饮,是为水饮痹着关节,关节腔积液,阳气不通,故四肢肿硬,脉象见沉,相当于慢性骨关节病,可在关节腔抽出黄色液体。

膈上病痰,满喘咳吐,发则寒热,背痛腰疼,目泣自出,其人振振身瞤剧,必有伏饮。(十一)

"目泣自出",即眼泪自己流出。"振振身瞤剧",谓全身震颤动摇得很厉害。

本条论述膈上伏饮发作的病情,此为典型的外感引动伏饮证。作为宿疾,已具满喘咳吐,而急性发作,除提及发热恶寒,背痛腰痛等表证外,未提咳喘二字。这是采用了借代手法,用目泣自出(果)代咳之甚(因),以振振身瞤剧(果)代喘之甚(因)。

伏饮谓水饮伏留于内,难于攻除,发作有时之症。饮伏膈上,阻碍肺气,必常见胸满喘咳,呕吐痰涎等症。一旦气候转变或外感风寒,则新感引动伏饮,一齐进发,其病加剧。由于外寒伤及太阳,故恶寒发热,背痛腰疼,周身不舒;寒束于表,饮发于内,内外合邪,逼迫肺气,则喘咳剧烈,致目泣自出,周身瞤动震颤,不能自主。可治以小青龙汤。

这种情况发生于老年患者,可不发热恶寒,但仍不排除外感。发热是人体正气与邪气相争的反映,是坏事中的好事,若老慢支患者受外邪诱发咳喘加重都不会发热,说明患者已无抵抗力,医者应意识到这一点,以便确定预后并采取相应措施。

夫病人饮水多,必暴喘满。凡食少饮多,水停心下,甚者则悸,微者短气。脉双弦者,寒也,皆大下后善虚。脉偏弦者,饮

也。（十二）

肺饮不弦，但苦喘短气。（十三）

支饮亦喘而不能卧，加短气，其脉平也。（十四）

"暴"，卒暴，卒急；"暴喘满"，指气喘胸满的急性发作。"双弦"，谓双手之脉俱弦；"偏弦"，谓或左或右之一手脉弦。"肺饮"，指水饮犯肺，属支饮之类。

以上三条论述广义痰饮的病因及其脉证。第十二条上段论述广义痰饮的病因、病机和症状，其下段并第十三、第十四条辨饮病脉象的规律。

"病人"，指由于津液过伤而思饮，或平素脾肺虚寒的患者。由于饮水过多，以水益水，"形寒寒饮则伤肺"，水气上逆，引起急性发作，故"必暴喘满"。《素问·脉要精微论》云"溢饮者，渴暴多饮"，即此一端。"凡食少饮多，水停心下，甚者则悸，微者短气"，胃气弱而纳谷减少，脾气虚而健运失常，津液不得转输，稍微多饮则饮不能消，致胃中停水愈多，轻者妨碍呼吸而短气，重则水气凌心而心悸。

"善"，副词，多，频数。"脉双弦者，寒也，皆大下后善虚，脉偏弦者，饮也"，痰饮多见弦脉，但与虚寒的弦脉有别。素体阳虚的患者经大下后，里阳更伤，酿成全身虚寒，故脉见双弦，但必兼细弱，而痰饮则是饮邪偏注于局部，故脉见偏弦。"肺饮不弦，但苦喘短气"，肺饮系水饮犯肺，属支饮轻证，虽出现气喘，短气，亦可出现脉不弦，应知常达变，舍脉从证，及早施治，参第十七条用苓桂术甘汤治疗。"卧"，《说文》释义"伏也"，本意是倚靠着矮的案几睡觉，引申为躺在床上，但并不一定睡着。"支饮亦喘而不能卧，加短气，其脉平也"，此为喘逆重证，不便躺下，身体只能倚着靠着，其脉则是弦劲有力，此处"其脉平也"之"平"，与《金匮要略·疟病脉证并治第四》之第四条"其脉如平"可作相同解释。

［案例］

郑某，男，49岁，农民，南召县人，1986年9月以四肢肿硬痛重半年就诊。当年夏天在蒲山炸石头，拉架马车，天气炎热，强力劳作，下山后热渴难耐，遂大量饮冷水，并以冷水洗浴手脚，遂感咳嗽气喘，并渐次出现手脚沉重肿硬，当地防疫站疑为硬皮病，无法治疗。当时张仲景国医大学门诊部刚刚成立，患者抱着试试看的态度求诊，经初步诊为溢饮，并速到课堂上讲述，现身说法，因已穷困潦倒，学生们捐钱，授小青龙汤治疗，发汗后转苓桂术甘汤善后。

病痰饮者，当以温药和之。（十五）

本条论述广义痰饮病的治疗大法。饮为阴邪，最易伤人阳气。反之，阳能运化，饮亦自除。《二注》① 认为："痰饮由水停也，得寒则聚，得温则行。""温药"可振奋阳气，开发腠理，通行水道，但不可太过，过于刚燥必然伤正，偏于温补反助邪为虐，故曰"和之"。此为治本之法，也是怀柔之策。若痰饮既积，非和之能奏效者，则当根据病情，先用峻下逐水等法施治，则为暴力弹压。

"温药和之"，是痰饮病的总治法，包括治本与治标两方面。治本可分为上中下三法：在上理肺，用小青龙汤；在中健脾，用苓桂术甘汤；在下温肾，用肾气丸。治标方面有行、消、开、导四者：行者，行其气（厚朴）；消者，消其痰（半夏、射干）；开者，开其阳（干姜、细辛、麻黄）；导者，导饮邪从大、小便出也，如己椒苈黄丸即为前后分消疏导之剂。

心下有痰饮，胸胁支满，目眩，苓桂术甘汤主之。（十六）

苓桂术甘汤方：

茯苓四两　桂枝三两　白术三两　甘草二两
上四味，以水六升，煮取三升，分温三服，小便则利。

本条论述痰饮（狭义）的证治。自此以下，分述四饮证治。

从药后效应"小便则利"可知，本病尚有小便不利之症。第二条谓"水走肠间，沥沥有声，谓之痰饮"，这里又说"心下有痰饮"，心下即胃之所在，胃中有停饮，证见"胸胁支满，目眩"，亦谓之痰饮，故痰饮的定义为水饮停留于肠胃部分，其常见证除肠间沥沥有声外，还应增加胸胁支满，目眩，小便不利。

---

① 《二注》：《金匮玉函经二注》的简称，元代赵以德衍义，清代周扬俊补注。

胃中停饮，中焦滞塞，气机失于畅利，故胃脘胸胁有支撑胀满之感；饮阻于中，清阳不升，故头目眩晕。治以苓桂术甘汤，温阳蠲饮，健脾利水。方中茯苓淡渗利水，桂枝辛温通阳，两药合用，可以温阳化水；白术健脾燥湿，甘草和中益气，两药合用，又能补土制水。从药后效应"小便则利"，测知服本方后痰消饮化，引导其从小便而出。同时，"小便则利"也预示着脾阳得健，脾运恢复，即元真通畅。

苓桂术甘汤健脾渗湿，通阳利水，为治痰饮的主方和代表方，亦是温药和之的具体运用。本方与《金匮要略·奔豚气病脉证治第八》的苓桂枣甘汤仅一味之差，二者皆可使水饮从前阴而出，贵在桂枝有化气利尿之功，但彼则偏重下焦，用于欲作奔豚，此则偏重中焦，治痰饮。本方与肾着汤即甘姜苓术汤也仅一味之差，二者皆着眼于中焦，此以健脾化饮而治痰饮，彼以温中除湿而疗肾着。三方同属一类而又以苓桂术甘汤最为常用，故本方被奉为苓桂剂之祖方。

［案例］

张某，女，22 岁，大学生，以胃气上冲为主诉，于 2011 年 2 月 22 日初诊。一年来经常自觉胃脘逆满，胃气上冲。体检：发育正常，营养中等。另诉短气乏力，四肢逆冷，时腹泻，有过食冷饮史，苔白质淡，脉沉细关（双）弱。纵观病情，参考《伤寒论》第 67 条"伤寒若吐、若下后，心下逆满，气上冲胸，起则头眩，脉沉紧……茯苓桂枝白术甘草汤主之"，本病当责之于脾胃。脾为阴脏，以升为顺，胃为阳腑，以降为和。脾胃相表里，两者之升降犹如机械齿轮的传动，以脾升为主导，带动胃气下降。脾脏阳虚气陷，却突出地表现为胃气不降。脾虚气陷，升腾极为勉强，挣扎向上，而呈上冲之势；清阳不升，故起则头眩；胃气不降，滞气停留，也即"谷气不行，而反下之，其气上冲"；脾虚不能制水，更化生痰饮，使上症加剧；脉沉主里，紧脉主寒主饮，是脾虚阳陷的高度概括，其症似奔豚气而源头与病机不同。遂诊断为脾胃升降失常，治以温阳健脾，升举中气，方用苓桂术甘汤：茯苓 30 克，桂枝 30 克，白术 15 克，甘草 12 克。6 剂，日 1 剂，水煎服。3 月 1 日，二诊，胃气冲逆缓解，守方续 6 剂。3 月 8 日，三诊，胃气上冲停止，仅遗时嗳气，续以上方合黄芪建中汤巩固、善后。

夫短气有微饮，当从小便去之，苓桂术甘汤主之。方见上。肾气丸亦主之。方见脚气中。（十七）

"微饮"，水饮之轻微者。

本条论述微饮的证治。仅据"短气有微饮"，即行同病异治，根据互文见义的宗旨，除了短气之外，两方证当各具兼证。既用苓桂术甘汤，参考第十六条，必见胸胁支满，头晕目眩；既用肾气丸，必具腰膝冷痛，少腹拘急不仁。"当从小便去之"，一语双关，既道出了本有小便不利之症，也提出治疗大法，为痰饮找出路，使之从小便排出。通过利小便，达到通阳化饮的目标。即使没有小便不利，亦可通过利小便，间接达到振奋阳气的作用。

饮虽不甚，亦能阻碍气机，故令短气，小便不利，应及早图治。治疗大法，宜化气利小便，使气化水行，饮有去路，则短气之症亦除。但饮邪之成，有因中阳不足，运化失职，水停为饮者，其本在脾，治用苓桂术甘汤健脾利水；有因肾阳虚衰，化气不利，水停为饮者，治用肾气丸温肾利水。

病者脉伏，其人欲自利，利反快，虽利，心下续坚满，此为留饮欲去故也，甘遂半夏汤主之。（十八）

甘遂半夏汤方：

甘遂（大者）三枚　半夏十二枚（以水一升，煮取半升，去滓）　芍药五枚　甘草如指大一枚（炙）一本作无。

上四味，以水二升，煮取半升，去滓，以蜜半升和药汁，煎取八合，顿服之。

本方的煎法恐有误。根据《千金》的记载：甘草"一枚如指大"后有"上四味，以蜜半升，内二药汁（甘遂、半夏，芍药、甘草两两分煎之药汁），合得一升半，煎服八合，顿服之"，不仅具体，更加安全，可以效法。参考医案及临床实践，亦可混煎。

本条论述留饮（痰饮）的证治。除了原文的证候外，还应有平素肠胃沥沥有声。从"心下续坚满"来看，"脉伏"之后应有"心下坚满"之症。此为省文，不然何以"续坚满"？"利反快"见于脾虚湿盛，或宿食停积，或留饮欲去，但临床各具不同。若为脾虚湿盛，则下利物为完谷不化，伴精神困倦，气短脉弱；若为宿食停积，则下利物酸腐秽臭，伴厌食腹胀；若为留饮欲去，则下利物多涎沫或鱼冻样黏液。

"病者脉伏，心下坚满"，指素有痰饮留伏之人，以其水饮停积胃脘，故心下坚满；水饮为阴邪，阻遏阳气，阳气无力宣通气血，故脉沉伏。"其人欲自利，利反快"，这样的人虽未经攻逐水饮药物治疗，但经常自行腹泻，排出鱼冻样黏液，而且并未因腹泻带来腹中不适，甚至自觉胀满减轻。"虽利，心下续坚满"，虽然下利，病根并未去除，去者自去，续者自续，新饮仍然日积，故其人依旧心下痞坚胀满。"此为留饮欲去"，已有欲去之势，故当因势利导，宜攻破利导之剂，下而去之，以绝病根，治以甘遂半夏汤。方中甘遂攻逐水饮，半夏散结除痰；芍药、甘草、白蜜酸收甘缓以安中。甘草与甘遂相反而同用者，取其相反相成，俾激发留饮得以尽去，此亦通因通用之例。

甘草、甘遂相反，用之得当，并无妨碍。《衍义》①云"甘草缓甘遂之性，使不急速，徘徊逐其所留，入蜜，亦此意也"，说明甘草并不反甘遂，反而能缓甘遂之急峻。《高注》云"甘遂性急，甘草性缓，相反者，言其缓急之性也，俗解谓二药自相攻击，谬甚"，认为不是自相攻击，更不是增其毒性。徐灵胎认为："甘遂、甘草同用，下饮尤速"，可以增强效果。

随着生活的提高，肥胖人群愈来愈多，减肥亦成为热门的话题。减肥之法，不外少食、泻下。可以考虑将甘遂半夏汤制成茶饮或胶囊服用，减肥效果甚佳。不过，在应用时要注意遗传因素，若父母双方有肥胖者，受遗传因素制约，很难减肥。还要加强锻炼，注意节食，锻炼是丰盛肌肉，消耗脂肪，促进水液的代谢，减后也要能持久地维持健康状态。

脉浮而细滑，伤饮。（十九）

"伤饮"，被外饮所骤伤。

本条论述痰饮初期的脉象。饮病脉多偏弦，此"浮而细滑"，说明饮邪尚未留伏，只是一时性被外饮骤伤所致。

---

① 《衍义》：《金匮方论衍义》的简称，元代赵以德撰。

脉弦数，有寒饮，冬夏难治。（二十）

本条论述饮病的预后与时令气候有关。寒饮脉弦数，弦主饮，数为热，寒饮化热，病情复杂。从时令来看，冬寒利于热而不利于饮，夏热利于饮而不利于热，故曰"冬夏难治"。再延伸一步，用热药治饮则不利于热，用寒药治热则不利于饮，故单纯的寒热药也难治。

寒饮化热，以其热在饮中，饮为本，热为标，夏日病情应相对轻些，冬日易复发，而且病情重。虽说难治，并不意味着不治，张仲景即有小青龙加石膏汤、小陷胸汤、木防己汤之设，后世又创温胆汤、黄连温胆汤、导痰汤等，皆可谓对症之方，正所谓"夫诸病在脏，欲攻之，当随其所得而攻之"。

脉沉而弦者，悬饮内痛。（二十一）

病悬饮者，十枣汤主之。（二十二）

十枣汤方：

芫花（熬）　甘遂　大戟各等分

上三味，捣筛，以水一升五合，先煮肥大枣十枚，取九合，去滓，内药末，强人服一钱匕，羸人服半钱，平旦温服之；不下者，明日更加半钱。得快下后，糜粥自养。

这两条论述悬饮的脉象和证治。脉沉为病在里，弦脉主饮主痛，悬饮是饮邪潴留于胸胁之间，病在于里，故脉见沉弦。"内痛"，胸胁牵引作痛，即第二条所说的"饮后水流在胁下，咳唾引痛"。饮邪既结，治当破积逐水，故用十枣汤主之。方中甘遂、芫花、大戟味苦，峻下逐水；大枣十枚，安中而调和诸药，使下不伤正，则为有制之师。《论注》云："主十枣汤者，甘遂性苦寒，能泻经隧水湿，而性更迅速直达；大戟性苦辛寒，能泻脏腑之水湿，而为控涎之主；芫花性苦温，能破水饮窠囊，故曰破癖须用芫花。合大枣用者，大戟得枣即不损脾也。盖悬饮原为骤得之证，故攻之不嫌峻而骤，若稍缓而为水气喘息浮肿。"服药方法强调"平旦温服之"，即平旦空腹服，使药力速行，免致嘈杂烦呕。"糜粥自养"，是快利后借谷气以补养正气，或防泻下过猛，可事先备面粥一碗，以防不测。待胸水减少乃至消失后，胸胁痛反复或加重，是余邪作祟，胸膜摩擦，勿怪。药后1~2小时腹中肠鸣，轻微腹痛，继则泻下稀水3~5次不等，有的觉喉部热辣，或同时出汗，上腹不适，泛呕，烦躁，疲软。

"病痰饮者，当以温药和之"言其常，痰饮既积，峻下逐水达其变。十枣汤证系水饮积聚胸胁，咳嗽喘逆，不得平卧，伴烦热苔黄，属邪气盛实，正不甚衰，故以苦寒峻剂攻驱水饮，使邪去而正安。若虚寒征象显现，咳痰清稀，舌淡苔白者，可用小青龙汤合葶苈大枣泻肺汤，笔者将之命名为"胸膜炎逐水汤"。若有表证，或半表半里证，而无积水或积水不多者，方选柴胡桂枝干姜汤，以和解少阳，温化水饮。悬饮消除，胸水吸收，仅遗胸痛者，宜活血通阳，选旋覆花汤或合血府逐瘀汤，反复自发性气胸者除外。转为气胸者，以大柴胡汤加桂枝，以斡旋胸中大气。张锡纯《医学衷中参西录》用升陷汤加白及、山萸肉等，弥补创伤而疗气胸，也可参考应用。

病溢饮者，当发其汗，大青龙汤主之，小青龙汤亦主之。（二十三）

大青龙汤方：

麻黄六两（去节）　　桂枝二两（去皮）　　甘草二两（炙）　　杏仁四十个（去皮尖）　　生姜三两（切）　　大枣十二枚　　石膏如鸡子大（碎）

上七味，以水九升，先煮麻黄，减二升，去上沫，内诸药，煮取三升，去滓，温服一升，取微似汗。汗多者，温粉粉之。

小青龙汤方：

麻黄三两（去节）　　芍药三两　　五味子半升　　干姜三两　　甘草三两（炙）　　细辛三两　　桂枝三两（去皮）　　半夏半升（洗）

上八味，以水一斗，先煮麻黄，减二升，去上沫，内诸药，煮取三升，去滓，温服一升。

本条论述溢饮的证治。参考第二条，溢饮之证为"饮水流行，归于四肢，当汗出而不汗出，身体疼重"。这里"病溢饮"三字，即包含以上证候和病机，只不过侧重于辨证施治。水饮流渗于四肢肌肉之间，故四肢肿硬疼重。

病位近于表，或可随汗而排泄，但"当汗出而不汗出"，故张仲景强调"当发其汗"原则。除溢饮主证之外，因兼证有别，故又立同病异治之法。

《伤寒论》第38条："太阳中风，脉浮紧，发热恶寒，身疼痛，不汗出而烦躁者，大青龙汤主之。"既用大青龙汤，当属饮邪盛于表而兼郁热，必伴见脉浮紧，发热恶寒，不汗出而烦躁之证，辟犹暑湿闷热不雨，饮相当于湿，热相当于暑。1987年5月，大兴安岭森林大火持续了1个月，毁林101公顷，初用灭火机吹风不效，后用干冰致雨才熄灭了大火。干冰即固态的二氧化碳，形状似冰霜，受热不经液化而直接气化，在常压下蒸发时则温度更低，主要用于食品工作及做制冷剂，亦可做人工降雨的催化剂。本方用生石膏犹如干冰，其辛寒之性，既能助麻桂化饮达表，"地气上为云，天气下为雨"，又能兴云致雨而为汗，故名为大青龙汤。汗后饮退热解，又如雨后清爽。"微似汗"强调分寸，"若汗出过多者，温粉粉之"，仲师未出方，可参考《千金》的记载：煅牡蛎、生黄芪各9克，粳米粉30克。共研细末，和匀，以稀疏绢包（纱布），缓缓扑于肌肤，以达到止汗的目的。

《伤寒论》第40条："伤寒表不解，心下有水气，干呕，发热而咳，或渴，或利，或噎，或小便不利，少腹满，或喘者，小青龙汤主之。"文中言及"水气"，水之与气是异名同类，水有形而气无形，二者可以相互转化，水为阴，得阳可以化气，即水蒸气；气属阳，得阴可以成水，即雾滴。水的运行、输布、排泄，全赖阳气的蒸腾化气。若阳气虚衰，气化失常，则水液停留偏渗，即为痰饮。表寒里饮俱盛，必有恶寒发热，胸痞干呕，咳喘，咯痰清稀等兼证，可治以小青龙汤，发汗兼温化里饮，如龙之率水以归海。

两方均以"青龙"名之。青为东方木，为春位，具生生之机。一年之计在于春，一日之计在于晨，用之可却病复康；龙能兴云致雨，又能率水归海，故名青龙。以其功能强弱有别，故又有大小之分。张锡纯悟理最详，创从龙汤：生龙牡各30克，生杭芍15克，清半夏12克，炒苏子12克，炒牛蒡子9克。功擅敛肺化痰，平喘止咳，用于服小青龙汤后，病未痊愈，或愈而复发，继服此方善后。因随小青龙汤之后，故曰"从龙"。又创犹龙汤：连翘30克，生石膏18克，蝉蜕6克，炒牛蒡子6克。治温病内外皆热。因其功略同大青龙汤，故曰"犹龙"。

[案例]

王某，男，21岁，王村人，农民，拖拉机手，患右膝关节肿痛，穿刺能抽出黄色液体，经某医院诊断为关节腔积液，放水后注入链霉素等无效，后经中医烧火针也无效，应诊时仍留有斑痕，因关节怕冷，苔白质淡，脉浮弦，诊为溢饮，授小青龙汤三剂，并嘱药后包膝助汗，汗后避风，药尽肿消大半，又服三剂肿消，嘱活动肢体，并以金匮肾气汤善后。

膈间支饮，其人喘满，心下痞坚，面色黧黑，其脉沉紧，得之数十日，医吐下之不愈，木防己汤主之。虚者即愈，实者三日复发。复与不愈者，宜木防己汤去石膏加茯苓芒硝汤主之。（二十四）

木防己汤方：

木防己三两　石膏十二枚鸡子大　桂枝二两　人参四两

上四味，以水六升，煮取二升，分温再服。

木防己加茯苓芒硝汤方：

木防己二两　桂枝二两　人参四两　芒硝三合　茯苓四两

上五味，以水六升，煮取二升，去滓，内芒硝，再微煎，分温再服，微利则愈。

在木防己汤中，"石膏十二枚鸡子大"恐有误。《心典》等注本俱作"石膏二枚鸡子大"，《外台秘要·卷八》作"石膏鸡子大三枚"，用量更为合理。"膈间支饮"，谓饮邪支撑于胸膈。"黧黑"，谓黑而晦暗。"虚者"，指心下虚软。

本条论述支饮的证治。"膈间支饮，其人喘满，心下痞坚"，饮邪支撑于胸膈，不但阻肺，而且碍胃，肺胃气机被阻，故其人上则喘满，下则痞坚。"面色黧黑，其脉沉紧"，黑为水色，饮聚于膈，营卫运行不利则面色黧黑，寒饮留伏于里，结聚不散，故其脉沉紧。"得之数十日，医吐下之不愈"，水饮阻滞胸膈，何以吐下？痰饮可吐，必痰饮在上脘，具泛恶欲吐者，方可吐之，用瓜蒂散，在中脘则不可，何况此为支饮？里实可下，必支饮胸满方可下之，此仅饮停胸膈，心下痞满，误下则徒伤正气，形成虚实夹杂之证。如此行文，亦举隅而已，盖言病情缠绵，邪气盛实，正气已衰，当治以木防己汤。方中防己、桂枝一苦一辛，辛开苦降，行水饮而散结气，可使心下痞坚消散；石膏辛凉，以清郁热，其性沉降，可以镇饮邪之上逆，人参扶正补虚。木防己汤功擅化痰清热，健脾利水，确属对证之剂。

"虚者即愈，实者三日复发，复与不愈者"，服药之后，能得痞坚虚软，这是水去气行，结聚已散，病即告愈，若仍痞坚结实，是水停气阻，病情仍多反复，再用此方，不能胜任，应于原方中去石膏之辛凉，加茯苓健脾利水，芒硝软坚破结。二方主治病情有轻重之别，使用的关键在于"心下痞坚"的程度如何。如服木防己汤后水去气行，结聚消散，痞坚已软，可判断其不再复发。如服药后症状虽减，但因病根未除，心下痞坚结实如故，仍是水停气阻，病必复发，故加芒硝、茯苓增其破结之力，此乃"以坚投坚而坚不破者，即以软投坚而即破也"。芒硝具有攻下里实，清泄内热，润燥通便，软坚破结之功，药后"微利"为水有出路，气机通畅，故判其病愈。小便通利，尿量增多，血容量减少，心负荷减轻，但芒硝主要含硫酸钠，一旦钠潴留，可用硝酸钾替代。

本条所述证候，类似于现代医学所谓的肺心病并心力衰竭，可依照以上二方增损，配制成强心合剂以应急：防己 25 克，茯苓 30 克，桂枝 25 克，葶苈子 30 克，人参 20 克，附片 25 克，火硝 5 克，尼泊金 0.1 克。水煎浓缩成 500 毫升，每次 50 毫升，日 3 次。

心下有支饮，其人苦冒眩，泽泻汤主之。（二十五）

泽泻汤方：

泽泻五两　白术二两

上二味，以水二升，煮取一升，分温再服。

"冒眩"，即头目昏眩。

本条论述痰饮眩冒的证治。水停心下，清阳不升，浊阴上冒，故头目昏眩，是痰饮病常见之症状。治以泽泻汤，用泽泻利水除饮，白术补脾制水。

泽泻汤合小半夏加茯苓汤治愈梅尼埃病的案例不胜枚举。上方能消除内耳积液，减轻迷路水肿，也治脾虚饮泛，浊阴不降之头晕昏蒙，记忆力减退。

[案例]

王某，女，55岁，教师，南阳市人，2012年6月22日以头晕、呕吐就诊。素有胃病，胃脘冷痛，喜暖喜热饮，大便溏薄，伴咳嗽痰多，断续治疗，时好时坏。6月19日起床时突发头晕，天旋地转，睁眼更重，伴呕吐痰涎，耳鸣，急送市某医院，经脑部核磁等检查，未发现病灶，经输液等治疗无效，转请中医药治疗。查体：随体位改变诱发或加重头晕，苔白腻，脉沉弦。纵观病情，平素胃脘冷痛，大便溏薄，苔白腻，脉沉弦，为脾胃虚寒，痰湿内停，痰饮上泛，蒙蔽清窍，清阳不升，则眩晕呕吐，耳鸣。遂诊断为眩晕（梅尼埃病），痰饮上泛型，治以健脾化饮，降逆止眩，方用泽泻汤合小半夏加茯苓汤：泽泻20克，生白术10克，半夏30克，生姜20克，茯苓15克，上五味加水1500毫升。煎取750毫升，分温三服。6月25日，二诊，服药3剂，胃脘舒，眩呕止，仅遗耳鸣，听力下降，遣苓桂术甘汤5剂善后。

支饮胸满者，厚朴大黄汤主之。（二十六）

厚朴大黄汤方：

厚朴一尺　大黄六两　枳实四枚

上三味，以水五升，煮取二升，分温再服。

本条论述支饮兼胸满的证治。胸为清宫，心肺所居，如日丽当空。若胸阳不足，阴邪上乘，气机闭塞不通而成胸痹，轻则痞闷，重则疼痛。若支饮充斥胸肺，除咳逆倚息，短气不得卧之外，兼见胸满乃至疼痛，也是情理之中。二者为病不同，其理则一。至于支饮兼胸痛，本篇第三十三条"夫有支饮家，咳烦胸中痛"即是佐证。既然支饮可见胸痛，那么见胸满就不难理解了。历代注家不明此义，或随文敷衍，或改胸满为腹满，俱属轻率欠妥。支饮胸满，肺失肃降，大肠之气亦滞而不通，或兼见腹满时痛，大便秘结，厚朴大黄汤可统而治之。至于因腹满便难而致肺气不降，胸满喘逆，应用下法除腹满，平喘逆，又系变法，亦即"吸而微数，其病在中焦，实也，当下之即愈"。

既称"支饮"，必然具备"咳逆倚息，短气不得卧"。"胸满"，可见水饮停积之多，支撑胀满之甚，肺失肃降，通调失职为其因。《易解》①认为："此是治支饮胸满的主方，用专于下水消满的厚朴，佐以导痰破滞除痞的枳实，两药能上达胸中而下降，故对胸中痞满的，张仲景常常将它配合起来，以收相得益彰的妙用……大黄气厚力宏，能上至咽喉，下达直肠，以引痰水向下排泄……用大黄不一定由于胃实。"

支饮不得息，葶苈大枣泻肺汤主之。方见肺痈中。（二十七）

本条指出支饮在肺的证治。关于葶苈大枣泻肺汤的功能，已在《金匮要略·肺痿肺痈咳嗽上气病脉证治第七》详细讲过了，此亦主"支饮不得息"，属异病同治之例。

呕家本渴，渴者为欲解，今反不渴，心下有支饮故也，小半夏汤主之。《千金》云：小半夏加茯苓汤。（二十八）

小半夏汤方：

半夏一升　生姜半斤

上二味，以水七升，煮取一升半，分温再服。

本条论述痰饮呕吐的证治。呕的原因虽多，但无不关乎胃。此言"呕家""心下"，方用小半夏汤，足以证明是饮邪停积胃中，应是痰饮证。《金匮要略·呕吐哕下利病脉证治第十七》之"诸呕吐，谷不得下者，小半夏汤主之"，也是痰饮停于胃的佐证。既为饮停胃中，当属痰饮病，而不能呼为"支饮"。呕吐多伤津液，应当作渴。若痰饮呕吐而作渴者，是饮随呕去，可知病欲解；若吐后不渴者，则知水饮仍停留于胃中，呕吐虽可排除部分水饮，而痰饮并未尽除，故反不渴。治以小半夏汤和胃止呕，散饮降逆。小半夏汤为止呕祖方，有热者可加竹茹、胆南星。

腹满，口舌干燥，此肠间有水气，己椒苈黄丸主之。（二十九）

---

① 《易解》：《金匮要略易解》的简称，现代陶葆荪撰。

己椒苈黄丸方：

防己　椒目　葶苈（熬）　大黄各一两

上四味，末之，蜜丸如梧子大，先食饮服一丸，日三服，稍增，口中有津液；渴者，加芒硝半两。

本条论述痰饮水走肠间的证治。"此肠间有水气"，推断语，说明已具备第二条所说的"水走肠间，沥沥有声"，于此补出方治。《二注》认为："肺与大肠合为表里，肺本通调水道，下输膀胱，今不输膀胱，仅从其合，积于肠间。水积则金气不宣，膹郁成热为腹满，津液遂不上行，以成口燥舌干。"水走肠间，饮邪内结，故腹满；水气不行，津不上承，故口舌干燥。治以己椒苈黄丸，分消水饮，导邪下行。方中防己、椒目辛宣苦泄，导水从小便而出，葶苈、大黄攻坚决壅，逐水从大便而去。前后分消，则脾气转输，津液自生，故方后云"口中有津液"，这是饮去病解之征。若服药后反加口渴，则为饮阻气结甚者，可加芒硝以软坚破结。

卒呕吐，心下痞，膈间有水，眩悸者，小半夏加茯苓汤主之。（三十）

小半夏加茯苓汤方：

半夏一升　生姜半斤　茯苓三两 一法四两。

上三味，以水七升，煮取一升五合，分温再服。

本条论述痰饮呕吐眩悸的证治。"卒呕吐，心下痞"，饮邪停积于胃，阻遏气机，则胃失和降，逆而上行，故每每突然发生呕吐，并常见心下痞满。"膈间有水"，既为症状，亦为病机。《今释》认为："膈间有水，可知胃部还有振水音。"清阳不升，则头目昏眩，水上凌心，则心中悸。以小半夏汤和胃止呕，散饮降逆，加茯苓以淡渗利水，益气宁心。

假令瘦人脐下有悸，吐涎沫而癫眩，此水也，五苓散主之。（三十一）

五苓散方：

泽泻一两一分　猪苓三分（去皮）　　茯苓三分　白术三分　桂二分

（去皮）

上五味，为末，白饮服方寸匕，日三服，多饮暖水，汗出愈。

"瘦人"，即本篇第二条"其人素盛今瘦"的互词。"癫"，当作颠。《辑义》认为："案作'颠'为是，此乃颠倒眩晕之谓。""癫眩"，头目眩晕。"白饮"，稻米汤，有止烦渴，利小便之功。

本条论述下焦水饮上逆的证治。"瘦人，脐下悸"，素盛今瘦之人，痰饮结于下焦，膀胱气化不利，水无去路，澹荡冲逆，故脐下悸。"吐涎沫而癫眩"，冲逆于中则吐涎沫，冲逆于上则头目眩晕。《心典》云："瘦人不应有水，而脐下悸则水动于下矣，吐涎沫则水逆于中矣，甚而颠眩，则水且犯于上矣。"治以五苓散，化气利水，表里分消。

本证和苓桂枣甘汤证均为饮停下焦，脐下悸，但前者饮犯三焦，表邪不解，兼见吐涎沫，颠眩，小便不利，治宜温阳化气，表里分消；后者为汗后表虚，水气攻冲，治宜通阳降逆，培土制水。

本条是表里分消法，方用五苓散，解表利尿；上一条是前后分消法，方用己椒苈黄丸，利尿通便。

将出现眩冒的几个方证可做如下比较：苓桂术甘汤证，兼见胸胁支满，短气；泽泻汤证，兼见头重昏蒙；小半夏加茯苓汤证，兼见呕、痞、悸；五苓散证，兼见脐下悸，发热。

先渴后呕，为水停心下，此属饮家，小半夏茯苓汤主之。方见上。（四十一）

本条继续论述痰饮作呕的证治。一般来说，渴而饮水，则渴当为水所解，水当为渴而消。本条"先渴后呕"，说明胃有停饮，津液不能上承，故口渴；渴而饮水，以水助水，运化不及，致水停心下，胃失和降，饮邪上逆，故呕吐。依据文意，以往并无呕吐之症。从方证来看，本条不是新饮，而是素患饮病，也即"饮家"。"先渴"，往往在将呕的前几天，口渴贪饮，饮不解渴，这是将呕吐的先兆。呕吐后口中不渴，像未曾呕吐过一样，这说明仍有蓄饮浸渍胃壁。"后呕"，是呕吐发生在大量饮水之后，呕吐物为痰为水，不带食物，而且也不是天天呕吐，通常是在呕吐出一定量的痰液以后要歇止几天。

"为水停心下"，胃脘部触诊较为痞硬，并伴口干，口渴，头晕眼花，或心慌心跳，合称"痞渴眩悸"。痞硬是水饮阻隔，口渴是水津不生，眩晕是清阳不升，心慌心跳是水饮凌心，总属脾不散精，胃不纳水，水停成饮为患，小半夏加茯苓汤是对证之方。

本条与第三十条相比，见证不尽相同，何以同用一方？彼"卒呕吐""心下痞""眩悸"，为膈间有水；此"先渴后呕"，为水停心下。其实病因、病位则一，皆属狭义痰饮，因其病机相同，虽见证异，故以一方主之，体现了异证同治的原则。

咳家其脉弦，为有水，十枣汤主之。方见上。（三十二）

本条论述久病水饮咳嗽的治法。自本条以下，皆兼咳嗽，即篇名"咳嗽"部分。

"咳家"，指久咳不愈之人，支饮或悬饮患者。"脉弦"，参第十二条"脉偏弦者饮也"，以弦脉主有水饮，是以脉赅证法，当有久病咳喘，胸闷胀痛，面目及下肢肿者，或胁内引痛的见证。黄树曾《金匮要略释义》云："夫既曰咳家，则其咳嗽已有相当时间，可知其证多大小便不利，喉中嗄吼有声，咳甚则喘吐，面目浮肿，倚息不得卧，是皆芫花、甘遂、大戟所主之证，而脉弦主饮，上三味皆涤饮良药。"

夫有支饮家，咳烦胸中痛者，不卒死，至一百日、一岁，宜十枣汤。方见上。（三十三）

本条论述支饮重证见心烦胸痛的治疗。"夫有支饮家"，指饮在胸肺，具备第二条的支饮症状。"咳烦胸中痛"，不同于一般支饮，独具心中烦，胸痛。水饮停阻，肺气上逆则咳；水饮上凌于心，或气道堵塞，窒闷则烦；胸阳痹阻，则胸中痛。水饮由肺侵凌心胸的重证有突然死亡的可能。"不卒死，至一百日、一岁"，言病势迁延，正不甚虚，可用十枣汤攻逐水饮。即使迁延一年尚可用，是说不受时间限制，有是证即用是药。十枣汤为峻下逐水剂，只宜急则治标，峻下胸肺水饮。为防药猛损伤人体正气，可改服泽漆汤。

久咳数岁，其脉弱者，可治；实大数者，死；其脉虚者，必苦冒。其人本有支饮在胸中故也，治属饮家。（三十四）

本条论述支饮久咳的脉症和预后。"久咳数岁",是指痰饮咳嗽经久不愈而言,多为慢支或老慢支。"其脉弱者,可治",咳嗽迁延,正气已虚,脉弱与症相符,正虚邪衰为可治。"实大数者,死",久咳正虚,饮邪内盛,逼阳外浮,则邪盛正衰,脉证不符,病情危重,预后不良。《高注》云:"若夫脉体内坚而实,脉形外鼓而大,脉至迫促而数,三者见一即死,况全见乎。盖水饮上抬,气界逼窄,自塞脏中阴精之奥府则实,穷走气宇既尽之极边则大;地界逼短,气机之往来俱促则数。""其脉虚者,必苦冒",脉虚即脉弱,正虚而饮也衰,清阳不升,浊阴上逆,故见头目昏眩。"其人本有支饮在胸中故也,治属饮家",支饮留伏,故仍当以治饮为法。仲师未出方,注家有主张十枣汤者,主张小半夏汤者,主张泽泻汤者。其实,应脉证合参,根据邪正盛衰,眩冒的轻重等具体情况来选择方剂,故张仲景强调"治属饮家"。

咳逆倚息不得卧,小青龙汤主之。方见上文及肺痈中。(三十五)

小青龙汤为治支饮、肺胀、悬饮、溢饮的常用方剂,本条所论为内有支饮(伏饮),复感外寒的证治。以此为例,为初诊,系一份完整的病历,含以下五条。祖国医学的医案病历自张仲景始。

青龙汤下已,多唾口燥,寸脉沉,尺脉微,手足厥逆,气从小腹上冲胸咽,手足痹,其面翕热如醉状,因复下流阴股,小便难,时复冒者,与茯苓桂枝五味甘草汤,治其气冲。(三十六)

桂苓五味甘草汤方:

茯苓四两　桂枝四两(去皮)　甘草三两(炙)　五味子半升

上四味,以水八升,煮取三升,去滓,分三温服。

本条论述服小青龙汤后,表解伤阳,发生冲气的证治。"青龙汤下已",有的注家认为"下"为"汗"之误。该方既能解表散寒,更善利尿,具"率水归海"之能,以其具利尿之功,故谓之"下"。"气从小腹上冲胸咽",虚阳上越,冲气上逆理同奔豚气,故重用桂枝平冲,五味子收敛耗散之气。

冲气即低,而反更咳,胸满者,用桂苓五味甘草汤去桂加干姜、细辛,以治其咳满。(三十七)

苓甘五味姜辛汤方：

茯苓四两　甘草三两　干姜三两　细辛三两　五味半升

上五味，以水八升，煮取三升，去滓，温服半升，日三。

冲气即平，支饮复作，故去桂加姜、辛。张仲景治咳嗽，必用姜辛味。

咳满即止，而更复渴，冲气复发者，以细辛、干姜为热药也。服之当遂渴，而渴反止者，为支饮也。支饮者，法当冒，冒者必呕，呕者复内半夏，以去其水。（三十八）

桂苓五味甘草去桂加姜辛夏汤方：

茯苓四两　甘草三两　细辛二两　干姜二两　五味子　半夏各半升

上六味，以水八升，煮取三升，去滓，温服半升，日三。

本条承上条论述冲气与饮气上逆的鉴别，以及饮气上逆的治法。前者以干姜、细辛辛热发散伤阳，致冲气复发，仍用桂苓五味甘草汤主之；后者为痰饮致"冒""呕"，故加半夏化饮降逆。小半夏汤为止呕祖方，"冒""呕"占据小半夏加茯苓汤证四大症之二。

水去呕止，其人形肿者，加杏仁主之。其证应内麻黄，以其人遂痹，故不内之。若逆而内之者，必厥。所以然者，以其人血虚，麻黄发其阳故也。（三十九）

苓甘五味加姜辛半夏杏仁汤方：

茯苓四两　甘草三两　五味半升　干姜三两　细辛三两　半夏半升　杏仁半升（去皮尖）

上七味，以水一斗，煮取三升，去滓，温服半升，日三。

本条论述呕止形肿的病机和治法。"水去呕止，其人形肿"，胃气虽和，但却肺气不利。肺失治节，水饮外溢而为肿，故在上方基础上加杏仁宣肺利气，利水化痰。不用麻黄，恐重蹈第三十六条的覆辙。

若面热如醉，此为胃热上冲，熏其面，加大黄以利之。（四十）

茯甘姜味辛夏仁黄汤方：

茯苓四两　　甘草三两　　五味半升　　干姜三两　　细辛三两　　半夏半升　　杏仁半升　　大黄三两

上八味，以水一斗，煮取三升，去滓，温服半升，日三。

本条承上条论述水饮挟热的证治。饮邪化热或过服热药，致胃热上冲，故在上方的基础上加大黄以清之。需要注意的是，本条"面热如醉"与第三十六条"其面翕热如醉状"之微微发热，虚阳上浮是不同的。

以上六条可看作是一份痰饮咳嗽的病历，记载了服小青龙汤以后的各种变化及转归，具体反映了辨证论治的原则性和灵活性。此病案的五变，并非循序渐变，每种变证服药剂数亦不等，以达到预期目的为准则，切不可机械理解。

[结语]

本篇论述痰饮和咳嗽，重点在于痰饮，咳嗽只不过是痰饮病中的一个症状，而且这里的咳嗽仅仅是由痰饮所引起。因咳嗽是支饮的主症之一，列于篇首，提示重点。痰饮病的形成与肺脾肾有关：脾失健运，水饮内停；肺失治节，水道不通；肾阳不足，气不化水。如此则影响三焦水道的通利，致使痰饮病的发生，停饮部位主要在胃肠、胁下、胸膈，以及肢体、肌肤之间。痰饮病的治疗原则是"温药和之"，水饮既积成实，急则治其标，又可峻下逐水，篇中所列诸方仍有效地指导着现代临床，古为今用，这是自然科学最终的落脚点。

[思考]

本篇有五个重点：第一，"病痰饮者，当以温药和之"的含义是什么？第二，苓桂术甘汤证和己椒苈黄丸证的停饮部位有何不同？其主证各是什么？第三，己椒苈黄丸方后云："日三服，稍增，口中有津液；渴者，加芒硝半两"的含义是什么？第四，木防己汤证的病机、主症、治法是什么？第五，体虚的支饮咳嗽服小青龙汤后会出现什么变证？怎样处理？

消渴小便利淋病脉证并治第十三

脉证九条　方六首

本篇需要熟悉消渴病、淋病、小便利的概念及合篇的意义，掌握三种疾病的证治，难点是对消渴病虚劳的理解，还要区别猪苓汤和五苓散所主小便不利之不同。

"消"，《说文》释义"尽也"，段玉裁注"未尽而将尽也"。"渴"，《说文》释义"尽也"，段玉裁注"渴、竭古今字，古水竭字多用渴"。"消渴"，即消瘦而烦渴。一个"渴"字道出了烦渴、多饮、多尿的症候群，并至消瘦的结局。至于消渴病的形成，张仲景认为生于内伤，责之于脾胃。中医界有分别责于五脏者。饮食劳倦，损伤脾胃，戕害元气，谷气下流，常起于中焦而波及上下，病情缠绵而终至虚劳，故消渴病以脾为病变重心，其证候可分为胃热炽盛、上热下寒（厥阴型）、中气虚寒、肾气衰微等数型。

仅就"消渴"二字，含义似更广泛。本篇亦收录了渴而不消水的五苓散证，此当属于消渴症，而非消渴病，也可看作是类证。至于尿中有糖，张仲景似无明言。果真有糖，也属《金匮要略·血痹虚劳病脉证并治第六》第八条之"失精"范畴。在中医历史上，首次提到消渴病尿甜现象的是隋代甄立言《古今录验》："消渴病有三：一、渴而饮水多，小便数，无脂似麸片甜者，皆是消渴病也；二、吃食多，不甚渴，小便少，似有油而数者，此是消中病也；三、渴饮水不能多，但腿肿，脚先瘦小，阴痿弱，数小便者，此是肾消病也，特忌房劳。"

"小便利"，《衍义》《论注》《编注》《悬解》[①]《心典》等注本均改作

---

① 《悬解》：《金匮悬解》的简称，清代黄元御撰。

"小便不利"，与篇中条文内容切合，清晰明了，宜从。小便不利，指少尿、无尿，甚或尿潴留、癃闭，排尿时小便淋沥不爽，或尿等待等。它以不同形式和程度见于多种疾病中，本篇则集中论述。

"淋病"，是指小便频数短涩，淋沥刺痛，欲出未尽，小腹拘急，或痛引腰腹，尿中夹杂异物的疾病。篇中论及淋病仅两条，但"淋之为病，小便如粟状，小腹弦急，痛引脐中"的论述相当具体。《心典》云："淋病有数证，云小便如粟状者，即后世所谓石淋是也……又有石淋、劳淋、血淋、气淋、膏淋之异。"具体地说，石淋以小便排出砂石为主症；劳淋以小便淋沥不已，遇劳即发为主症；血淋以尿血而痛，尿中有瘀血块为主症；气淋以小腹胀满剧烈，尿有余沥为主症；膏淋以小便浑浊如米泔水，或滑腻如脂膏为主症。诸淋都具备小便涩痛，尿中有异物，尿痛，痛引腰腹的特点。

淋病与小便不利病的癃闭、尿血、尿浊易混淆，应予以界定。癃闭，每日排尿总量低于正常，严重时小便闭塞，无尿排出，但无尿痛；尿血，虽也小便出血，但亦无疼痛之感；尿浊，虽小便混浊，白如泔浆，但排尿时同样无疼痛涩滞感。

消渴病、小便不利、淋病三病，在症状上大都涉及口渴及小便的变化，在病位上都与胃与膀胱有关，在治疗上有些方剂可以互相通用，故合为一篇讨论。

厥阴之为病，消渴，气上冲心，心中疼热，饥而不欲食，食即吐，下之不肯止。（一）

第五版《金匮要略讲义》引用《金鉴》所言："按此条是《伤寒论》厥阴经正病，与杂病消渴之义不同，必是错简。"《医门法律》云："消渴之患……《内经》有其论，无其治，《金匮》有论有治矣，而集书者采《伤寒论》厥阴经消渴之文凑入……"《讲义》按语也说："其消渴一证，是厥阴病热盛时的一个症状，与杂病中的消渴是两回事，不能混为一谈，故提要为'论述厥阴病仅消渴不可使用下法'。"常言道"智者千虑，偶有一失"，余"愚者千虑，偶有一得"，认为该条既然置于本篇，并遵为首条，定属消渴。尽管该证型不出现在消渴病的早期，但确为临床所常见。

本条论述厥阴证型（上热下寒）消渴病的病机与证候。肝为风木之脏，内寄相火，功主疏泄，体阴用阳。脾虽主运化，但木能疏土，肝（厥阴）参与消化，二者关系密切，疏泄正常，气机畅达，有助于脾升胃降，以及二者的协调。饮食劳倦，损伤脾气，脾气下陷，导致肝的相火离位，更助胃火，形成谷气下流，本味外见，呈现为"上热下寒"的消渴病厥阴证型。一方面，木火燔炽，胃火内炽，胃阴被耗，故消渴，心中疼热，食即吐。此为胃热上冲，与脾寒不运之朝食暮吐不同。肝气横逆则气上冲心，并伴口苦。另一方面，肝木乘脾，脾失运化，故不欲食。若以其"食即吐"为胃热，率直应用下法，必致中气更伤，下寒更甚，从而发生下利不止的变证。《浅注》云："此条与《伤寒论》厥阴首条，末句二句三字不同，其义迥别。盖以消证，后人有上消、中消、下消之分，而其病源总属厥阴。夫厥阴风木，中见少阳相火，风郁火燔，则病消……时医皆不言及厥阴，而不知风胜则干，火从木出，消证不外乎此……师未出方，然无不可于乌梅丸及伤寒中各条，悟出对症之方。"根据以上病机，治宜柔肝敛火，建中缓急，方选小建中汤。方中以甘草、大枣、胶饴之甘，建中以缓急；姜桂之辛，通阳以升元气；重用白芍，以其苦酸微寒，可柔肝清火，养血敛阴，立足建中而求阴阳之和。此处附一首验方，五黄建中汤方：黄芪12克，生地黄15克，熟地黄15克，大黄6克，黄连3克，桂枝12克，白芍24克，甘草5克，生姜6克，大枣5枚。

寸口脉浮而迟，浮即为虚，迟即为劳；虚则卫气不足，劳则荣气竭。（二上）

本条论述中气虚寒型消渴病的病机。此"寸口"和下文"趺阳"对举，寸口当指气口三部脉，而不是第五版《金匮要略讲义》中所说的心肺。"浮而迟"，符合虚劳病的纲脉，即"脉大为劳"。"浮即为虚，迟即为劳"与"虚则卫气不足，劳则营气竭"皆为对句互文，上句隐含下句，下句也隐含上句，互见浮迟为虚劳，虚劳则营卫不足，并托出中气虚寒的本质。饮食劳倦，损伤脾胃，始受热中，久病寒中。由于病情迁延失治，或过服寒凉药物，更损中气，致"阴道虚"。脾居中州，灌溉四旁，脾气既虚，气血营卫化源不足。脾气虚不能转输，肺气虚无以布施而口渴；水谷精气下流，脾味外现而多尿且甜。治宜调补阴阳，镇潜摄纳。既为虚劳，按篇章互见原则，投桂枝加龙骨牡蛎汤。桂枝汤调补阴阳，建立中气，龙牡镇潜摄纳，使阳能固摄，阴能内守，精（糖）不外泄，则消渴可愈。

张锡纯深悟此理，创玉液汤：生山药 30 克，黄芪 15 克，知母 18 克，鸡内金 6 克，葛根 5 克，五味子 9 克，花粉 9 克，并自释道："消渴之证，多由于元气不升，此方乃升元气以止渴者也。方中以黄芪为主，得葛根能升元气，而又佐以山药、知母、花粉以大滋真阴，使之阳升而阴应，自有云行雨施之妙也；用鸡内金者，因此证尿中皆含有糖质，用之以助脾胃强健，化饮食中糖质为津液也；用五味者，取其酸收之性，大能封固肾关，不使水饮急于下趋也。"制方有理，疗效卓著，也补出了此节的不足。

跌阳脉浮而数，浮即为气，数即消谷而大坚一作紧，气盛则溲数，溲数即坚，坚数相抟，即为消渴。（二下）

跌阳脉数，胃中有热，即消谷引食，大便必坚，小便即数。（八）

渴欲饮水，口干舌燥者，白虎加人参汤主之。方见中暍中。（十二）

"浮即为气"，其后省略了"盛"字，浮即为气盛，浮主气盛。

这三条论述胃热内炽型消渴病的病机与证治。前面说过，饮食劳倦，损伤脾胃，初受热中。一者，食积化热，胃热气盛；二者，相火离位，更助胃火，致使胃火内炽，壮火食气，消谷善饥，口渴引饮，此即《素问·脉要精微论》所言"瘅成为消中"。瘅，热也。饮食劳倦，损伤脾胃，食积化热，或食糖过多，胃热气盛；脾气下陷，相火上炎，土虚木乘；胃火内炽，消谷善饥，口渴引饮。虽能多食饮，津液被胃火所劫，不濡养肌肤，故消瘦；偏渗膀胱，大肠失濡，故溲数便坚。脾阴暗耗，脾元下陷，不能转输归肺，而使上症益甚。或进而胃火乘肺，肺胃热盛，虽多饮而肺失治节，失却对水液的调节和调度，使尿更多，而其合更燥，故曰"气盛则溲数，溲数即坚"，愈数愈坚，愈坚愈数。

对于气分热盛，治宜益气生津、清热救燥，可用白虎加人参汤。方中石膏辛寒内清胃火，外解肌热；知母泻火滋燥；甘草、粳米清中养胃，无损脾伤胃之虑，有转精归肺之功，水精四布，热渴自解。肺气虚弱者，加人参益气生津；若腹满便秘，舌燥少苔，花剥或无苔，舌瘦脉涩，脾阴亏虚明显者，治宜泄热救燥，方选麻子仁丸改汤。

男子消渴，小便反多，以饮一斗，小便一斗，肾气丸主之。方见脚气中。（三）

本条论述肾气衰微型消渴病的证治。"男子"，暗指房劳伤肾，肾气衰微。非独男子，男女纵情恣欲，戕伐肾气，皆可罹患。消渴多提示津液匮乏，小便秘少，今多且"饮一斗，小便一斗"，故曰"反多"，从而揭示出消渴病烦渴，多饮，多尿的特征。

《素问·六节脏象论》云"肾者主蛰，封藏之本，精之处也"，是说肾对精气具封藏的作用，不使精气无故流失，为精气在体内充分发挥作用，创造了良好的条件。肾固然为先天之本，但必须有赖于后天之精的不断培育和充养，才能源远流长。若脾气受损，肾精乏源，或房劳过度，肾精枯竭，脾肾合病，不能蒸津，化气无力，不能上润则口渴，不能摄水则尿多且甜。此为肾关不固，谷气下流。针对肾精亏虚，阴阳两虚，治宜肾气丸，助阳之弱以化水，滋阴之虚以生气。同时，也不能忽视顾脾，当以桂枝加龙骨牡蛎汤或黄芪建中汤送服肾气丸为上。

相较《金匮要略·血痹虚劳病脉证并治第六》第十五条之"小便不利"，本条为"小便反多"，而同主以肾气丸，其理何在？小便不利是肾失开，治宜化气行水；小便过多是肾失合，治宜化气摄水。肾气丸补肾利水，助肾之开合，对小便有双向调节作用。

这里还需要鉴别一下糖尿病与尿崩证。二者皆表现为烦渴多饮，多尿，皮肤干燥，日久可出现精神症状，失眠，头痛，虚弱或低烧。区别在于：糖尿病表现为胰岛素分泌不足，糖耐量试验阳性。最常用口服法，一般 1 次 100 克。结果显示：正常人吸收高峰见于 30~60 分钟，一般不超过 170mg%，2 小时血糖恢复正常，尿糖阴性。若血糖高峰超过 180mg%，2 小时后血糖仍在 130mg% 以上，并出现尿糖，可定为阳性。正常情况下，血糖>140mg%，正常值 80~120mg%，阈值 160mg%，兼见白内障，视力下降，结核，疖肿，阴痒等。尿崩证继发于创伤、头颅外伤、颅外科手术、肿瘤，影响下丘脑神经垂体，尿量 5~10 升/日，或更多，尿比重低，小于 1.005（正常值 1.010~

1.025)，血钠升高（正常血钠 300~356mg%）。

脉浮，小便不利，微热消渴者，宜利小便、发汗，五苓散主之。方见上。（四）

渴欲饮水，水入则吐者，名曰水逆，五苓散主之。方见上。（五）

这两条论述气不化津的消渴兼小便不利的证治，当属于消渴类证。第四条"脉浮""微热"，太阳表证与蓄水证同时存在，表里同病，张仲景自称"有表里证"，表证未解为关键症状。"小便不利""消渴"，表里同病，膀胱藏津液，气化则能出，气化不行，则小便不利；水停下焦，水不化津上承，故口渴而大量饮水。不过，消渴是症状，不是病名，可与《伤寒论》第71条"太阳病，发汗后，大汗出，胃中干，烦躁不得眠，欲得饮水者，少少与饮之，令胃气和则愈。若脉浮，小便不利，微热消渴者，五苓散主之"互参。第五条是因膀胱气化失职，水不下输，不仅下焦蓄水，进而胃中亦停水，津不上布而口渴，饮水则拒而不纳，故水入则吐。由于二者的病机在根本上是一致的，故皆用五苓散，化气行水利小便，水去则诸证自解。方中二苓、泽泻淡渗利水，白术健脾利水，桂枝通阳解表，此亦属表里同治之法。

小便不利者，有水气，其人若渴，栝楼瞿麦丸主之。（十）

栝楼瞿麦丸方：

栝楼根二两　茯苓三两　薯蓣三两　附子一枚（炮）　瞿麦一两

上五味，末之，炼蜜丸梧子大，饮服三丸，日三服。不知，增至七八丸，以小便利，腹中温为知。

"其人若渴"，徐镕本作"其人苦渴"，宜从。

本条论述小便不利，下寒上燥的证治。肾主水而司气化，肾阳虚衰，气化不行，则小便不利而水气内停。"有水气"，暗含浮肿。气不化水，津不上承而上焦燥热，故"其人苦渴"。方中包含附子，方后注亦言"腹中温为知"，暗含腹中冷。治宜化气、利水、润燥三者兼顾，方用栝楼瞿麦丸。方中栝楼根、薯蓣生津润燥，以治其渴；瞿麦、茯苓渗泄行水，以利小便；炮附子一味能温阳化气，使津液上蒸，水气下行，盖亦肾气丸之变制。《心典》云："夫上浮之焰，非滋不息，下积之阴，非暖不消，而寒润辛温，并行不悖，此方为良方矣。"

栝楼瞿麦丸证的小便不利，口渴，酷似第四条的五苓散证。然而，栝楼瞿麦丸证由肾阳虚衰，不能温煦下焦，气化不利，水气泛滥所致，必兼见颜面虚浮，小腹畏冷不仁，腰膝酸软，舌苔白腻，舌体淡胖有齿痕，脉沉细，尺脉尤弱等，而五苓散证则兼见发热恶寒，身痛酸楚，脉浮等表证，或是水饮停蓄膀胱，乃至泛滥于胃，又兼见脐下动悸，呕吐涎沫，头晕目眩，脉可见偏弦等。前者责之于肾阳虚衰，后者则为膀胱气化不利，有表里证，以此为辨（表8）。

表8 栝楼瞿麦丸证、五苓散证比较

方证	共同症状	病因病位	特点	治法
栝楼瞿麦丸证	小便不利，口渴	肾阳亏虚，气化不利	下寒上燥，水气泛滥	化气，利水，润燥
五苓散证		膀胱气化不利，兼表证不解	表里同病	发汗，利尿

小便不利，蒲灰散主之；滑石白鱼散、茯苓戎盐汤并主之。（十一）

蒲灰散方：

蒲灰七分　滑石三分

上二味，杵为散，饮服方寸匕，日三服。

滑石白鱼散方：

滑石二分　乱发二分（烧）　白鱼二分

上三味，杵为散，饮服半钱匕，日三服。

茯苓戎盐汤方：

茯苓半斤　白术二两　戎盐弹丸大一枚

上三味，叹咀，以水七升，煮取三升，去滓，分温三服。

"上三味"之后文字，赵本阙，据吴迁本补。

本条论述小便不利的三种治法。小便不利是一个症状，可见于多种疾病，故其发生的原因也很多。这里仅言主症，并列三方，至于如何运用，以药测证，可作如下理解。

蒲灰散中的蒲灰应是蒲黄。蒲黄，《本经》记载："味甘，平，主心腹膀胱寒热，利小便，止血，消瘀血。"《本草汇言》言其"性凉而利，能洁膀胱之原，清小肠之气，故小便不通，前人所必用也。至于治血之方，血之上者可清，血之下者可利，血之滞者可行，血之行者可止。凡生用则性凉，行血而兼消，炒用则味涩，调血而且止也"。概言之，蒲黄有凉血、化瘀、消肿之功。滑石通窍利尿，与蒲黄合用，有利尿、止血、泄热之功。如因湿热引起的小便不利，尿道疼痛，小便急痛等，亦可用之。

白鱼，亦名衣鱼、蠹鱼。《辞海》描述："系昆虫纲，缨尾目，衣鱼科，衣鱼体长而扁，腹端有两条等长的尾须，和一条较长的中尾丝，体被银色细鳞，无翅常栖于衣服和书籍中，啮食其上的浆糊及胶质物等。我国常见的蠹鱼为毛衣鱼，雄虫体长8毫米，雌虫13毫米。"《本经》云："衣鱼，一名白鱼，主妇人疝瘕，小便不利。"白鱼消瘀行血，乱发止血消瘀，滑石通窍利尿，可知本证即后世所谓血淋，病属热性小便不利，兼有少腹胀满之症。

戎盐，即青盐，性味咸寒，疗尿血吐血，助水脏，益精气。咸本于水而益水，茯苓、白术健脾利湿，合之则有健脾利湿益肾之功，可知本证是肾不化气，中焦脾虚，下焦湿盛的小便不利。盐为渴之大戒，既用戎盐，则可知不渴，其用量每次3克，溶于茯苓白术汤中。

考此三方，都以利小便为主，又能兼治淋和尿血，可知三者病机大多是因肾与膀胱有热所致，和前条栝楼瞿麦丸证为下焦阳虚者完全不同。三方主治亦有轻重虚实之异，蒲灰散和滑石白鱼散化瘀通窍、泄热利尿作用甚强，茯苓戎盐汤健脾渗湿利尿，是通中兼补之剂。

脉浮，发热，渴欲饮水，小便不利者，猪苓汤主之。（十三）

猪苓汤方：

猪苓（去皮）　茯苓　阿胶　滑石　泽泻各一两

上五味，以水四升，先煮四味，取二升，去滓，内胶烊消，温服七合，日三服。

本条论述水热互结，郁热伤阴的小便不利证治。肺胃稽热，余热外蒸，故脉浮，发热；肺胃热盛，气津两伤，故渴欲饮水；热伤肾阴，无阴则阳无以化，气化不行，水液停蓄，故小便不利，甚或癃闭。这种小便不利常出现在病程后期。虽有口渴发热，总以小便不利为主症。治以猪苓汤，方中二苓、泽泻淡渗利尿，滑石清利湿热，阿胶滋阴润燥。

本条脉证与第四条五苓散证"脉浮，小便不利，微热消渴"形似而实异。历代注家都注意到了这一点，从不同角度予以鉴别。柯琴认为："脉证全同五苓，彼以太阳寒水利于发汗，汗出则膀胱气化而小便行，故利水之中仍兼发汗之味，此阳明燥土最忌发汗，汗之则胃亡津液，而小便更不利，所以利水之中仍用滋阴之品。"《心典》云："五苓散行阳之化，热初入者宜之；猪苓汤行阴之化，热入久而阴伤者宜之也。"紧扣小便不利这一主症，也可以看出两者的区别：五苓散证的小便不利为骤发，出现在病程前期；猪苓汤证的小便不利为渐至，出现在病程后期（表9）。

表9　五苓散证、猪苓汤证比较

证候	病位	病程	特点	治法
五苓散证	太阳	邪初入而气化不行（阳病）	早期出现（骤发）	发汗利尿
猪苓汤证	阳明	病久羁而热盛津燥（阴病）	晚期出现（渐至）	滋阴利尿

［案例］

胡某，男，17岁，盗汗，多食，口渴，少尿，头昏，晨起下肢凉3天，少苔，质红，尺脉沉实，仍责阳明热盛津伤，以猪苓汤收功。成无己《伤寒明理论》云："客热客于下焦者也。邪气自表入里，客于下焦，三焦俱带热也。脉浮发热者，上焦热也；渴欲饮水者，中焦热也；小便不利者，邪客下焦，津液不得下通也。与猪苓汤利小便，以泻下焦之热也。"

唐某，女，55岁，南阳市人。2013年6月2日以复发性尿痛、发烧5天就诊。5天来尿急，尿频，尿痛，腰痛，咽干口渴，心烦不寐，体温38.1℃，用消炎药无效，苔白质红，脉沉弦。纵观病情，此为肾盂肾炎，郁热伤阴型。此证小便不利在先，继发恶寒发热而脉沉，为膀胱热盛耗阴，气化不利使然。其发热则为阴虚使然。遂治以滋阴润燥，利水除热，方用猪苓汤：猪苓10克，茯苓10克，泽泻10克，阿胶10克，滑石10克。上5味，加水1200毫升，煎取750毫升，分温三服，5剂。6月8日，二诊，药进第3剂小便即爽，体温也趋平稳，续服5剂，告愈。

小便不利可以见于各种时病和杂病。在病位上，有肾阳虚衰，气化不利，小便涩少，伴见腹痛腰痛的八味肾气丸证、栝楼瞿麦丸证、真武汤证，有肺胃热盛，伤及肾阴，气化不利，小便淋秘，伴见口渴发热的猪苓汤证，有三焦决渎不利，小便不爽，伴见口苦，胸胁苦满的小柴胡汤证，有肺气不利，失于治节，小便涩少，伴见咳喘鼻衄的小青龙汤证。在病因上，有寒邪入里，膀胱气化失常，骤发癃闭，伴脉浮，发热口渴的五苓散证，有湿邪黏滞下焦，膀胱气化受阻，尿等待，伴关节痹痛的桂枝附子汤证、甘草附子汤证，有湿热蕴郁，气化不行，伴见发热的茵陈蒿汤证、茵陈五苓散证，有寒凝水饮不化，小便涩少，伴心下逆满的苓桂术甘汤证，有水郁发热，小便不爽，伴头项强痛，翕翕发热，无汗的苓芍术甘汤证，有妊娠血虚化燥的当归贝母苦参丸证，有发汗太过，或漏汗不止，耗伤阴津，致小便量少，伴四肢拘急的桂枝加附子汤证。临证之时，要对病因、病位条分缕析，辨证施治。

淋之为病，小便如粟状，小腹弦急，痛引脐中。（七）

"小便如粟状"，小便排出如粟状之物，即尿结石。"弦急"，即拘急。"引"，拉、牵。

本条论述石淋（膀胱结石）的症状。"淋之为病"，当有小便淋沥不爽，尿痛等症。"小便如粟状"，膀胱热盛，尿液为热所灼，结成固体物质，如熬盐，即砂石，形成粟状（小者），能随尿排出。通常结石直径小于 $0.5 \sim 0.8$ 厘米，就能排出，多伴终末血尿。"小腹弦急，痛引脐中"，膀胱结石的主要表现是排尿困难和排尿痛，当结石阻塞尿路，排尿中断，可引起小腹拘急，并向脐部牵扯放射，向下可放射至阴茎或会阴，并可伴脱肛、血尿。附一首排石汤，即用八正散加三金（鸡内金、海金沙、金钱草），饮食宜酸。

淋家不可发汗，发汗则必便血。（九）

"便血"，这里是指尿血。

本条指出淋家禁发汗。淋病的病机多为热在下焦，或湿热在下焦，本不会想到用汗法，但淋病初起，有相当一部分患者伴有发热恶寒（寒战高热），或寒热往来的"表证"，然而这种"表证"并非感受外邪之故，而是下焦之热或湿热通过三焦外达肌腠所致。《内经》有言："三焦膀胱者，腠理毫毛其应。"这种既有寒热又有小便淋漓涩痛的症状，实为三焦水道不利，决渎失司所致，属于少阳病，故其治疗当以清解少阳为法，用小柴胡汤合蒲灰散另加白茅根等治疗。再者，久患淋病之人，阴津素亏，下焦蓄热，热与水结，小便淋沥涩痛，阴虚有热的猪苓汤证，其"脉浮发热"也酷似"表证"，若被误诊为太阳病，用发汗的方法来治疗，尤其是用辛温发汗峻剂麻黄汤来治疗，必定更伤其阴，也会使下焦之热加重，热伤络脉，血液妄行，则可发生尿血的变证，故张仲景告诫"不可发汗"，宜利水滋阴，遣猪苓汤。

[案例]

刘某，女，28岁，已婚，于1994年8月2日诊，寒战高热，腰痛，尿急1天，病初小便不利，间服氟哌酸胶囊、呋喃坦啶，症状稍缓解。现症：寒战高热，腰痛，尿急，尿频，尿痛，并呈肉眼血尿，伴胁痛口苦，泛酸欲呕，纳谷不馨，苔黄腻，脉弦数。体检：双肾区叩击痛（+），体温39.8℃，血常规：WBC $14×10^9$/L。尿常规检查：红细胞满视野，脓球（++++）。纵观病情，尿急，尿频，尿痛为淋病；腰痛，胁痛，口苦欲呕，苔黄腻，脉弦数为湿热下注。治以和解枢机，浚利水道，方用小柴胡汤加减：柴胡、白茅根、半夏各30克，甘草、生姜、党参、黄芩各12克，蒲黄（包煎）14克，滑石（包煎）7克，大枣4枚。3剂，每天1剂，煎2次，分3次服。尽剂复诊，症状消失，体征转阴，尿检正常。急性肾盂肾炎属淋病范畴，起病急骤，症见寒战高热，乏力衰弱，恶心呕吐，腰痛，尿急，尿频，尿痛，尿液混浊，亦可见肉眼血尿，肾区可有叩击痛，多责于湿热蕴积下焦。其寒战高热或往来寒热系湿热通过三焦外达肌腠所致，病在里而症显于外，故不可妄用汗法，误汗则亡津动血而尿血。笔者10余年经用小柴胡汤加减治疗急性肾盂肾炎

200 例，均收到满意效果。

刘某，男，76 岁，2012 年 2 月 2 日诊。尿急，尿频，无尿痛，夜尿多，伴口苦，呕恶，发热恶寒，白天不敢外出，夜尿 10 多次，影响睡眠，经某医院诊断为前列腺增生，因惧怕手术而求中医药治疗。刻诊：腰部无叩击痛，小腹无压痛，苔薄黄，脉沉弦。纵观病情，小便频数，淋沥涩痛，小腹枸急引痛，属淋病；口苦呕恶，苔黄脉弦，为湿热下注，枢机不利。治以养血开郁，清热除湿，方用小柴胡汤合当归贝母苦参丸（改汤）：当归 12 克，浙贝 2 克，苦参 6 克，柴胡 16 克，黄芩 12 克，半夏 12 克，甘草 10 克，党参 10 克，生姜 12 克，大枣 3 枚。3 剂，日 1 剂，水煎服。2 月 5 日复诊，小便渐通利，次数减少，夜尿降为 5 次左右，嘱续服油菜花粉，每次 3 克，一日 3 次。随访一年，未再复发。前列腺增生所致的淋病呈现为尿等待，尿无力，尿分叉，尿滴沥。俗语云："年轻排尿越墙头（抛物线），临老排尿顺腿流"，困扰不已。《金匮要略·妇人妊娠病脉证并治第二十》之第七条说："妊娠小便难，饮食如故，当归贝母苦参丸主之。"虽冠以"妊娠"，凡血虚热郁湿盛的小便淋沥，皆可用之。

本篇论淋病仅有二条，既叙证简略，又未出方治，可能有脱漏，必互参小便不利条文，如蒲黄散，以及后世医家对淋病的论述，方能获得较为全面的认识。例如，张锡纯有气淋、血淋、劳淋、膏淋、石淋之分，创立理血汤、寒淋汤，以及气、血、膏、劳淋汤，有很高的学术价值。

[结语]

消渴病生于内伤，责之脾胃，起于中焦，极于上下，必以脾胃为病变重心。以其病程久暂不同，寒热虚实有别，可分为胃热炽盛、寒热错杂、中气虚寒、肾气衰微等数型，虽所出方剂不多，仍可据理择方：胃热内炽者，可选白虎加人参汤、麻子仁丸；寒热错杂者，可选乌梅丸、小建中汤；中气虚寒者，可选桂枝加龙骨牡蛎汤、黄芪建中汤；肾气衰微者，可选肾气丸；久病虚劳，内有干血者，可选大黄䗪虫丸。

小便不利，有五苓散、猪苓汤、栝楼瞿麦丸、蒲灰散、滑石白鱼散、茯苓戎盐汤等方证。病因病机有异，故治法也就不同。五苓散化气利水，猪苓汤滋阴利水，二者皆主治热性病过程中的发热伴小便不利之症，而且用于杂病的机会也很多，故不必拘泥于伤寒病的传变规律；栝楼瞿麦丸温阳利水，兼以润燥，适用于肾阳不足，下寒上燥之证，前人认为是肾气丸的变制；瘀血挟热者，可用蒲灰散或滑石白鱼散，化瘀利窍泄热；脾肾两虚而挟湿者，可用茯苓戎盐汤，益肾健脾渗湿。

至于淋病，原著所述简略，但淋病与小便不利的很多方治可以互相通用，只要病机相同，异病可以同治。

[思考]

本篇有五个重点：第一，五苓散证和猪苓汤证有何异同？第二，栝楼瞿麦丸证的证治是什么？第三，肾气丸证与栝楼瞿麦丸证有何异同？第四，蒲灰散、滑石白鱼散、茯苓戎盐汤三方的主治、功效有何异同？第五，肾气丸主治消渴的机理何在？

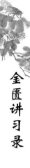
水气病脉证并治第十四

论七首　脉证五条　方八首

本篇需要熟悉水气病的分类，掌握水气病的治疗原则，以及风水、皮水的辨证论治，重点是风水、皮水及气分病的治疗，难点是对"如蚕新卧起状""颈脉动"的理解。

水气病，即水肿病。水之与气，异名同类，二者可以互相转化。水为阴，得阳可以化气；气属阳，得阴可以成水。水液的运行、输布、排泄，全赖阳气的蒸腾气化。若阳气虚衰，水液停蓄，或外邪干之，气化失常，水气泛滥，即为水肿。因此，水气是以病机命名，水肿是以症状命名。

本篇论述了水气病的病因病机与辨证论治。篇中根据不同的脉证，将水气病分为风水、皮水、正水、石水、黄汗五种类型，后世称为"五水"。风水、皮水，为水在外，正水、石水为水在里，黄汗则是水湿蕴郁的另一种病证，又有寒湿、湿热之分，以其证具"四肢头面肿""身体肿"，颇类风水，故列为五水之一，一并讨论。同时，篇中还提及了五脏水、水分、血分、气分，此皆同源异流。五脏水即五脏与水气的关系，水为血之体，先病水气而后血瘀者名为水分，先病血结而后水蓄者名为血分；持结气机，致水饮内停，心中痞坚者名为气分。

水气病的形成主要是肺气宣化、脾气运化、肾气温化的功能失调，与三焦、膀胱亦有不可分割的关系。在治疗措施上，本篇提出了发汗、利小便、逐水三大法则，并有了活血化瘀法的萌芽，这些法则对指导临床实践具有很大意义。

师曰：病有风水，有皮水，有正水，有石水，有黄汗。风水其脉自浮，外证骨节疼痛，恶风；皮水其脉亦浮，外证胕肿，按之没指，不恶风，其腹如鼓，不渴，当发其汗；正水其脉沉迟，外证自喘；石水其脉自沉，外证腹满不喘；黄汗其脉沉迟，身发热，胸满，四肢头面肿，久不愈，必致痈脓。（一）

"胕"与"肤"通；"胕肿"，皮肤浮肿。《素问·水热穴论》云："上下溢于皮肤，故为胕肿。胕肿者，聚水而生病也。"

本条总论水气病五种类型的脉证，提出了风水、皮水的治疗原则，讨论了黄汗病的脉证和转归。"师曰：病有风水，有皮水，有正水，有石水，有黄汗"，指出五种水气病，是为纲领。《浅注》云："师故立五名以为大纲，而脉证标本变化之微，详悉于下。"

风水是外感风邪，肺气失宣，水气泛滥于表的水气病。肺主治节，为水之上源。风水与肺的关系密切，因肺主皮毛，被风所伤，努力抗邪，故脉浮恶风；水气流注关节，故骨节疼痛；皮毛受邪，肺气不宣，通调失职，故水气泛溢于皮肤。其证尚有头面浮肿、发热等。参考本篇第三条，风水相当于急性肾小球肾炎。皮水是外湿内侵，水困脾气，运化不及，水气泛滥皮间的水气病。皮水与脾、肺的关系较密切，因脾居中州，主四肢肌肉，脾失健运，水气阻滞脾络，故腹满如鼓，不渴；水气溢于皮肤，故皮肤凹陷性浮肿，按之没指；不兼风邪，故不恶风，并以此区别于风水；水行皮中，病位在表，故脉浮。皮水相当于慢性肾病或其他原因引起的水肿。风水、皮水皆为阳水，病位在表，当因势利导，从发汗而解。

正水是肾阳不足，水气停蓄的水气病。肾主水，以其发于肾，故名正水。石水是水与血结，肿而少腹石硬的水气病。下焦以血为用。《灵枢·动输》云："冲脉者，十二经脉之海也，与少阴之大络起于肾下，出于气街。"石水和正水都与肾的关系密切。正水是因肾阳不足，水气停蓄，故腹满，脉沉迟；水随少阴之脉射肺，影响肺的肃降功能，故兼喘逆，并以此区别于石水。石水部分未出治法，可参考《金匮要略·妇人杂病脉证并治第二十二》之第十三条，用大黄甘遂汤。

黄汗是脾虚湿盛，再加湿从外侵，内外相感的水气病，以其汗出色黄，故名黄汗。无汗而黄，或汗而不黄，皆不属黄汗。其证有湿热型、寒湿型两种。黄汗与脾有关，水湿内郁，营血受病，故脉沉迟；脾虚湿盛，上犯于肺，肺气不畅，故胸满；湿热潴留于肌肤，故身热，四肢头面肿，黄汗出。此病若日久不愈，营血郁热更甚，腐败气血，化而为脓，故亦可发生痈肿。参考本篇第二十八条，可选芪芍桂酒汤加味治疗。

从本条所叙的脉证可以看出，水气病的形成与肺、脾、肾三脏的关系最为密切。肺失宣降，不能通调水道；脾失健运，不能运化水湿；肾失开阖，不能化气行水。三脏之中，又以肾最为重要。肾为水脏，并为胃之关，关门不利，即聚水而成本病。

脉浮而洪，浮则为风，洪则为气，风气相抟，风强则为隐疹，身体为痒，痒为泄风，久为痂癞，气强则为水，难以俯仰，风气相击，身体洪肿，汗出乃愈，恶风则虚，此为风水，不恶风者，小便通利，上焦有寒，其口多涎，此为黄汗。（二）

"风强"，即火热盛，以风为阳邪总称，其"风"指风热。"隐疹"，也作"瘾疹"，皮肤瘙痒，隐在皮内，不隆起，并无斑丘疹。"泄风"，隐疹身痒，是风邪外泄的现象。"痂癞"，疮痂与脓疱相杂，有如癞疾一样，即脓疱疮，相当于现代医学所谓的脓皮病，散在出现，先后不一，形似水痘，但不到半天水疱液即变混浊成脓，属链球菌感染，同扁桃体炎、咽峡炎、猩红热。"气强"，即水气盛。

"恶风则虚，此为风水"，倒装句，应置于"身体洪肿"之后，"汗出乃愈"之前。之所以如此，是以恶风与否来鉴别两种疾病，并借此反诘出风水另具小便不利、口渴，而黄汗病也具水肿之症。

本条论述水气病形成的机理。"脉浮而洪，浮则为风，洪则为气，风气相抟"，蒙后省略，"为风"当为"风强"，"为气"当为"气强"；"浮则为风，洪则为气"，对句互文，风为火热，气为水气，互见脉浮而洪，主外感火热，水气内盛，风气互动，相兼为病，则成风水病。"风强则为隐疹，身体为痒，痒为泄风，久为痂癞"，正如《素问·至真要大论》所言"诸痛痒疮，皆属于心""诸病胕肿，痛酸惊骇，皆属于火"，心主血脉，为病必涉血分，更加火邪，则易发肿疡。皮肤瘙痒，为邪有出路，外出顺利，自当痊愈。否则，必如《灵枢·痈疽》所言"热胜则内腐，肉腐则为脓"。"气强则为水，难以俯仰，风气相击，身体洪肿"，隐疹既成痂癞，即便结痂，仍提示风热稽留，热加于水，水气横溢，则水肿作矣。以其肿甚，非但面目洪肿，腹肿亦甚，故"难以俯仰"。"恶风则虚，此为风水""汗出乃愈"，风水本于风邪袭表，类似表虚，故恶风；既为风水，自可汗解之。"不恶风者，小便通利，上焦有寒，其口多涎，此为黄汗"，心主汗液，心虚不敛其液；黄者中土之色，脾虚其色外露，心脾阳虚，寒湿加之，则病寒湿型黄汗。心居上焦，心脾阳虚，如阴霾不散，则口多涎唾。对此气虚湿盛阳郁，参考本篇第二十九条，可选桂枝加黄芪汤加减。虽谓"汗出乃愈"，以其为火热为患，对于"隐疹，身体为痒"，痒病也难耐，并可发为痂癞，应及早予以发汗解表，清热解毒，凉血活血。参考《伤寒论》第 262 条，方选麻黄连翘赤小豆汤：麻黄 6 克，连翘 15 克，杏仁 12 克，赤小豆 30 克，生梓白皮 15 克（桑白皮可代之），生姜 6 克，甘草 6 克，大枣 4 枚。生梓白皮，《本经》记载其"味苦，寒，主热，去三虫"，治时病发热、黄疸、反胃、皮痒、疮疥。肿甚者，加泽泻、茯苓皮、车前子；血尿明显者，加大小蓟、蒲黄、白茅根。《金匮要略·中风历节病脉证并治第五》之第三条也有因气血营卫不足，感受风寒而发隐疹者，则以脉浮缓为鉴。对于隐疹不能小觑，治不如法，可发展为痂癞、水肿，不可不知。

［案例］

王某，女，48 岁，河南省邓州市人，2012 年 8 月 19 日初诊。身发隐疹，无丘疹、斑疹、水泡，仅皮下奇痒无比，搔破处结痂留痕或呈瘀青，四肢尤重，伴尿黄，头汗出 1 年余。曾在深圳生活 2 年余。刻诊：诉奇痒处并无痕迹，下肢散在痂痕及瘀青，尿黄，苔白厚，质黯淡，脉沉缓。发病前曾在沿海生活 2 年余。纵观病情，湿热浸渍，发为湿疹。湿为阴腻重浊之邪，容易阻遏气血，则隐匿发病，现代称为特应性皮炎，俗谓"痛病难害"，看来痒也难忍。但头汗出为湿热上蒸，如同蒸笼热气上冒，此隐疹为水肿前奏。遂诊断为隐疹，湿毒浸渍型，治以宣肺解毒，利湿活血，方用麻黄连翘赤小豆汤合桃红四物汤：麻黄 12 克，连翘 15 克，赤小豆 50 克，杏仁 10 克，生梓白皮 15 克，生甘草 12 克，生姜 12 克，红枣 3 枚，桃仁 10 克，红花 6 克，当归 12

克，生地 12 克，川芎 12 克，赤芍 12 克。加水 1500 毫升，煎取 750 毫升，分温三服，7 剂，日 1 剂，水煎服。8 月 22 日，二诊，药进 7 剂，隐疹基本消退，再续 7 剂。追访 6 个月，未复发。"隐"，藏匿，不显露。隐疹外无丘疹、斑疹、水疱、脓疱，皮下却奇痒无比，具备皮疹的特性。虽痒为泄风，痒也难耐，湿阻气血，久病入络，病情缠绵，治用麻黄连轺赤小豆汤宣肺解毒，清利湿热，配合桃红四物汤，活血化瘀，即所谓"祛湿兼活血，血活湿泯灭"。

寸口脉沉滑者，中有水气，面目肿大，有热，名曰风水。视人之目裹上微拥，如蚕新卧起状，其颈脉动，时时咳，按其手足上，陷而不起者，风水。（三）

"裹"，作窠；"目裹上微拥"，两眼胞微肿。"颈脉动"，指颈静脉搏动。

《灵枢·水胀》云："水始起也，目窠上微肿，如新卧起之状"。本条添一"蚕"字，注家不明其意，第五版《金匮要略讲义》从《脉经》，将"蚕"字删掉，释为"如刚睡起的状态"。人刚睡起或可见眼胞微肿，但并无普遍意义。"卧"，眠也。蚕蜕皮曰眠。南阳是柞蚕的故乡，柞蚕身呈黄色，一生要经历 3~4 次蜕变，蜕变期间，不食不动，故曰"眠"。蜕变后，蚕换上新装，黄亮晶莹，头部翘起，蠢蠢欲动。张仲景用"如蚕新卧起状"来形容黄种人风水眼胞臃肿，这是何等生动形象，惟妙惟肖！本篇第十一条有"目下有卧蚕"，其"蚕"字也不是衍文。

"颈脉"，注家多解释为"足阳明人迎脉，在结喉两旁"。人迎是古代医家常用的诊脉部位，在《伤寒杂病论》中属"三部"之一，张仲景曾在自序里批评庸医"人迎、趺阳，三部不参"。在正常情况下，人迎部位就是可以摸到跳动的。因此，如果把人迎脉动作为风水病的特征，就没有什么特别的诊断意义了。其实，患者"中有水气，面目肿大""时时咳"，并能望到"其颈脉动"，当为上腔静脉回流受阻所致。这对因风致水，水渍入肺，肺气肿胀，气郁血壅的风水病，或"上气喘而躁，欲作风水"的肺胀病，具备诊断上的特异性。此"颈脉"是解剖学上的颈静脉，不能误作颈动脉。例如，心源性水肿或肺心病的后期，静脉系统瘀血，是可以见到颈静脉跳动的，但可望而不可及。这样才符合临床实际，亦较合张仲景原意。

本条进一步说明风水的脉证。"寸口脉沉滑者"，此为水气相结之征，说明风水病已有增剧之势。风水脉浮，正水脉沉迟。张仲景恐后人见沉脉而误诊为正水，故指出"有热"二字，说明这是阳证，谓之风水。水气滞留于胸颈以上，卫气被郁，故面目肿大，发热；水渍入肺，肺气不宣，故时时咳嗽。望诊时，患者眼胞微肿，如蚕新卧起状，颈脉跳动，按其手足的肿处，凹陷不起，并以此区别于心源性水肿和溢饮等。这些都是风水深入发展的症状。

关于风水病的脉象，首条说"风水其脉自浮"，次条说"脉浮而洪"，本条说"脉沉滑"，似乎前后矛盾。其实，首条说的是风水的本脉，次条说的是风水的兼脉多见于热实，本条说的是风水的变脉。风水其脉自浮，就像女孩子夏天穿着裙子，线条清晰；一旦肿甚，则又似冬天穿上羽绒，脉象变沉。大抵风水初起，外有表证，其脉多浮；风水久病，外无表证，其脉多沉。又肿势不甚的多见浮脉，肿势加重的多见沉脉。若风水久病，外无表证，肿势严重，反见浮脉，则为水病脉出，预后不良，如本篇第十一条"水病脉出者死"。一种病可见多种病脉，一种病脉可主多种病，临床时总宜脉证合参，才能做出正确的诊断和处理。

太阳病，脉浮而紧，法当骨节疼痛，反不疼，身体反重而酸，其人不渴，汗出即愈，此为风水。恶寒者，此为极虚，发汗得之。

渴而不恶寒者，此为皮水。

身肿而冷，状如周痹，胸中窒，不能食，反聚痛，暮躁不得眠，此为黄汗，痛在骨节。

咳而喘，不渴者，此为脾胀，其状如肿，发汗即愈。然诸病此者，渴而下利，小便数者，皆不可发汗。（四）

"脾胀"，注家多作"肺胀"。《衍义》认为："脾胀恐是肺字误。"《灵枢·经脉》云："肺手太阴之脉……是动则病，肺胀满，膨膨而喘咳。"咳喘为肺病之常见症状，故从之。"周痹"，病名，周身上下游走作痛，语出《灵枢·周痹》："周痹者，在于血脉之中，随脉以上，随脉以下，不能左右，各当其所。"

本条论述风水与伤寒、皮水、黄汗、肺胀的区别及治禁。"太阳病，脉浮而紧"，是伤寒表实证的特征，当伴有头项强痛，或"法当骨节疼痛"。"反不疼"，说明不是伤寒病。"身体反重而酸"，知是水气浸淫肌肤使然，故判定"此为风水"。水气在表，并未影响肺气布津，故口不渴。口不渴也是可汗的依据，故云："汗出即愈"。《心典》云："或问前二条云，风水外证，骨节疼，此言骨节反不疼，身体反重而酸，前条云皮水不渴，此云渴，何也？曰：风与水合而成病，其流注关节者，则为骨节疼痛，其侵淫肌体者，则骨节不疼，而身体酸重，由所伤之处不同故也。""恶寒者，此为极虚发汗得之"，风水为水气在表，"因其轻而扬之"，发汗势在必行，然而临证时尚需明辨虚实。兼表虚者，当益气固表，利水消肿，方选防己黄芪汤。若汗不如法，误汗伤阳，卫阳更虚，反增恶寒之症，则可加附子以回阳。

"渴而不恶寒者，此为皮水"，皮水病因于脾失健运，水气阻滞，津液不化，故口渴。表无风寒，故不恶寒。关于皮水病的外证，第一条说"不恶风"，本条又说"不恶寒"。钱潢《伤寒溯源集》云"受本难知，发则可辨，因发知受"，伤风恶风，伤寒恶寒，既不恶之，则判其为皮水。

"身肿而冷，状如周痹"，水湿郁阻，营卫不和，气血不畅，故身肿冷痛，像周痹一样上下游走作痛。"胸中窒，不能食，反聚痛"，水湿郁阻，肺失宣降，故胸中窒闷；水为阴邪，阻遏气机，脾被湿困，故心下痞坚而不能食。"暮躁不得眠，此为黄汗，痛在关节"，眠的本义是闭合眼睛，汉以后引申为睡眠、睡觉，"躁不得眠"，指不能闭目静息。何以暮时发作？傍晚时阳气更难舒展，即"夕加"，那么必然也会"夜甚"。之所以如此，缘于黄汗病为湿邪为患，从阳明则化热，从太阴则化寒，傍晚归阳明主时，阳明经气旺盛，正邪相争，湿热为患，日晡所剧，故暮躁不得眠。至于关节疼痛，亦湿邪浸注关节之故。黄汗病以其汗征，不恶风，小便通利，可与风水病相鉴别。

"咳而喘，不渴者，此为肺胀，其状如肿，发汗则愈"，肺胀病系水饮壅肺，常由外感诱发，故咳而喘，口不渴；肺的通调失职，水气泛溢于皮毛，故面浮肢肿，谓之"其状如肿"。《金匮要略·肺痿肺痈咳嗽上气病脉证治第七》有言："上气喘而躁，属肺胀，欲作风水，发汗则愈"，可用汗法，宣腠理，开肺气，消痰饮。本证咳喘为主症，虽状如风水而异于风水。"然诸病此者，渴而下利，小便数者，皆不可发汗"，告诫后学凡是遇到水气病，初起皆可考虑以汗法治疗，若出现口渴，提示津液匮乏，复兼下利，溲数，更耗津液，再用汗法，就有使津液枯竭的危险。此为水气病的治禁。张仲景一向注重"扶阳气，存津液，保胃气"，此亦保胃气，存津液之旨。

里水者，一身面目黄肿，其脉沉，小便不利，故令病水。假如小便自利，此亡津液，故令渴也。越婢加术汤主之。方见下。（五）

"里水"，《脉经》注"一云皮水"，可知里水为皮水。"黄肿"，《脉经》"黄"作"洪"。

本条论述皮水的证治。里水者，是指水发自里，小便不利，因而病水，里有水湿又见外邪在表，而呈外邪内湿之证。"假如"句是插笔，以申异辨证，两相对照。口渴为亡津液，是发汗禁例，是对第四条"然诸病此者，渴而下利，小便数者，皆不可发汗"原则的再现，并于此说明皮水小便不利，口不渴，才能用越婢加术汤主之。脾失运化，水湿停留，肺失宣降，水道不调，水气泛溢，则"一身面目洪肿，其脉沉，小便不利，故令病水"。治以越婢加术汤，越婢汤发汗行水，兼清内热，加术以除肌表之水气。

关于皮水病的脉象，首条云"其脉亦浮"，本条云"其脉沉"，前言浮者，指病邪在表，发病之初，轻取即得，此言沉者，指水气已盛，四肢俱肿，按之始得。临床应根据全面情况，进行综合分析。

跌阳脉当伏，今反紧，本自有寒，疝瘕，腹中痛，医反下之，下之即胸满短气。（六）

跌阳脉当伏，今反数，本自有热，消谷，小便数，今反不利，此欲作水。（七）

这两条从跌阳脉的变化，辨别水气病的寒热虚实。跌阳脉是胃脉，一般当伏而敦厚。今不伏而见紧象，故曰"反"，是脾阳素虚，寒从中生，当有疝瘕，腹中冷痛等证。寒证当治以温药，医者不识，反误用寒凉攻下，重伤脾胃阳气，温运不足，水气渐生。寒水停积，肺气不畅，则胸满短气。或不伏而见数象，亦曰"反"，是脾胃先有郁热，热能消谷，小便当数，今反小便不利，为热加于水，水气横溢而为水肿，故预言"此欲作水"。

以上为阳明经水气病的形成过程，属于阳明经兼变证。湿热蕴郁，犹如三伏天下雨前，温度高，湿度大，气压低，闷热难耐。脾胃是湿热之渊薮，湿热郁遏，胶结不解。口渴引饮而小便减少，湿热不得下行，两邪交郁，不能宣泄，影响肝胆，则发黄疸，影响脾胃，运化不及，水气运行不循常道，乘空虚之络而溢于皮肤则水肿。

寸口脉浮而迟，浮脉则热，迟脉则潜，热潜相抟，名曰沉。趺阳脉浮而数，浮脉即热，数脉即止，热止相抟，名曰伏。沉伏相抟，名曰水。沉则络脉虚，伏则小便难，虚难相抟，水走皮肤，即为水矣。（八）

"相"，交互；"相抟"，彼此互动。

本条论述水气病形成的机理。寸口为阳位，脉浮属阳，热为阳邪，故寸口脉浮则为热；迟脉属阴，阴主潜藏，故寸口脉迟则为潜。潜与热互相抟结，则热内伏而不外达，故曰"沉"。此"沉"表示潜藏之势，非为沉脉。趺阳为胃脉，脉浮而数，是热伏止于下，滞留于内而不外达。此"伏"表示沉伏之势，而非伏脉。热留于内，与水气相抟，气不外行，则络脉空虚。热止于中，则阳气不化而小便难，水不能循常道而运行，则浸淫于皮肤肌肉之间，则成为水气病。

寸口脉弦而紧，弦则卫气不行，即恶寒，水不沾流，走于肠间。少阴脉紧而沉，紧则为痛，沉则为水，小便即难。（九）

"沾"，浸湿，浸染，滋润；"流"，流动，引申为灌溉；"沾流"，滋润灌溉；"水不沾流"，指肺通调水道失职，外不得宣散布施，内不能通调渗利。

本条借脉证说明水气病的机理。前段论肺卫之气不行，后段论肾阳虚，阴寒盛是水气病的成因。寸口主肺，卫气通于肺，肺卫之气宣达于外能固护肌表，肃降于内能通调水道，寸口脉弦主水气，紧主寒邪。寒邪外束，水气停留，卫阳被郁，故恶寒；肺气外不得宣散布施，上焦难以如雾，内不能通调水道，水液输化失常，从肺之合，流溢肠间，与本篇第十五条所论相同："肺水者，其身肿，小便难，时时鸭溏"，并渐次形成水气病。少阴脉指太溪脉，此以候肾，和寸口对举。脉紧主寒主痛，脉沉主里主水，少阴脉沉而紧，是肾阳不足，寒从内生，不能化气行水，故小便难。《素问·水热穴论》云："肾者，至阴也，至阴者，盛水也。肺者，太阴也。少阴者，冬脉也，故其本在肾，其末在肺，皆积水也。"

脉得诸沉，当责有水，身体肿重。水病脉出者，死。（十）

本条说明水气病的脉证和预后。"脉得诸沉，当责有水，身体肿重"，水气泛滥于肌肤，脉络被掩盖，故水肿患者脉多沉，然而阴寒内盛之证，脉亦多沉，必须再根据身体浮肿（他觉）而重（自觉），才能确定"当责有水"。"水病脉出者，死"，脉出与脉浮不同，"浮"是上盛下弱，"出"是盛大无根，轻举有脉，重按则散，是真气涣散于外的现象，预后不良。《金鉴》云："水病肉肿，脉当不见，今脉出者，是气外散也，故死。"

夫水病人，目下有卧蚕，面目鲜泽，脉伏，其人消渴。病水腹大，小便不利，其脉沉绝者，有水，可下之。（十一）

"目下"，指下眼胞，为胃脉所过。

本条论述水气病可用峻下逐水法的脉证。"夫水病人"，久病浮肿之人。不言脉浮骨节痛，而且不治以汗法，推断不是风水、皮水之证，当作正水看待。采用攻下逐水，既是正水之治，又是急则治标之法。"目下有卧蚕"，脾胃为水湿所犯，下眼胞为胃所主，故水肿。本篇第一条描述的正水因于肾阳不足，水气停蓄，并射肺而喘，主在肾，本条又补出水犯脾胃。"面目鲜泽"，肌肤水多而皮肤绷紧；"脉伏"，水阻皮肉之间，但久按则凹而可得；"其人消渴"，阳气不能化生津液；"病水腹大，小便不利"，消渴不多饮，多饮则水积愈多；"其脉沉绝，有水"，脉象较伏脉更甚，是水蓄于里的正水之类。以上脉证均提示肿势已甚，而且病势较急，宜急治其标。"可下之"，非为一般泻下，而是峻下逐水。师未出方，可选十枣汤、舟车丸等。但邪实正虚，不任攻下者，则宜温阳利水，选真武汤化裁。

问曰：病下利后，渴饮水，小便不利，腹满因肿者，何也？答曰：此法当病水，若小便自利及汗出者，自当愈。（十二）

"因肿"，《脉经》作"阴肿"。综观条文"法当病水，若小便自利及汗出者，自当愈"，为初肿而不甚者。肿因腹满，腹满因小便不利，小便不利因饮水，饮水因下利后津液枯干，肿又因饮水过多，宜少少与饮之，如此层层相因，病机连环，仍当作"因肿"。泻利伤脾，很少关及肾，故释作"阴肿"欠妥。

本条论述下利后形成水肿的病理。"病下利后"，耗伤津液，故渴欲饮水。泄利伤脾，脾虚水气不化，故小便不利。水气停聚，故因之浮肿胀满。这样的疾病发展趋势怎么样呢？按一般的规律可转变为浮肿病，故曰"法当病水"。若小便利，水气下泄，或汗出，水从外泄，虽聚而能泄，故自当愈。

心水者，其身重而少气，不得卧，烦而躁，其人阴肿。（十三）

以下连续五条，讨论五脏水肿的证候。"心水者"，指心脏引起的水肿。心阳虚而复被水困，鼓舞血脉运行之力不足，水气浸渍，故全身沉重，少气。心为阳脏主火，水气浸渍，血容量增加或心包积液，故心悸，烦躁不宁，不能平卧。心阳虚不能下达，心肾不交，水气留积不化，故浮肿渐甚，以至前阴肿，下肢肿。参考本篇第十八条"诸有水者，腰以下肿，当利小便"，下为阴，阴肿当指腰以下至足浮肿，尤以脚肿始，是符合临床实践的。心水与现代医学中的充血性心力衰竭基本相符。

肝水者，其腹大，不能自转侧，胁下腹痛，时时津液微生，小便续通。（十四）

"肝水者"，指肝有病引起的水肿。肝气郁结，疏泄失职，横犯脾胃，脾不健运，已成太阴寒实，肝脾并病，水湿停聚，故腹部胀大，不能自转侧。胁下乃肝之分野，肝气久郁，血行滞涩，故胁下腹痛；肝气虽郁而能时作疏泄，水随气升，口中有淡水，即时时津液微生；其气下降，小便可断续通利。续通，其先可不通。《高注》云："厥阴为三阴之枢，而性复疏泄，故其气上，则有时而津液微生，其气下降，故有时小便续通。"肝水与现代医学中的肝硬化腹水大致相符。

肺水者，其身肿，小便难，时时鸭溏。（十五）

"肺水者"，指肺有病引起的水肿。肺气不行，治节无权，不能通调水道，下输膀胱，故身体浮肿，小便困难。肺与大肠相表里，肺气不行，反从其合，则大肠的传化作用失调，"水不沾流，走于肠间"，水粪混杂，故"时时鸭溏"。肺水与现代医学中的肺心病伴右心衰竭基本相符。

脾水者，其腹大，四肢苦重，津液不生，但苦少气，小便难。
（十六）

"脾水者"，指脾有病引起的水肿。脾阳亏虚，不能运化水湿，故其腹大，小便困难；脾主四肢，司肌肉，被水湿浸渍，并且气血生化不足，故四肢苦于沉重；津液为水谷精微，不能正常化生，故少气。脾水与现代医学中的营养不良性水肿基本相符。

肾水者，其腹大，脐肿，腰痛，不得尿，阴下湿如牛鼻上汗，其足逆冷，面反瘦。（十七）

"阴下湿如牛鼻上汗"，前阴出汗，此为喻笔，形象立体，妙趣横生。"面反瘦"，为炼笔，不一定是真正的瘦，而是与"腹大"之"大"、"脐肿"之"肿"对比而言。此句精练含蓄，前后呼应，上下映衬。

"肾水者"，指肾有病引起的水肿。肾阳虚，不能蒸化，水气停聚，故其腹肿大，水积过多则脐肿。腰为肾之外府，肾气不化，故腰部沉重疼痛，小便不利。阳虚不化，阴气下盛，故前阴出汗。肾阳衰，失于温养，故其足逆冷，面反瘦。从临床来看，肾水病往往表现为腰痛少尿，少腹拘急，畏寒足冷，腹大脐肿，面色黧黑，B超显示肾脏缩小，苔少质淡红，脉沉细微，尿蛋白阳性。治宜参芪八味丸，助阳之弱以化水，滋阴之虚以生气，培脾土以固堤，针对难治之少阴虚劳而设，以期缓缓图之。

总结五脏水病：肝、脾、肾三脏为阴脏，位居于腹，病变重心在里在下，故三脏病水均有腹大；心肺二脏属于阳脏，位居于胸，病变重心在上在表，故心肺病水，有身重、身肿、烦躁不得卧等症。五脏水与四水在表里上下方面有联系之处，但四水中有来自外感者如风水，而五脏水则来自内脏，可能属于正水、石水一类疾患，属阴水。

师曰：诸有水者，腰以下肿，当利小便；腰以上肿，当发汗乃愈。（十八）

本条指出水气病治疗的一般原则。"诸有水者"，指一切水肿病。"腰以下肿，当利小便"，凡治水肿病，腰以下肿者，其病在下在里属阴，当用利小便的方法，使潴留于下部在里之水，从小便排出。"腰以上肿，当发汗乃愈"，腰以上肿者，其病在上在表属阳，当用发汗的方法，使潴留于上部在表之水，从汗液排泄。此即《素问·汤液醪醴论》提出的"开鬼门，洁净府"原则。

需要注意的是，上文只是治疗水肿病的一般原则。然而，发汗和利小便二法不能截然分开，利小便方药常兼发汗作用，而且单纯利小便不能解决问题时，往往需要兼用发汗法。盖肺为水之上源，上窍闭塞则下窍不通，治当"提壶揭盖"。同样，单纯利用发汗不能解决问题时，也往往需要兼用利小便法，如五苓散就有双向作用。

师曰：寸口脉沉而迟，沉则为水，迟则为寒，寒水相抟。趺阳脉伏，水谷不化，脾气衰则鹜溏，胃气衰则身肿。少阳脉卑，少阴脉细，男子则小便不利，妇人则经水不通。经为血，血不利则为水，名曰血分。（十九）

"少阳脉"，和髎部位之脉，在上耳角根之前，鬓发之后，即耳门微前上方，主候三焦。"卑"，原指地位低，如卑微、卑劣，这里作低微解。"少阳脉卑"，是指三焦脉按之沉而弱，表示营血不足，气化不及。"少阴脉"，内踝后太溪穴处，主候肾。"男子则小便不利，妇人则经水不通"，此为互备，妇人除经水不通外，小便亦不利，男子同样具备经水不通，表现为瘀血而已。

本条从寸口、趺阳、少阳、少阴等脉的变化，说明肺、脾、肾、三焦阳气虚所致水气病的病机和证候。"寸口脉沉而迟，沉则为水，迟则为寒，寒水相抟"，寸口主肺，脉沉主水，迟主寒，说明阳气被寒水所阻，肺气不宣，以致"卫气不行，水不沾流"，治节失权而发生水肿。"趺阳脉伏，水谷不化，脾气衰则鹜溏，胃气衰则身肿"，趺阳候脾胃，脾与胃相表里，胃主受纳，脾主运化，今趺阳脉伏而不起，说明脾胃气衰，故水谷不化，大便如鸭溏状；精微不能运化，水湿浸于肌肤而发生水肿。"少阳脉卑"，少阳候三焦，卑为脉沉而弱，说明三焦气化不及，决渎无权，水道不通而发生水肿。"少阴脉细，男子则小便不利，妇人则经水不通。经为血，血不利则为水，名曰血分"，少阴主肾，脉细主肾虚血瘀。《灵枢·动输》云"冲脉者，十二经脉之海也，与少阴之大络起于肾下，出于气街"，冲为血海，又与肾相关联，故阳气不足，血寒而凝，女子则小便不通，兼有经水不通，男子除小便不利外，亦当有瘀血。因瘀血在前，水气病在后，故称血分。

三焦是元气和水气通行的道路。全身的水液代谢虽由肺脾肾协同完成，但必须以三焦为通道，才能正常地升降出入。若三焦水道淤阻，则水气运行的功能难以实现。譬犹大地震，山崩地裂，江河改道，偃塞中州，淹及上游，一旦溃堤，又会殃及下游，必须及早凿堤，疏导河流。小柴胡汤是和解少阳的代表方，自能疏导三焦水道，并兼顾肝胆脾胃。根据病情的虚实，可灵活应用：脉沉弱，小便不利者，治以柴胡桂枝干姜汤；脉沉实，心下满痛者，治以大柴胡汤。

生理上，血以水为体，在脏腑之气的鼓动下，循环不已，奉养全身，并与水双向渗透。病理上，瘀血内停，渗出增加，回渗减少，就会发生水肿。《医碥·肿胀》云："气、血、水三者，病常相因。有先病气滞而后血结者，有先病血结而后气滞者，有先病水肿而血随败者，有先病血结而后水随蓄者。"血分证常表现为水肿迁延，腹大呕吐，头晕尿少，血肌酐、非蛋白氮居高不下，舌质紫黯，有瘀斑，脉沉涩，尺脉弱。据证选当归芍药散（改汤），此方见于《金匮要略·妇人妊娠病脉证并治第二十》，有养血疏肝、健脾利水之效，可改善肾脏的血液供应，促进肾细胞的修复。

本条具有极高的学术价值。在认识水气病的形成时，以血为经，以津液为纬。血液的输布代谢，有赖于五脏的相互协作：脾的运化统摄，肝的贮藏疏泄，肺的吐故纳新，心的循环运转，肾的藏精泄浊。其中，肝的疏泄作用保障着血液循行的畅达。血液和津液通过孙络双向渗透，五脏的任一环节出问题，都有可能导致血行涩滞，渗出增加，形成水肿。

［案例］

张某，女，48 岁，南阳市蒲山镇人。平生孕一产一，继发不孕，此后 3 年期间腹部逐渐膨大，已排除肝硬化腹水，经武汉某医院诊断为布—卡氏征，即下腔静脉狭窄症，因其不愿接受手术，特来求治。此属血分病，投当归芍药散改汤，加鳖甲、郁金，二十剂而安。

问曰：病有血分、水分，何也？师曰：经水前断，后病水，名

曰血分，此病难治；先病水，后经水断，名曰水分，此病易治。何以故？去水，其经自下。（二十）

本条就血与水的病理变化，派生出血分、水分。经水断，即瘀血内阻的互辞，以经水著而可征，故加以强调。瘀血内停，水的渗出增加，回渗减少，水气潴留于肌腠之间，形成水肿。血瘀难通，血不通则水不行，故曰"难治"。难治不等于不治，按照篇章互见的原则，据理择方，选当归芍药散，养血活血，健脾消肿，于活血之中兼以利水。先病水肿而后血瘀者，称为水分。以水气亦阴腻重浊之邪，易阻遏气血，变生瘀血，其治又当利水之中兼以活血，方选葵子茯苓散合桂枝茯苓丸为汤治之，化气行水，活血消肿，使水去气行，瘀亦自消，以水分浅而易行，故曰"易治"。

［案例］

张某，男，28 岁，退伍军人，以血尿、蛋白尿、浮肿、高血压，肾穿活检，死亡肾细胞 4/25，确诊为肾病综合征，并因此病退伍。2011 年 4 月 12 日初诊，颜面微肿，面色无华，畏寒，纳差便溏，肾区无叩击痛，苔白，质黯淡，脉沉弦。另经南阳某医院尿检：潜血（+++）、蛋白（++）；肾功能检查，尿素氮 10.7mmol/L，肌酐 177mmol/L。纵观病情，颜面浮肿，潜血阳性，舌质黯淡，为水病及血的水分病；尿中潜血、蛋白阳性兼腹泻，认定为亡血、失精；畏寒面白为阴损及阳、阴阳两虚而成虚劳。确立治法后宜持久缓图，韧性治疗。遂诊断为水肿（瘀水互结型），治以活血祛瘀、培土制水，方用当归芍药散合桂枝加龙骨牡蛎汤加味：当归 12 克，白芍 15 克，川芎 12 克，茯苓 12 克，白术 12 克，泽泻 15 克，桂枝 15 克，甘草 10 克，龙骨 12 克，牡蛎 12 克，熟地 15 克，制首乌 15 克。上 12 味，加水 1500 毫升，煎取 750 毫升，分温三服。断续服药近百剂，大便成形，自我感觉良好。2012 年 5 月 17 日诉，因腹泻而病情反复，尿检：潜血（+）、蛋白（++），鼓励继续服药。6 月 28 日复诊，尿检：潜血（-）、蛋白（-）；肾功能检查：尿素氮 9.2mmol/L，肌酐 112mmol/L。嘱继续巩固治疗。本证瘀水互结，终成虚劳，故以两方合而治之。

问曰：病者苦水，面目身体四肢皆肿，小便不利，脉之不言水，反言胸中痛，气上冲咽，状如炙肉，当微咳喘，审如师言，其脉何类？

师曰：寸口脉沉而紧，沉为水，紧为寒，沉紧相抟，结在关元。始时当微，年盛不觉，阳衰之后，荣卫相干，阳损阴盛，结寒微动，肾气上冲，喉咽塞噎，胁下急痛。医以为留饮而大下之，气击不去，其病不除。后重吐之，胃家虚烦，咽燥欲饮水，小便不利，水谷不化，面目手足浮肿。又与葶苈丸下水，当时如小差，食饮过度，肿复如前，胸胁苦痛，象若奔豚，其水扬溢，则浮咳喘逆。当先攻击冲气，令止，乃治咳；咳止，其喘自差。先治新病，病当在后。（二十一）

"炙肉"，烤熟的肉；"状如炙肉"，形容咽中如有物阻塞，与《金匮要略·妇人杂病脉证并治第二十二》之"炙脔"同，即异物感。"审"，语气助词，果真、确实。《史记》有言："吾王审出乎。""关元"，任脉穴，在脐下三寸，此处泛指下焦。"年盛"，年壮之时。"阳衰"，指女子五七、男子六八之阳明脉衰之时。《素问·上古天真论》云："女子……五七阳明脉衰，面始焦，发始堕。丈夫……六八阳气衰竭于上，面焦，发鬓颁白。""营卫相干"，营卫不相和谐，犹言阴阳扰乱，失去平衡。"气击"，气冲。"胃家虚烦"，胃虚内烦。"浮咳"，水气上浮迫肺而咳。

本条是举一病案来讨论水气病的形成过程和误治情况，以及冲气与水气并发的先后治法，提示人们对水肿病应分清缓急先后，然后再辨证施治。原文可分为五段。

第一段从"问曰"到"其脉何类"，就水气病引起冲逆咳喘的变证过程，提出问题，探讨病机。水肿症状明显的患者，表现为面目四肢周身都浮肿，小便不利，是体内阳气失于温运蒸化，水湿泛溢所致，此指原发病。就诊时，这样的患者并不说因水肿有什么痛苦，反而说胸中痛，自觉有气从少腹上冲咽喉，咽中有异物感，并时常微咳气喘，此为误治变证。

第二段从"师曰"到"胁下急痛"，依据病史，论述水气病的病因病机与辨证施治。患病之初，水寒凝结轻微，而且年轻体盛，故没有什么感觉。

到了中年以后，阳气渐衰，营卫流行不畅，水寒乘阳虚挟肾气上冲，除了水肿之外，兼见咽喉噎塞，胁下急痛等症，宜用温阳祛寒利水的方法治疗，可选真武汤。

第三段从"医以为留饮而大下之"到"面目手足浮肿"，论述误用吐下，损伤脾胃的变证。对于上述浮肿、胁下痛等症，医者不能明辨，误以为胁下留饮，用十枣汤之类大肆攻下逐水，冲逆上迫之气不除，症状未缓解。后更将噎塞误作痰饮停阻上焦，用瓜蒂散之类涌吐痰涎，反伤其脾胃，胃阴被耗，则咽喉干燥，渴欲饮水；脾气伤，运化无权，则小便不利；水谷不化，水气日盛，面目手足浮肿加重。此时，治当温运脾胃，利水消肿，可选防己黄芪汤。

第四段从"又与葶苈丸"到"浮咳喘逆"，讨论过度泄水，攻伐太过的变证。但见浮肿，而用葶苈丸之类一味逐水，水气暂减，但脾肾虚损益甚。加之不知善后调理，饮水无度，故浮肿如故，冲气更加严重，"胸胁苦痛，像若奔豚"。此时，水气扬溢射肺，则必然要发生咳嗽的症状。

第五段从"当先攻击冲气"到"病当在后"，强调"先治卒病，后治痼疾"。此病先有积水，伴发冲逆，复因误用吐下而浮肿喘咳，在治疗上可参考《金匮要略·痰饮咳嗽病脉证并治第十二》之第三十六条，应先用苓桂味甘汤之类，治其冲气，冲气得平，再治其咳，方用苓甘五味姜辛汤，咳止喘亦自愈，最后再治水肿病。因为冲气、咳喘皆是新病，而新病又以冲气为急，所以当先治其冲气，后治水气。

风水，脉浮身重，汗出恶风者，防己黄芪汤主之。腹痛加芍药。方见风湿中。（二十二）

附方：

《外台》防己黄芪汤：治风水，脉浮为在表，其人或头汗出，表无他病，病者但下重，从腰以上为和，腰以下当肿及阴，难以屈伸。方见风湿中。

"防己黄芪汤方"，赵本作"防己一两，黄芪一两一分，白术三分，甘草半两（炙）。上剉，每服五钱匕，生姜四片，枣一枚，水盏半，煎取八分，去滓，温服，良久再服"，据吴迁本改。

这两条论述风水表虚的证治。风水是外感风邪，水气留滞于肌肤的水肿病。风邪在表故脉浮，水气留滞故身重，卫阳不固故汗出，汗出表虚故恶风。治宜补气固表，祛除水湿，方用防己黄芪汤。方中防己大辛苦寒，通行十二经，开窍泄湿，为治风水表虚之要药；黄芪生用达表，治风注肤痛，温分肉，实腠理；白术健脾燥湿，与黄芪并能止汗为臣；防己性峻而捷，故用甘草平以缓之，并能补土制水为佐；姜枣辛甘发散，调和营卫为使。诸药相伍，共奏益气健脾、除湿行水之功。里气不和而腹痛，加芍药以缓急止痛。《外台》附方亦张仲景方，为水气重于风邪的证治。虽曰治风水，但"表无他病"，即无恶寒发热，而重在"从腰以上为和，腰以下当肿及阴"，水气浸渍于下。《衍义》云："头汗者风，腰以下肿者，水甚于风，故表无他病，当治腰下为要。"本方适用于慢性肾炎，脾虚、病后、产后水肿，可加重药量。

本条与《金匮要略·痉湿暍病脉证第二》之第二十二条的原文仅"湿"和"水"之异，均用防己黄芪汤，二者各有特点，前者论风湿在表，以关节疼痛为主症；后者论风水在表，以面目肿，按手足上陷而不起为特征。同属表虚，机理一致，故同用一方，此即异病同治。

风水恶风，一身悉肿，脉浮不渴，续自汗出，无大热，越婢汤主之。（二十三）

越婢汤方：

麻黄六两　石膏半斤　生姜三两　大枣十五枚　甘草二两

上五味，以水六升，先煮麻黄，去上沫，内诸药，煮取三升，分温三服。恶风者，加附子一枚，炮。风水，加术四两。《古今录验》

本条论述风水挟热的证治。风水之病，来势急剧，因风致水，病在于表，故恶风；营卫不和，水不沾流，泛滥四溢，故一身悉肿；病在于表，故脉浮；以水为患，可不渴；风性疏散，热在肌肤，迫津外泄，故续自汗出；汗出泄热，虽无大热，可有低热。治宜发越阳气，散水清热，方用越婢汤。方中以麻黄配石膏，发越水气，兼清里热；生姜配大枣，调和营卫，发散水气；甘草配大枣，和中补脾。诸药合用，共奏解表邪，泄郁热，发越水气之功。若汗多伤阳者，加附子以温阳止汗。若肿势较甚者，加白术，即为越婢加术汤，以增强祛水湿之效。

"续自汗出"，提示邪有出路，但仍"一身悉肿"，说明无济于事，故通因通用，治以越婢汤。其宣散法度不限于麻、桂、大青龙之"微汗""停后服"的严律，而是"三服"、续剂，以大汗泄邪为度。本条冠以"风水恶风"，用法中又言"恶风者加附子一枚"。前一"恶风"为伤风恶风，必兼发热烦躁，后一"恶风"因发汗失度，过汗伤阳，必兼畏寒肢冷，故又加附子以温经复阳止汗。

在风水病过程中，虽然防己黄芪汤证和越婢汤证皆可见到脉浮，汗出，恶风，但病机不同。前者是因卫阳不固，表现为身重，或仅腰以下肿，伴舌质淡胖，脉浮虚，其恶风出现在汗出之后；后者是因风性疏散，水为热迫，表现为一身悉肿，伴烦躁，身低热，其恶风出现在汗出之前。

综上所述，风水（急性肾炎）常用三方的应用策略如下：证系表虚，见微肿，身重，小便不利，恶风有汗，舌质淡，脉浮虚等，宜益气消肿，用防己黄芪汤；证见肿甚少尿，或血尿腰痛，低热烦躁，恶风有汗者，宜清热发汗，利水祛湿，用越婢汤；证属患痂癞疮毒而后发水肿者，宜发汗、解毒、利尿，用麻黄连翘赤小豆汤。

[案例]

王某，男，13 岁，学生，南阳市人，1989 年 10 月 18 日初诊。颜面浮肿，头晕，腰酸痛，小便黄，发烧一天。苔薄白微黄，脉浮数。T 38℃，BP 150/98mmHg，尿检蛋白（+++），红血球少许。遂诊断为风水（急性肾炎），治以解表利水，投以越婢加术汤：麻黄 20 克，生石膏 60 克，甘草 8 克，生姜 12 克，大枣 4 枚，生白术 15 克。3 剂，日 1 剂，水煎服。10 月 21 日，二诊，药后微汗出，小便量多，浮肿已消，T 36℃，BP 130/88mmHg，增口苦，不欲食，咳嗽，改服小柴胡汤合当归芍药散加细辛、五味子：柴胡 16 克，黄芩 10 克，法夏 10 克，甘草 8 克，细辛 6 克，五味子 8 克，干姜 6 克，当归 12 克，白芍 15 克，川芎 12 克，茯苓 15 克，白术 15 克，泽泻 12 克。3 剂。10 月 25 日，三诊，肿消咳止，自我感觉已无不适。T 36.5℃，BP 110/72mmHg，尿检蛋白及潜血消失。风为阳邪，风水易攻头面，浮肿常自颜面尤其眼睑开始，麻黄用20克似乎孟浪，但发汗利尿是其强项，况有石膏、白术的制约，不会有失。治疗肾炎，应扑灭在急性期。越婢加术汤对风水表实证非常合拍，"先病水，后经水断，名曰水分"，肾炎常涉及血分，适当加入活血利水药可提高疗效，缩短疗程。水气病的治疗不以消肿与否评估疗效，应视尿液检查、肾功能的恢复为标准。

皮水为病，四肢肿，水气在皮肤中，四肢聂聂动者，防己茯苓汤主之。（二十四）

防己茯苓汤方：

防己三两　黄芪三两　桂枝三两　茯苓六两　甘草二两

上五味，以水六升，煮取二升，分温三服。

"聂"通"嗫"，原作"低声附耳小语"，这里借喻"微风吹树叶之声"，引申为"树叶振颤动摇之貌"；"聂聂动"，形容肌肉轻微瞤动。

本条论述皮水的证治。肺主皮毛，脾主四肢，脾病运化不及，肺病治节失权，则水气潴留于四肢皮肤，故皮水患者四肢浮肿；卫阳壅遏，卫气循行涩滞，勉强有所触动，故肌肉有轻微跳动的现象。治以防己茯苓汤，通阳化气，表里分消。方中防己、黄芪走表祛湿，使皮水从外而解；桂枝、茯苓通阳化水，《心典》云"桂枝得茯苓，则不发表而反行水"，使水气从小便而去。同时，桂枝与黄芪相协，又能通阳行痹，鼓舞卫阳；甘草调和诸药，协黄芪以健脾，脾旺则可制水，并可预防肾水泛滥，以免加重水肿。本方即防己黄芪汤去术、姜、枣，加桂枝、茯苓而成。

防己茯苓汤长于治疗水在皮肤、四肢，肌肉不自主瞤动，按之没指，伴腹大如鼓者。防己行经络，茯苓善渗泄，黄芪达皮肤，桂枝走肢节，为治慢性肾炎之名方。慢性肾病患者容易感冒，使病情反复，缠绵难愈。这种习惯性感冒并非营卫亏虚所致，乃是水气潴留于肌腠孙络，使卫气不能正常固护肌表。针对这种情况，宜用防己茯苓汤治疗。对于以形体肥胖，胃纳欠佳，苔白质淡，脉弦为特征的习惯性感冒，用玉屏风散往往徒劳无功，而防己茯苓汤反有较好的疗效。

里水，越婢加术汤主之，甘草麻黄汤亦主之。（二十五）

越婢加术汤方：见上，于内加白术四两，又见脚气中。

甘草麻黄汤方：

甘草二两　麻黄四两

上二味，以水五升，先煮麻黄，去上沫，内甘草，煮取三升，温服一升，重覆汗出。不汗，再服。慎风寒。

本条说明皮水有两种治法，属于同病异治。里水即皮水，必具备"脉浮身肿，按之没指，其腹如鼓，不恶风""不恶寒"的证候群。越婢加术汤中重用石膏，必挟里热，参考本篇第二十三条"续自汗出"，以及《金匮要略·中风历节病脉证并治第五》附方部分之《千金》越婢加术汤主疗"腠理开，汗大泄"，可知此证是有汗的，而且汗很多，原因是内热所迫，好似水之沸腾，蒸汽弥漫，而此方有发汗泄热，利水祛湿之功。甘草麻黄汤中重用麻黄，必是表寒证，参考方后服法"重覆汗出，不汗，再服"，可知此证是无汗的，应用此方，有散寒利水，和中补脾之效。

以上两个证型皆属肺失治节，水气泛溢，均治以宣肺利水，"重覆发汗，不汗再服"，故或再服，或三服，总以汗出泄邪为法度。因需大汗，难免有过汗伤阳之弊，故越婢加术汤方后有"恶风加附子一枚"，腠理开泄，也易伤风寒，故甘草麻黄汤方后有"慎风寒"。注意事项虽分述于两条，实际是两个汤证都必须要审慎遵循的。

表水发汗的注意事项如下：第一，大量发汗以泄水气，三服续剂，见本篇第二十三条。第二，重覆汗出，不汗再服，见本篇第二十五条。第三，汗后慎风寒，见本篇第二十五条。第四，过汗伤阳而畏风寒者，加附子温经复阳止汗，见本篇第二十三条。

水之为病，其脉沉小，属少阴；浮者为风。无水虚胀者为气。水，发其汗即已。脉沉者，宜麻黄附子汤；浮者，宜杏子汤。（二十六）

麻黄附子汤方：

麻黄三两　甘草二两　附子一枚（炮）

上三味，以水七升，先煮麻黄，去上沫，内诸药，煮取二升半，温服八分，日三服。

杏子汤方：未见，恐是麻黄杏仁甘草石膏汤。

本条论述正水、风水与虚胀的治法及鉴别。"水之为病"，此为泛指，包括正水、风水而言。"其脉沉小，属少阴"，脉沉是病在里，脉小是元气虚衰，沉小为少阴肾阳不足，失于温化而致水肿，为正水。"浮者为风"，脉浮是病在表，肺卫被遏，失于宣行所致水肿，为风水。"水，发其汗即已"，风水，或正水而表有水气者，均可使用汗法。"脉沉者，宜麻黄附子汤；浮者，宜杏子汤"，前者脉沉细，故应照顾肾阳，宜用麻黄附子汤温经发汗。黄树曾《金匮要略释义》云："借风水及气，以论少阴正水之治也。"后者脉浮，故应救其肺，宜用杏子汤宣肺散邪。杏子汤未见，方后注恐是麻杏石甘汤，其适用于风水兼肺内郁热者，亦或为甘草麻黄汤加杏子（即还魂汤、三拗汤），其适用于风水外有表寒者。

"无水虚胀者为气"，插笔，以申异辨证，借宾定主，是指腹部虽然胀满，但实际上无水，此属气分。虽与水气病有相似之处，但不可用汗法。参考本篇第三十一条，宜用桂枝去芍药加麻辛附子汤，以温阳散寒，通利气机。

厥而皮水者，蒲灰散主之。方见消渴中。（二十七）

本条论述皮水见有阳气被郁而厥的证治。皮水患者，外有水肿，内有郁热。阳气被郁，不能达于四肢，故手足厥冷。《伤寒论》第337条："凡厥者，阳阳之气不相顺接，便为厥"，就像汽车的输油管进了水，形成水栓阻塞，使雾化后的气态油不能通过而致发动机熄火，解决的办法是把水栓排出，令油路畅通。治以蒲灰散，清湿热，利小便，使水肿得消，阳气得伸，则厥冷自可痊愈，体现了叶天士"通阳不在温，而在利小便"之意。

问曰：黄汗之为病，身体肿一作重，发热汗出而渴，状如风水，汗沾衣，色正黄如柏汁，脉自沉，何从得之？师曰：以汗出入水中浴，水从汗孔入得之，宜芪芍桂酒汤主之。（二十八）

黄芪芍桂苦酒汤方：

　黄芪五两　　芍药三两　　桂枝三两

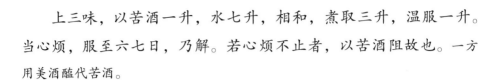

上三味，以苦酒一升，水七升，相和，煮取三升，温服一升。当心烦，服至六七日，乃解。若心烦不止者，以苦酒阻故也。一方用美酒醯代苦酒。

本条论述湿热型黄汗的病机与证治。黄汗病的主症是身体浮肿，出汗色黄，发热，口渴。"状如风水"，但又与风水不同：风水脉浮，黄汗脉沉；风水恶风，黄汗不恶风；风水汗不黄，黄汗之汗色黄如柏汁样；风水的成因是因风致水，黄汗的成因是寒湿郁遏化热（表10）。

表10　风水病、黄汗病比较

水气病	相同点	不同点	病因病机
风水病	身体浮肿，发热汗出，口渴	脉浮，恶风，汗不黄	因风致水
黄汗病		脉沉，不恶风，汗黄如柏汁	寒湿郁遏

寒湿郁遏，不得宣散，故身肿；营郁而为热，湿热交蒸，故发热汗出色黄；气不化津，故口渴。治用芪芍桂酒汤，调和营卫，祛散水湿。方中黄芪用量独重，能补气助卫，固护肌表；桂枝、芍药调和营卫；苦酒即醋，善入血，味酸能敛液，收其耗散之津，敛其外露之华，性温又可助桂以通阳散水，使营卫调和，水湿得去，气血通畅，则黄汗之证可愈。

《心典》云："按前第二条云小便通利，上焦有寒，其口多涎，此为黄汗；第四条云身肿而冷，状如周痹；此云黄汗之病，身体肿，发热汗出而渴；后又云剧者不能食，身疼重，小便不利。何前后之不侔也？岂新久微甚之辨欤。夫病邪初受，其未郁为热者，则身冷小便利，口多涎，其郁久而热甚者，则身热而渴，小便不利，亦自然之道也。"尤氏将本篇所论黄汗病做了概括，认为诸条所述不同者，是新久微甚的差异，说明黄汗病以汗出色黄为特点，随病程的久暂，病情的轻重不同，症状各异。本病初起，可有身疼，关节疼痛，故谓状如周痹，临床须详加鉴别。至于汗出色黄，应与黄疸病鉴别。《本义》云："黄汗者，汗出之色黄而身不黄，与黄疸之证不同也。"至于黄汗的病因，《金鉴》载李升玺说："按汗出浴水，亦是偶举一端言之耳。"并不局限于汗出入浴，又如电扇或空调劲吹、淋雨、露宿、伤于雾露，以及产后汗出等，凡水热交蒸，互郁于肌腠，皆有病黄汗身肿的可能。

黄汗之病，两胫自冷；假令发热，此属历节。食已汗出，又身常暮盗汗出者，此劳气也。若汗出已，反发热者，久久其身必甲错；发热不止者，必生恶疮。若身重，汗出已辄轻者，久久必身瞤，瞤即胸中痛，又从腰以上必汗出，下无汗，腰髋弛痛，如有物在皮中状，剧者不能食，身疼重，烦躁，小便不利，此为黄汗。桂枝加黄芪汤主之。（二十九）

桂枝加黄芪汤方：

桂枝三两　芍药三两　甘草二两　生姜三两　大枣十二枚　黄芪二两

上六味，以水八升，煮取三升，温服一升，须臾饮热稀粥一升余，以助药力，温覆取微汗；若不汗，更服。

本条进一步论述寒湿型黄汗证治及其与历节、劳气的鉴别。黄汗病与历节病，虽均见黄汗症，但前者遍及全身，两胫自冷，后者仅见于关节，而且关节和下肢发热。虚劳病的汗出，自汗见于餐饮及劳作时，而异于黄汗病的汗出不拘时。

黄汗病因于表虚湿侵、盘踞于肌腠，湿性黏腻，久郁不去，郁蒸为黄汗，好比叶菜堆积发黄。这是气虚阳郁的寒湿型黄汗。若湿从热化，郁蒸营血，则又可发生恶疮痈脓，转为湿热型黄汗。湿热上蒸，则见烦躁，胸中痛，胸中窒塞，腰以上汗出；湿热蕴于中，则不能食；湿热趋于下，浸淫关节，则腰髋驰痛，两胫自冷，小便不利。

[案例]

王某，女，34岁，南阳市人，2009年12月31日初诊。主诉：产后多汗，持续1月，伴恶寒，腿部酸沉困重，便溏，小便量少，苔白质淡，脉沉细。纵观病情，产后多虚，汗多湿重，寒湿困脾，痹阻下肢，遂以痹证投甘草附子汤合防己黄芪汤5剂。2010年1月5日，二诊，汗减，但右腿腓肠肌仍酸困，肌张力下降，伴右肩痛，大便已成形，药效不更方，上方续服5剂。1月15日，三诊，汗出反增加，上半身自汗、盗汗，汗出色黄，肢体酸困，下肢尤重，恶寒厚衣，揭开被子如蒸笼，热气腾腾，口渴，苔白腻，脉沉细。考虑到其"汗沾衣，色正黄如柏汁"，黄汗病气虚阳郁证备，遂遵张仲景之嘱，改服桂枝加黄芪汤10剂：黄芪12克，桂枝12克，白芍12克，甘草8克，生姜12克，大枣4枚，防己12克。1月24日，四诊，诸症悉减，仍以桂枝加黄芪汤化裁收功。

师曰：寸口脉迟而涩，迟则为寒，涩为血不足。趺阳脉微而迟，微则为气，迟则为寒。寒气不足，则手足逆冷；手足逆冷，则荣卫不利；荣卫不利，则腹满胁鸣相逐；气转膀胱，荣卫俱劳。阳气不通即身冷，阴气不通即骨疼；阳前通则恶寒，阴前通则痹不仁。阴阳相得，其气乃行，大气一转，其气乃散；实则失气，虚则遗尿，名曰气分。（三十）

"胁鸣"，程魏注本及《金鉴》均作"肠鸣"，可从。"寒气不足"，指有寒而又气血不足。"前"，《说文解字注》认为"翦，齐断也……前，古假借作翦（剪）"；"前通"，断绝流通，与前"不通"同义，避复。"转"，《说文》释义："运也。""运"，《说文》释义："迻（移）徙也。""气转"，滞气攻冲，移徙。"大气"，膻中之宗气。

本条论述气分病的病理机制。何以置黄汗病之后，指出寸口、趺阳，合而论之？黄汗病的形成，责之于心气虚，不敛汗液，脾气虚，其色外现，寒湿加之而为病。此寸口候肺，心又主血脉，寸口脉迟而涩，主阳气虚，阴血不足；趺阳脉微而迟，主营卫气血皆虚。《论注》深悟其意："张仲景于论正水后，结出一血分，于论黄汗后，结出一气分，何也？盖正水由肾受邪，发于下焦，下焦血为主用，故论正水而因及于经血不通；黄汗由心受邪，发于上焦，上焦气为主用，故因黄汗而推及于大气不转。"这里由大气不转，演绎出营卫不利，而由营卫不利推及表现于内、外各自的症候群。营卫不利，在内则腹满肠鸣，相逐气转，故"气转"属上读，"膀胱"属下读，而成"膀胱营卫俱劳"。"实则失气，虚则遗尿，名曰气分"又系倒叙，是阴阳相失，元真不通的结局，理解时应置于"痹不仁"之后。《浅注》云："膀胱营卫俱困乏而疲劳，盖以营卫受气于阳明，而太阳又为营卫之统司也，经云巨阳主气，为诸阳所属。要知膀胱内主津液之灌注，则为阳中之阴，外主阳热之布护，则为阳中之阳。""阳气不通即身冷，阴气不通即骨疼；阳前通则恶寒，阴前通则痹不仁"，文中阳气指卫气，阴气指营气；"不通"与"前通"为避复；"身冷"与"恶寒"，"骨痛"与"痹不仁"系递进。《素问·逆调论》云："营气虚则不仁，卫气虚则不用，营卫俱虚则不仁且不用。""阴阳相得，其气乃行，大气一转，其气乃散"，前一"气"指元真之气，在首篇已有明示，这里是说病愈的机转，能得阴阳相协，元真通畅，预示病情向愈；后一"气"指病理产物，举凡滞气、痰饮、瘀血、水气皆为之，能使大气斡旋，病理之气消散，这是医治疾病的归宿，故"大气一转，其气乃散"为治疗原则。寸口脉迟而涩，趺阳脉微而迟，提示肺脾气虚，气血营卫不足。《浅注》云"气为卫之体，营为血之用"，营卫不利，在内则腹满肠鸣矢气，或病涉膀胱而遗尿；在外轻则身冷，重则恶寒；轻则骨痛，重则痹不仁，这就是阴阳相失，元真不通而成的气分病，治之大法，务使大气斡旋，病理之气消散，纠偏救弊，要在保证阴阳相协，元真畅通。

气分，心下坚，大如盘，边如旋杯，水饮所作，桂枝去芍药加麻辛附子汤主之。（三十一）

桂姜草枣黄辛附子汤方：

桂枝三两　生姜三两　甘草二两　大枣十二枚　麻黄二两　细辛二两　附子一枚（炮）

上七味，以水七升，煮麻黄，去上沫，内诸药，煮取二升，分温三服，当汗出，如虫行皮中，即愈。

"旋"，回归，如凯旋；"旋杯"，即复杯。

本条承上条论述阳虚寒凝，气水互结的证治。"气分"，阳虚寒凝，饮停气结的腹满病。"心下坚，大如盘，边如旋杯，水饮所作"，阳虚不能化气，饮留胃中，与寒气相抟结，痞结而坚，胃脘膨隆，如盘如杯，伴腹部胀大，凌晨2~3时明显，"无水虚胀者为气"，前无方，本条补出方治，以桂枝去芍药加麻辛附子汤主之，方中桂枝汤去芍药以振奋卫阳。麻黄、附子、细辛合用，即麻黄附子细辛汤，主治"少阴病，始得之，反发热，脉沉者"（《伤寒论》第301条）。以方测证，兼有恶寒发热，舌淡口中和等少阴感寒的症状。此方补散兼施，麻黄解散表寒，附子温经扶阳，细辛逐散里寒，共奏温发里阳之功，阳气一振，则寒邪外达。加入桂枝汤中，可以通彻表里，使阳气通行，阴凝解散，水饮自消。《心典》云："气分者，谓寒气乘阳之虚，而病于气也……然不直攻其气，而以辛甘温药，行阳以化气，视后人之袭用枳、朴、香、砂者，工拙悬殊矣。云当汗出如虫行皮中者，盖欲使既结之阳，复行周身而愈也。"《论注》云："此言气分病而大气不转，心下坚，大如盘者，其证实心肾不交病……盖心下虽属胃口之上，宜责上焦，然肾为胃关，假使肾家之龙火无亏，则寒邪焉能凝结胃上而坚且大耶？边如旋杯乃形容坚结而气不得通，水饮俱从旁瀄转，状如此也。惟真火不足，君火又亏，故上不能降，下不能升，所以药既用桂甘姜枣以和其上，而复用麻黄附子细辛少阴之剂，以治其下，庶上下交通而痊愈，所谓大气一转，其气乃散也。"《悬解》云："此下焦阴邪逆填阳位，必缘土败而水侮也。"

气分病是由水气病发展来的病证，不仅胃脘满胀，而且连及大腹。其脘腹胀满常具特定的时间性，随一日分为四时以及六经主时的特点与阴阳消长而变化。元气在人体内的运行，犹如汽车进入闹市，常遇交通红绿灯，阳气虚衰，无力反抗，认输蛰伏；阳气初萌，却不足以使气机畅道，正邪相争则脘腹胀满，恰似遇上红灯；若得到自然界阳气或物理因素资助，气机畅通则胀消，如同遇上绿灯，形成"腹满时减，复如故"的格局。如能真正实现气分证消，像消防车一样畅通无阻，则不需医者干预。气分病还常有其他见症。肺肾阳气不足，寒从内生，水液内停，营卫不和，大气不转，故手足逆冷，腹满肠鸣，肌肤不仁，骨节疼痛，脉沉紧等，正所谓"水饮所作"。

［案例］

陈某，男，43岁，干部，2012年6月22日初诊。主诉脘腹胀满，凌晨2、3时加重，不能入睡，直至黎明缓解，苔白质淡有齿痕，脉沉细而紧。既往有慢性胃炎20年，脘胀泛酸，屡治不效。纵观病情，为脾肾阳虚，内外皆寒，气机凝滞而脘腹满，肝主疏泄，调畅气机，"厥阴病欲解时，从丑至卯上"，即凌晨1时至7时。凌晨2、3时，阳气初萌，疏泄无力，正邪相争则胀甚，待卯时阳气振奋，则矢气转，胀气消，对此肝肾阳虚，子虚则补其母，从温通肾阳入手。遂投桂枝去芍药加麻辛附子汤合枳术汤，5剂，日1剂，水煎服。6月28日，二诊，上方效佳胀消，其间饮酒过量，腹胀反复，增口唇红肿，舌苔趋厚。上唇为足阳明胃所主，下唇为手阳明大肠经所过，酒体湿而性热，湿热壅滞，戕害脾胃，故口唇红肿。再投上方合平胃散5剂而安。阴寒内阻，阳气不行，水饮内停而成"气分病"。治以桂枝去芍药汤温通表阳，麻辛附子汤振奋里阳，枳术汤行气散结，健脾化湿，如此则阴阳协调，营卫和利，气血流通，饮化结散，大气一转，其气乃散。

心下坚，大如盘，边如旋盘，水饮所作，枳术汤主之。（三十二）

枳术汤方：

枳实七枚　白术二两

上二味，以水五升，煮取三升，分温三服。腹中软，即当散也。

本条论述胃气呆滞，水饮停积的证治。脾胃虚弱，气机呆滞，失于转输，水饮与滞气结聚，痞阻不散而成，故谓之"水饮所作"，形成胃脘部如置旋盘。治以枳术汤散痞消满，健脾化饮。方中枳实苦泄行气，散痞结，消胀满；白术补脾健运，开水饮，水去则痞满易除。

［结语］

水气病即后世的水肿病，成因有外感、内伤之分。外感者多因于风（热）、寒、湿之邪，或涉水冒雨，或居处潮湿，或汗出入浴等，以致肺卫失宣，水道不得通调而成。内伤者可因于饮食劳倦等损伤脾肾，脾不转输，肾不蒸化，水湿停聚而发水肿。《金匮要略》提出"痂癞""本自有寒""本自有热""卫气不行，水不沾流""少阳脉卑，少阴脉细""沉则为水"。从病机来说，主要在肺、脾、肾，并关乎三焦、膀胱。黄汗的成因"汗出入浴"为举隅，内则为心脾先虚，故合并讨论。

水肿的辨证，首先看有无表证。新病较急，兼有表证者，多为风水、皮水，既或肿势较重，以及四肢聂聂动，但无腹部肿胀，脉象多浮，后世称为"阳水"；久病较缓，不兼表证，身肿腹满者，多为正水、石水，脉象多沉，后世称为"阴水"。在五脏水中，肝、脾、肾为阴脏，位居于腹，病变重心在里在下，故三脏病水均有腹大；心、肺属阳脏，位居于胸，病变重心在表在上。五脏中分阴阳，但都来自内脏久病，均属阴水。在证候上，风水恶风，皮水不恶风，正水有腹满而喘，石水肿在少腹而不喘，可作鉴别。于正水之后结出一血分，病发下焦，血为主因。黄汗以其汗区别于水气，并于黄汗之后结出一气分，为气血俱虚，阴阳相失，滞气为患。

关于水气病的治疗，本篇提出"腰以下肿，当利小便；腰以上肿，当发汗"（第十八条），以及"可下之"（第十一条），共计三法。具体而言，风水实证，若挟热汗出者，用越婢汤；若无热无汗者，用杏子汤，即甘草麻黄汤加杏子；若痂癞热毒者，用麻黄连翘赤小豆汤；风水虚证，用防己黄芪汤。皮水实证，若里热有汗者，用越婢加术汤；若无热无汗者，用甘草麻黄汤；皮水虚证，用防己茯苓汤。湿热郁阻，皮水而厥者，用蒲灰散。正水，用麻黄附子汤温经发汗。石水，以其阴寒凝结下焦，水与血结，肿而少腹石硬，与《金匮要略·妇人杂病脉证并治第二十二》第十三条之"妇人少腹满如敦状，小便微难而不渴，生后者，此为水与血俱结在血室也，大黄甘遂汤主之"相仿，故可借用大黄甘遂汤，水血兼治。黄汗为心脾阳虚，寒水犯表，湿热型用芪芍桂酒汤，对湿热郁蒸，久致痈脓者，加茵陈、山栀、黄柏、白鲜皮、防己。寒湿型则腰以上有汗，腰以下无汗，用桂枝加黄芪汤。

需要补充的是，水肿久罹，必致呕吐。《素问·水热穴论》云："肾者，胃之关也，关门不利，故聚水而从其类也。"肾失气化，小便不利，膀胱失去"主分别清浊，主出而不内，以传导"之职，秽浊之气潴留；或肺失治节，"水不沾流，走于肠间"，污浊壅积胃肠。"六腑者，传化物而不藏，故实而不能满也"，今未实已满，秽浊之气充斥，上犯于胃，胃气不降，而成呕吐。参考《金匮要略·呕吐哕下利病脉证治第十七》，热证可治以大黄甘草汤，配合肠道透析，寒证治以生姜半夏汤，散饮去结。

[思考]

本篇有五个重点：第一，如何理解水气病的三大治疗原则？第二，何为水分、血分？第三，越婢汤证与防己黄芪汤证有何异同？第四，防己黄芪汤证与防己茯苓汤证有何异同？第五个，桂枝去芍药加麻辛附子汤证与枳术汤证有何异同？

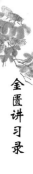

黄疸病脉证并治第十五

论二首　脉证十四条　方七首

本篇需要熟悉黄疸病的分类与立论根据，掌握各型黄疸的证治，尤其是湿热型黄疸的证治。有三个难点，第一，"谷疸之为病"的内涵；第二，湿热黄疸的病因为何说是"风寒相抟"？第三，黑疸的成因及方论。

凡以目黄、身黄、小便黄为主症的疾病，统称为黄疸。《金匮要略》以黄疸病名篇，其内容主要包括谷疸、酒疸、女劳疸。黄疸迁延误治，又可发展为黑疸，故后世有黄疸、谷疸、酒疸、女劳疸、黑疸，合为五疸之说。其实，黄疸为诸疸的总称，黑疸为诸疸的转归。根据病机来划分，有湿热发黄、寒湿发黄、女劳发黄、火劫发黄，还有虚黄。概言之，不外湿热、寒湿、虚损三个方面，而以湿热为多见。湿热发黄又有湿盛、热盛和湿热俱盛的不同。元代罗天益《卫生宝鉴》将黄疸分为阴黄、阳黄两大类，有执简驭繁之便。黄疸病相当于现代肝胆诸疾患。至于治疗，篇中列举很多方法，有解表发汗、清利湿热、润燥逐瘀、调理脾胃等，又以清利湿热为主。茵陈蒿汤、茵陈五苓散等至今仍是应用极为广泛的方剂。

寸口脉浮而缓，浮则为风，缓则为痹。痹非中风，四肢苦烦，脾色必黄，瘀热以行。（一）

欲明经旨，需要首先弄清"风""缓""痹""瘀"几个字的含义。"浮则为风"，风属阳邪之纲，此言热。《述义》云："浮则为风之风，即热气外熏之谓。""缓则为痹"，《编注》认为"缓脉为湿"，《说文》认为"痹，湿病也"，《正义》认为"缓则为湿滞，故曰痹"。"瘀热以行"，《说文》释义："瘀，积血也"，张仲景书中凡"瘀"皆涉及血分，《补正》认为"一个

'瘀'字,便见黄皆发于血分也。凡气分之热,不得称瘀"。黄疸初起见舌红,渐见舌边有红色瘀点,或为青褐色瘀点、瘀斑。见此舌象,往往可追溯到黄疸病史。"痹非中风"是插笔,意在训词释义。太阳病之提纲"脉浮",《伤寒论》第2条"脉缓者,名为中风"。为避后人张冠李戴,将脉浮缓误认为中风,特指出"痹"为湿病而非中风,以此启示后学。

本条论述黄疸病的发病机制。脉浮主热,脉缓主湿,"寸口脉浮而缓"主湿热为患。湿邪郁久化热,熏蒸于外,就会发生黄疸。此有似太阳中风之脉,而实非太阳中风之证。脾主四肢、肌肉,运化失职,内生湿热,故四肢苦烦不安。黄疸每波及营血,故曰:"脾色必黄,瘀热以行。"《伤寒论》第278条:"伤寒脉浮而缓,手足自温者,系在太阴(脾),太阴当发身黄。"黄疸责之于脾,这是汉代的认识。不过,这里的"脾"内涵很广,包括脾、胃、肠、胰、肝、胆,几乎囊括了整个消化系统,故被誉为"后天之本",切不可误为狭义的脾脏。明确黄疸为肝胆疾患始于清代。例如,叶天士《临证指南医案》鲍案中说:"肝为起病之源,胃为传病之所。"肝胆疾病每累及脾胃,并通过脾胃反映出来,故必须明辨理论的历史性。

跌阳脉紧而数,数则为热,热则消谷,紧则为寒,食即为满。尺脉浮为伤肾,跌阳脉紧为伤脾。风寒相抟,食谷即眩,谷气不消,胃中苦浊,浊气下流,小便不通,阴被其寒,热流膀胱,身体尽黄,名曰谷疸。

额上黑,微汗出,手足中热,薄暮即发,膀胱急,小便自利,名曰女劳疸。腹如水状不治。

心中懊侬而热,不能食,时欲吐,名曰酒疸。(二)

"薄暮即发",参考本篇第十四条"黄疸日晡所发热,而反恶寒",知薄暮即发恶寒。

本条进一步论述黄疸病机、分类及主症。跌阳脉以候脾胃,脉数为胃中有热,热盛当消谷善饥;脉紧为寒湿内盛,湿盛则伤脾,运化失常,故食则腹满。腹满是主症,贯穿该病始终,胃热脾湿,互相郁蒸,则发为黄疸。脉紧数为弦,故弦脉是黄疸的主脉。"尺脉浮为伤肾,跌阳脉紧为伤脾",实则

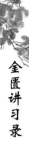

由常见的谷疸等引申出女劳疸，如此则三疸证全，浮脉主虚，尺以候肾，尺脉浮为肾虚有热。"风寒相抟"，指湿热抟结互动。脾胃素有湿热，消化功能减退，故"谷气不消"，勉强进食，反助湿热，冲于上则头眩，流于下则小便不利，湿热无从排泄，于是蕴郁而成黄疸。因其病因与饮食有关，故称谷疸。"食谷即眩"，是谷疸的特异性症状。

女劳疸由房劳伤肾所致。肾虚生热，兼有瘀血，故见手足中热，微汗出，薄暮即出现恶寒。女劳疸的特征是"额上黑"，色黑属肾，主虚劳不足，故首篇第三条有"色黑为劳"之说。病因非湿热引起，故小便自利，并以此区别于湿热黄疸。此病属于肾虚，病至后期，出现腹水，已转为黑疸。虽说"不治"，本篇尚有硝石矾石散之设，不过难治罢了。

酒疸病由嗜酒伤中，湿热内蕴所致。湿热上熏于心，故心中郁闷不舒，烦热不安；湿热盛于内，清浊升降之机受阻，浊气不能下行，胃气反而上逆，故不能食，时常泛恶欲吐。"心中懊憹"是酒疸的特异性症状。

阳明病，脉迟者，食难用饱，饱则发烦头眩，小便必难，此欲作谷疸。虽下之，腹满如故，所以然者，脉迟故也。（三）

"下之，腹满如故"，未下而"食难用饱"，亦因腹满，省略之"腹满"，应在"脉迟者"之后。

本条论述寒湿型谷疸的病机。谷疸多阳明湿热，脉当数（弦），今不数而反迟，是谷疸寒湿证。病由寒湿困脾，亦即"紧则为寒"之谓。脾虚失化，故腹满而不欲食，饱食则气滞不化，发生烦闷症状。湿浊上逆，阻遏清阳，则见头眩；湿浊下流，气化失职，则小便不利；湿浊不得外泄，蕴郁泛溢，则发黄疸。以其无热，其色必晦暗如烟熏之状，当如《伤寒论》所言"于寒湿中求之"，治以温运寒湿，方选茵陈四逆汤。若误作湿热成实，苦寒攻下，则徒伤阳气，腹满亦必不愈，因为脉迟提示寒湿不解。

本条的辨证重点在于脉迟，其证当有精神疲倦，面色苍黄，苍黄即青黄色。黄疸病的身黄以面部突出，此青黄之色也凸现于面部，通常面色和自身手背颜色相仿，若辨面色有困难时，可令患者把手举起与面色比较，同时伴有便溏不实，苔白腻，质暗淡等症，即后世所谓阴黄。此证型可见于发病之始，亦可为湿热型黄疸过用寒凉药，热去湿在而使然。茵陈蒿汤治黄疸，已为中医界所公认，也是传染病学界所熟知，退黄效果很好，但持续应用，黄疸又反复，复用而不效，因热去湿在，过用寒凉药演变成寒湿型黄疸，应立即改弦更张，温运寒湿，改服茵陈四逆汤，或柴胡桂枝干姜汤合当归芍药散为妥。

夫病酒黄疸，必小便不利，其候心中热，足下热，是其证也。（四）

酒黄疸者，或无热，靖言了了，腹满欲吐，鼻燥。其脉浮者，先吐之；沉弦者，先下之。（五）

酒疸，心中热，欲呕者，吐之愈。（六）

"靖言了了"，赵本作"请言小"，据吴迁本改。"靖"，同静，安静，平安；"了"，明白；"靖言了了"，语言不乱，神情安静。

这三条进一步论述酒疸的证治。酒本湿热之性，嗜酒过度，湿热内蕴上蒸，则心中烦热，亦即本篇第二条所说的"心中懊𢙐而热，不能食，时欲吐"；湿热下注，气化不行，则小便黄赤短涩不畅利，足下热，足胫浮肿。《病源》酒疸候有"足胫满"，《圣济总录》也有"足胫浮肿"。需要注意的是，"小便不利"是形成酒疸的关键，故冠以"必"。《伤寒论》第187条、278条均有"小便自利者，不能发黄"。湿热之邪随小便外泄，就不会发黄。因此，察小便利否对于黄疸的辨证治疗有着重要意义。

酒疸，一般多心中懊𢙐而热，但也有无热者。心中无热，故神情安定，言语不乱。湿热偏于上部，则泛恶欲吐，鼻腔干燥。湿浊壅塞，不得化生津液上济，诊其脉当浮，病势趋于上，宜用吐法。若腹满或便秘，脉沉弦者，是病邪趋于下，当用下法。张仲景仅提示吐、下之治，未出具体方剂。第十五条栀子大黄汤吐、下两法兼备。宜先吐者，主以栀子豉汤，通过催吐以引邪外出，需要注意"得吐者，止后服"；宜先下者，主以大黄、枳实，临床时可灵活掌握。

酒疸，湿热郁蒸于外则发黄，熏灼于胃脘则心中烦闷郁热，蕴蒸化生浊腐之气上逆则泛呕欲吐，可因势利导，运用吐法，祛除湿浊，其病自愈。

酒疸下之，久久为黑疸，目青面黑，心中如啖蒜齑状，大便正

223

黑，皮肤爪之不仁，其脉浮弱，虽黑微黄，故知之。（七）

"黑疸"，是酒疸误下后的变证，表现为面目青黑，大便亦黑。"噉（dàn）"，意为吃；"齑（jī），"意为捣碎的姜、蒜、韭菜等；"心中如噉蒜齑状"，胃中有灼热不舒感。"爪"，《说文》释义："孔（执）也，覆手曰爪"，通"抓"，古今字，用指挠；"爪之不仁"，肌肤麻痹，搔之无痛痒感。

本条论述酒疸误下变为黑疸的证候。"酒疸下之"系举隅，诸疸晚期皆可转为黑疸。酒疸本来就有可下的证候，但下之不当，则湿热内陷，邪入血分，久久熏蒸，血为瘀滞，就可以变为黑疸。肝藏血，开窍于目，血瘀阻滞，不荣其窍，故目青；湿热上蒸，瘀血不荣，故面黄而渐变黑；湿热不去，郁阻胃中，故嘈杂不舒，如食辛辣之蒜齑一样；热腐血瘀，络脉损伤，血挟杂粪便而下，故大便色黑；血瘀无以外荣肌肤，痹阻于经络，故麻痹不仁，搔之痛痒不敏。"脉浮弱"，浮说明湿热仍有上攻之势，但弱提示血分已伤。"虽黑微黄"，插笔，目的在于与女劳疸作鉴别。女劳疸的"额上黑"属肾虚有热，由肾影响及心；黑疸的"虽黑微黄"为脾气受伤，与女劳疸的纯黑不同。《衍义》云"酒疸之黑，非女劳疸之黑也。盖女劳之黑，肾气所发也；酒疸之黑，败血之黑也"，前者兼见胁下积块便血，舌有瘀斑等，后者兼见手足热，暮恶寒等。"故知之"一句紧接在"虽黑微黄"之后，说明"虽黑微黄"乃酒疸误下变为黑疸的主要依据。《病源》云："是夫黄疸、酒疸、女劳疸，久久多变为黑疸。"由此可见，黑疸是诸疸的转归，与现代医学中肝脏疾病的后期出现面色黄而黑相似。

本篇明言酒疸证治者凡五条。酒疸为嗜酒伤中，酒体湿而性热，湿热极易阻遏气血而致气滞血瘀，气滞血瘀又不利于湿热的排解，造成恶性循环，相当于现代医学中的酒精性肝硬化。酒疸失治误治又极易转成黑疸，"目青"为白睛呈青色，青为肝色，为肝有瘀血的明征；"面黑"为面部呈苍色，青黄相兼，黄而晦黯；"大便正黑"是消化道出血，肝不藏血，若出血量大，还会出现呕血，便下鲜血，尿血，小便尚通利；神志症状也由烦躁不安升格为发作性狂躁，啰嗦不避亲疏，相当于现代医学中的肝硬化癫痫。许叔微将《素问》的蓄血病机总结为"血在上则忘，血在下则狂"。精神狂躁错乱也只能用下焦蓄血来解释，发生血证也属自身排毒。既非湿热，自然就把茵陈蒿汤、茵陈五苓散排除在外。遵《伤寒论》第125条"小便自利，其人如狂者，血证谛也，抵当汤主之"，可在抵当汤、抵当丸、桃仁承气汤几方中择而用之。

师曰：病黄疸，发热烦喘，胸满口燥者，以病发时火劫其汗，两热所得，然黄家所得，从湿得之。一身尽发热而黄，肚热，热在里，当下之。（八）

"火劫其汗"，用艾灸、温针或熏法，强迫出汗。"两热所得"，火与热相互抟结。"肚热"，腹中热。

本条论述误用火劫而发黄的证治。"以病发时火劫其汗，两热所得，然黄家所得，从湿得之"，插笔，追溯火劫发黄之因。此"病发时"之"病"，即原发病，非黄疸病。若系黄疸病，那就不成其为火劫可以发黄了。火劫发汗是汉代治表证俗法，故此病当系表证。再从"两热所得"之"热"可以看出，此证系表热证。从"然黄家所得，从湿得之"之"湿"可以看出，此证又系表湿热证，也即湿温证。由于医者不识证，误把湿温当寒证，施火劫之法，强迫出汗，以致外火与湿热相抟，伤及血分而发黄疸。《伤寒论》第111条："太阳病中风，以火劫发汗……两阳相熏灼，其身发黄。"湿热熏蒸于上，影响肺的宣肃功能，故心烦，喘气，胸满，口燥，治当轻清宣化，解表祛湿，方选麻杏苡甘汤之类。"一身尽发热而黄，肚热，热在里，当下之"，是对本条发热部位、程度及其治法的概括。既然热在里，热势高，故当用攻下法，以通腑泄热，方选栀子大黄汤。"一身尽发热而黄，肚热"是本条辨证的关键。

脉沉，渴欲饮水，小便不利者，皆发黄。（九）

本条论述湿热内壅发黄的主要脉证。"脉沉"，主病在里。湿热内郁，气不布津，故渴欲饮水；气化不行，故小便不利。渴饮而小便不利，湿邪不得外泄，湿郁热蒸，发为黄疸。不难看出，黄染的出现有一个过程。《浅注》云："瘅（疸）病将成未成，必先见有一二证，而可卜之。凡病在里则脉沉，里热则渴欲饮水，饮水多而小便不利者，水无去路，则郁于里而为湿，湿与热合，交相蒸郁，皆可卜其发黄。"热渴而小便不利，腹满，是早期诊断黄疸的重要依据。虽有寒热，亦能识别，避免火劫之误。

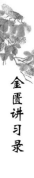

腹满，舌萎黄，燥不得睡，属黄家。舌痿疑作身痿。（十）

"燥"，徐镕本作"躁"。

本条论述热毒炽盛，证属急黄的证候，即急性肝坏死。本条与第九条并列，同属湿热发黄，故承前省略了"脉沉，渴欲饮水，小便不利"诸症，所不同的是前者为常见病情，后者属特殊证型。"腹满，舌萎黄，躁不得睡"，极具特异性，与后世所谓的急黄，也就是急性肝坏死，证见高热烦渴，小便不利，胸满腹胀，舌体瘦黄，神昏谵语，衄血便血，脉弦滑而数何其相似！不视者以寒湿发黄训经，而寒湿发黄已见于本篇第三条，大无赘述的必要，亦与张仲景的文风不符。舌萎黄确属可见，不可囿于身萎黄。湿热壅瘀，热毒炽盛，在具有渴饮，小便不利的基础下，腹满虽为黄疸所必具，唯此明显而进展迅速；脾之脉连舌本，散舌下，舌又为心之苗，邪热炽盛，灼伤津液，则舌痿瘦而黄；热扰神明，则烦躁不得眠睡，甚或神昏谵语等，仍属黄疸范畴，故曰"属黄家"。

急性肝坏死的死亡率在60%左右，可选小陷胸汤合《外台》茵陈黄连解毒汤化裁，泻火解毒，清热开结，药物如下：黄连10克，半夏10克，蒌实10克，茵陈30克，黄芩10克，栀子10克，黄柏10克，苍术10克，丹参30克，泽泻15克，败酱30克，炮甲10克。大约于3~35天见效。

［案例］

记得1979年我在新县人民医院工作期间，参加传染病房的一次会诊。患者李某，河南省地质大队干部，患病3天，住院1天，患者全身黄染，无小便，腹大如鼓，几度昏迷，为急性肝坏死，病已危笃，其舌体仅2.5厘米宽，苔黄，算得上"舌萎黄"，黄疸指数（胆红素）79μmol/L。施以上方，住院8天，竟愈。

黄疸之病，当以十八日为期，治之十日以上差，反极为难治。（十一）

本条论述黄疸病的预后。黄疸病为何以十八日为期限？《心典》云："土无定位，寄王于四季之末各十八日。黄者土气也，内伤于脾，故即以土王之数为黄病之期。盖谓十八日脾气至而虚者当复，即实者亦当通也。"各家的认识与此大体相同。黄疸病初期仅恶寒发热，腹满呕吐，小便不利，并无黄染，其目黄、身黄、尿黄的出现常需要一定的蕴郁过程，约为七八日。其"十八日为期"究竟从病始计算，抑或从黄疸出现以后计算？参考本篇第十三条"谷疸之为病，寒热不食，食即头眩，心胸不安，久久发黄为谷疸"，当从该病的表证期开始计算为是。因此，下文"治之十日以上差"，也就显得十分紧迫，应早期诊断，及早治疗，恰当用药，以便在限期之内全力以赴，而后才能从治疗反馈的信息中较准确的判断预后。黄疸病的向愈或增剧，是以十八日左右为期限，假如经过及时、恰当、合理的治疗，能在十天左右减轻，那就容易治愈。如果经治十日，病情反而加重，应除外用药不当、不识病等因素，是邪盛正虚，治疗就比较困难。譬如乙型肝炎、丙型肝炎、肝癌、早期肝硬化等，疗程长，预后差。

疸而渴者，其疸难治；疸而不渴者，其疸可治。发于阴部，其人必呕；阳部，其人振寒而发热也。（十二）

"发"，《说文》释义："射发也"，作显现解。"阳部""阴部"，阳指在表的经络肌腠，阴指在里的脏腑。

本条再论黄疸的预后。黄疸而口渴是湿热蕴郁较甚，而且已有化燥的现象，同时也意味着病邪入里热重，病势正在发展，故"其疸难治"；口不渴是病邪尚浅，或经过恰当的治疗，里热不盛，正气尚能胜邪，故"其疸可治"。黄疸病的呕吐症，另必备腹满，系湿热困扰脾胃，升降失序，此为"发于阴部"；恶寒发热，系化源不利，营卫失和，是黄疸的所谓"表证"，此为"发于阳部"，其实质是病在于里而显现于外。"阴部""阳部"密切相关，不可割裂，为下文谷疸、酒疸表证期的"寒热不食""腹满欲吐"做铺垫。

谷疸之为病，寒热不食，食即头眩，心胸不安，久久发黄为谷疸，茵陈蒿汤主之。（十三）

茵陈蒿汤方：

茵陈蒿六两　栀子十四枚　大黄二两

上三味，以水一斗，先煮茵陈，减六升，内二味，煮取三升，去滓，分温三服。小便当利，尿如皂角汁状，色正赤。一宿腹减，黄从小便去也。

谷疸初期的"寒热"，即上条的"发于……阳部，振寒而发热也"。营卫皆出于中焦。湿热蕴郁，化源不利，营卫不和，故作寒热，属黄疸的表证期。《心典》云："谷疸为阳明湿热瘀郁之证，阳明既郁，营卫之源壅而不利，则作寒热。"《本义》云："谷疸之为病，寒热不食，此寒由内发，与表邪无涉也。"两家均强调寒热的发生，在于里有湿热。它和外感的寒热不同，以其有"腹满"可鉴之。一旦黄疸出现，则寒热减而遗热日晡。误作外感调治，待黄疸出现，后悔莫及。因此，关于茵陈蒿汤证，《金匮要略》说的是黄疸表证期，而《伤寒论》说的是黄疸症状全现。

"久久发黄为谷疸"，其"久久"系模糊数字，究竟多长时间？《伤寒论》第4条"伤寒一日，太阳受之，脉若静者为不传"，第5条"伤寒二三日，阳明、少阳证不见者，为不传也"，第260条"伤寒七八日，身黄如橘子色，小便不利，腹微满，茵陈蒿汤主之"，此亦为临床所证实。七八日对二三日而言，可算得上"久久"，但与第七条"久久为黑疸"的"久久"相比，则要短得多。因系模糊数字，常和当事人的心情、意境、自我感觉有关。如此等了七八日才等出了黄疸，自可算得上"久久"了。

本条论述谷疸湿热证的证治。谷疸的形成多因病邪外感，饮食内伤，导致脾胃运化失常，湿热内蕴，酿成黄疸。湿热交蒸，化源不利，营卫不和，则发热恶寒；湿热内蕴，脾胃清浊升降失常，故食欲减退；勉强进食，食入不化，助湿生热，湿热不能下行，反而上冲，故食即头眩，心胸不安。这种病情往往有一个郁蒸过程，故曰"久久发黄为谷疸"。除此之外，尚有腹满（本篇第二条"食即腹满"，本条"一宿腹减"），小便不利（本篇第二条"小便不通"，第九条"渴欲饮水，小便不利者，皆发黄"），但头汗出，口渴等症。法当清泄湿热，治以茵陈蒿汤。方中茵陈清利湿热，大黄泄热退黄，使瘀热从大小便排出，更有栀子清热除烦。日本近代药理研究证明，茵陈、大黄有退黄作用。同时，通便使胆色素、胆盐等从二便排出，可降低血液中胆酸盐等的浓度，故方后云："尿如皂角汁状，色正赤。"一定要留意煎服法和药后效应，茵陈久煮，可缓取其湿；栀子、大黄后下，可峻攻其热。此处简述茵陈的药理作用，其成分含有利胆作用的蒿属香豆精，全草含精油约0.27%。煎剂及醇浸剂均能促进胆汁分泌；对肝脏有保护作用；浸膏有强力解热作用，但煎剂解热作用较弱；其水和醇浸剂有降压作用和利尿作用；煎剂能降低血清胆固醇、β脂蛋白，防止血管壁脂质堆积。

黄家日晡所发热，而反恶寒，此为女劳得之。膀胱急，少腹满，身尽黄，额上黑，足下热，因作黑疸。其腹胀如水状，大便必黑，时溏，此女劳之病，非水也，腹满者难治，硝石矾石散主之。（十四）

硝石矾石散方：

硝石　矾石（烧）等分

上二味，为散，以大麦粥汁和服方寸匕，日三服。病随大小便去，小便正黄，大便正黑，是候也。

"因"，介词，通过、凭借、经由之义。

本条论述女劳疸转变为黑疸，证属瘀血蓄水的证治。"黄家日晡所发热，而反恶寒"，黄疸多由于湿热蕴蒸，郁于阳明为病，故日晡所发热而不恶寒，假如日晡不发热而反恶寒，则非湿热证而为女劳疸肾虚内热证。肾虚极不任客寒，故恶寒。明言"此为女劳得之"，知为色欲不节，肾精亏虚，元气衰惫，不能助膀胱气化，故患者自觉少腹胀满拘急。不过，参考本篇第二条，未必有小便不利。肾虚脾衰，土不制水，本色外现，故身尽黄，额上黑；肾虚生内热，故足下（涌泉穴）热，可治以八味肾气丸。女劳肾亏，肾脾同病，血行迟滞，瘀积为水，血不利则为水，水渍脾土，非但肿胀益甚，瘀血更积，故"目青面黑""因作黑疸"；腹中积水胀满，但不符合水气漫溢的特征，故谓之"腹胀如水状"。"大便必黑"，络脉损伤，血随粪便而下，亦瘀去指征；"时溏"，可为脾虚鸭溏，亦可由出血量多所致。"此女劳之病，非水也，腹满者难治"，最终形成黑疸，类似肝硬化腹水。可治以硝石矾石散，化瘀利水。方中硝石即火硝，主要含硝酸钾（KNO_3），是炸药的主要成分，性味苦温，功能消瘀泄满；矾石即皂矾、黑矾，主要含碱式硫酸亚铁（$FeSO_4 \cdot 7H_2O$），味酸，气寒，无毒，功能补血除湿。公园中花草的叶子发黄，园丁会以配制好的皂矾水浇灌，四五天后即变得郁郁葱葱，不知其理是否与中医相通？另外，皂矾煅赤名绛矾，小量可止血补血，燥湿除满，治黄肿，过服则涌吐，忌与茶同饮。大麦粥，可以炒小麦面代，甘平养胃，并缓硝矾的刺激，以保护胃气。

［案例］

河南省光山县有位大夫，祖传秘方，善治肝硬化腹水，秘而不传，因我要调动工作回南阳，临行请教，竟和盘托出，此方即硝石矾石散配伍穿山甲、茯苓、苍术，炼蜜制成梧桐子大小丸，温水冲服。我顾虑患者食道胃底静脉曲张，不便下咽，改成散剂，每次2克，早晚服，可消腹胀，撤腹水，增食欲，近期疗效不错。

酒黄疸，心中懊恼，或热痛，栀子大黄汤主之。（十五）

栀子大黄汤方：

栀子十四枚　大黄一两　枳实五枚　豉一升

上四味，以水六升，煮取二升，分温三服。

本条论述酒疸的证治。湿热蕴于中焦，火性炎上，上熏于心，故心中懊恼，窒塞烦闷；湿热阻滞，气机不利，故有的患者自觉心中热痛。除此之外，当有身热，烦躁不眠，大便难，小便不利，身黄如橘子色等。法当清心除烦，治以栀子大黄汤。方中栀子、豆豉清心除烦，即栀子豉汤，催吐则重用之；大黄、枳实除积泄热，腹满便秘者重用。

栀子大黄汤与茵陈蒿汤均用大黄、栀子，其功用主治相类似，但它们的病位、主症、方药功用却完全不同。栀子大黄汤证的病位在心中、心下，主症为心中懊恼或热痛，治疗偏于泄热除烦；茵陈蒿汤证的病位在腹中，主症为心胸不安，腹满，治疗偏于通利湿热。

诸病黄家，但利其小便。假令脉浮，当以汗解之，宜桂枝加黄芪汤主之。方见水病中。（十六）

本条论述治疗黄疸的大法。"诸病黄家，但利其小便"，除女劳疸外，黄疸病都有湿邪蕴郁，如第八条所说"黄家所得，从湿得之"，以及"必小便不利"，利小便可以祛除湿热，可用茵陈五苓散。"假令脉浮，当以汗解之"，脉浮主病在表，必兼见恶寒发热，为外邪干之，营卫不和，故当用发汗的方法以和营卫，使湿从汗解，可用麻黄连轺赤小豆汤。"宜桂枝加黄芪汤主之"，此为举隅而已。既用此方，必是恶风，自汗，脉浮缓的表虚证，方用桂枝汤调和营卫，加黄芪助气托邪，益气固表。桂枝加黄芪汤亦治黄汗，因汗出入水，水湿入侵肌腠，玄府骤闭，汗液不及排泄，阻于营卫之间，开合失和，其理亦同。此为异病同治。

或谓《伤寒论》第17条有言："若酒客病，不可与桂枝汤。"酒体湿而性热，嗜酒无度，酒浆侵扰而致湿热内盛，疸亦湿热，并有酒疸之病，桂枝汤岂可与之？要在酒客为湿热壅郁于里，以其在里，故首先明示"但利其小便"，紧接着补出既有湿郁又有表证，"当以汗解之"，并举表虚证以示人。若系表实，恶寒发热无汗，可参考《伤寒论》第262条，以麻黄连轺赤小豆汤治之。一步一法，则黄疸施治大法备矣。

诸黄，猪膏发煎主之。（十七）

猪膏发煎方：

猪膏半斤　乱发如鸡子大三枚

上二味，和膏中煎之，发消药成，分再服，病从小便出。

本条论述诸疸后期肠燥血瘀的证治。诸疸后期，湿邪已清，津伤化燥，血燥便秘者，可治以猪膏发煎。方中猪膏利血脉，解风热，润燥结；头发消瘀，利水道。二者相协，使余邪得以泄利，从小便排出。本方亦治阴吹。

猪膏发煎的炮制法：取熬炼后的猪油250克（少数民族讳猪油者，以羊油代之），乱发改用碎发约100克（已染头发不可用，因染发剂是化学药品，成分不详），择出杂物，以洗发剂反复浸泡三次，洗去油渍，漂洗晾干备用。加工时先将油置锅内，文火加热，再加入碎发，头发遇热渐萎缩，似将油吮干，勿惊，文火继续加热，头发变成如沥青似胶漆，胶状物渐缩小，直至熔化尽，退火冷却，装瓶备用。

［案例］

曾以猪膏发煎治疗岳某肝炎后期，尿少便秘，停用其他药，令服猪膏发煎，每服 20 毫升，每日 2 次。两天后便畅尿增，配合膳食调理月余痊愈。

黄疸病，茵陈五苓散主之一本云茵陈汤及五苓散并主之。（十八）

茵陈五苓散方：

茵陈蒿末十分　五苓散五分 方见痰饮中。

上二物，和，先食饮方寸匕，日三服。

本条论述湿重于热的黄疸证治。文中虽笼统地称黄疸病，以方测证，可知此为湿重热轻的黄疸病。除见黄疸外，当有形寒发热，食欲减退，小便短少不利，湿盛则濡泄，大便溏薄，舌苔白滑多津，脉濡缓等症。治以茵陈五苓散，方中茵陈苦寒清热，利湿退黄，五苓散淡渗化气利水。

第十六条谓"诸病黄家，但利其小便"，茵陈五苓散为利小便的主要方剂，适用于湿重于热的黄疸。《心典》云"此正治湿热成疸者之法，茵陈散热郁，五苓利湿瘀也"，言简意赅，深得要领。

《金匮要略》治疸分消法归纳为前后分消、表里分消、上下分消。前后分消，如茵陈蒿汤；表里分消，如桂枝加黄芪汤、茵陈五苓散；上下分消，如栀子大黄汤。

黄疸腹满，小便不利而赤，自汗出，此为表和里实，当下之，宜大黄硝石汤。（十九）

大黄硝石汤方：

大黄　黄柏　硝石各四两　栀子十五枚

上四味，以水六升，煮取二升，去滓，内硝，更煮取一升，顿服。

本条论述黄疸病热盛里实的证治。黄疸，里实热盛，故腹满拒按，大便秘结，小便不利而赤。自汗出，提示表证已解。既然是表和里实，治以下法，当然在情理之中，用大黄硝石汤。方中大黄泄中焦之热，栀子清上焦之热，黄柏清下焦之热；大黄配芒硝，泄热通便，凉血行瘀，荡涤瘀热，是本篇第一条"瘀热以行"和第八条"热在里，当下之"的具体应用。

对比大黄硝石汤证和茵陈蒿汤证，前者热偏盛，无表证，病久，里实重；后者为初病，处于黄疸表证期。对比大黄硝石汤证和栀子大黄汤证，虽同属热偏盛，但后者病情较轻，病位偏上；前者病情急重，病位偏于中、下，故大黄用量重，并佐以芒硝。

在具体应用时，不必拘泥于黄疸、谷疸、酒疸的名称，可据证相机选用。大黄硝石汤与茵陈蒿汤、栀子大黄汤，均有栀子、大黄，但三方功用不同：茵陈蒿汤前后分消，主清热利小便；栀子大黄汤上下分消，主清热除烦；大黄硝石汤主清热攻下，从后阴出。三方中均有大黄，以其具有凉血行瘀、荡涤瘀热之能，切合本篇第一条"脾色必黄，瘀热以行"的病机，不管有无指征，大黄硝石汤中以大黄配硝石，其清热化瘀之力更著，可见张仲景用心良苦，只是随病情不同，用量不等，配伍不同罢了。

黄疸病，小便色不变，欲自利，腹满而喘，不可除热，热除必哕。哕者，小半夏汤主之。方见消渴中。（二十）

本条论述寒湿黄疸误治变哕的证治。黄疸病多属湿热为患，参考本篇第十九条，其小便必黄赤短少，或不利，此"小便色不变"，以平时本色做参照物，是里无热；"欲自利"，指大便有泄泻的倾向，是脾虚不运，里有寒湿之邪。寒湿不化，胃肠气机阻滞，故腹满时减，复如故，按之不痛；肺脏宣肃失常，故喘。治宜温运脾阳，祛湿散寒，方用理中汤合柴胡桂枝干姜汤。"不可除热，热除必哕"，既有除热之选，定有疑似之证，黄疸多湿热郁蒸，必腹满而喘，但脾虚而寒湿内盛，亦可致腹满而喘。如果误用苦寒药如栀子、大黄除热，必更伤脾胃阳气，引起胃气上逆而发生呃逆。有鉴于此，疑似之间，必须抓住小便清利，自利便溏，苔白腻或白滑多津，脉迟等特征。小半夏汤针对的是变证呃逆，而非黄疸正治之方。《衍义》云："此汤用在除热之后，非治未除热之前者也。"若未经误治而出现胃虚寒呃逆，亦可合用本方以治标，待呃逆止后，再专治其黄疸。

诸黄，腹痛而呕者，宜柴胡汤。必小柴胡汤，方见呕吐中。（二十一）

本条论述黄疸见少阳证的证治。在黄疸病的过程中，如果出现往来寒热，胸胁苦满，腹痛而呕等少阳证，法当和解少阳，治以小柴胡汤。如果是呕而腹痛，胃脘两胁痛，少阳阳明并病者，还可治以大柴胡汤。《金鉴》云："呕而腹痛，胃实热也，然必有潮热便硬，始宜大柴胡汤两解之。若无潮热，便软，则当用小柴胡汤去黄芩加芍药和之可也。"然而此法不是治黄疸的正方，仅临时用之。经此疏肝和胃，有利于缓解症状。

近贤胡希恕老先生治疗黄疸病，若热胜于湿者见大便难，是为阳明病，属阳黄；湿胜于热者见大便溏，是为太阴病，属阴黄。阳黄宜下，茵陈蒿汤等为良方，阴黄宜利小便，可选茵陈五苓散。不过如上诸方适证应用，虽能祛黄，但亦有黄去而肝炎迁延不愈者。因肝喜疏泄而恶抑郁，肝病则气滞血瘀，故令不愈。因此，治阳黄必合入大柴胡汤，治阴黄必合入小柴胡汤，大大提高疗效，缩短疗程。

男子黄，小便自利，当与虚劳小建中汤。 方见虚劳中。（二十二）

本条论述虚劳萎黄的证治。"男子黄"，男子多虚劳，强调此为黄疸病虚劳型，而非局限于男子。"当与虚劳小建中汤"，在小建中汤前冠以"虚劳"，在《金匮要略》的写作体例中是绝无仅有的，说明此黄疸已呈现为阴阳气血皆虚之象。"虚劳"和"男子"前后呼应。黄疸病多由湿热内蕴引起，其证亦多小便不利，今小便自利而黄不去，知非湿热黄疸，而是到了气血阴阳俱虚的地步，当伴有少气懒言，纳差便溏，唇舌淡白，脉细弱无力等。治以小建中汤，从脾胃着手，甘温扶阳，建立中气，开发生化之源，使气血充盈；气色外荣，则萎黄自退。

本篇详于湿热黄疸的证治，亦为后人崇尚效法，但临床中一味遣用栀、黄，清利湿热，虽湿热清而黄未全消，并兼小便自利，往往使医者束手，故张仲景于篇末另列专条，补出虚劳型黄疸的证治。即使已演变为虚劳，仍属黄疸之列，而不能视为黄疸类证。除了中虚萎黄外，若黄疸稽留期见中焦虚寒者，也可用小建中汤加减调理。

［结语］

《金匮要略》治黄可分为八法：①清利湿热法。本篇以湿热郁蒸发黄为重点，故清利湿热为主要方法，但要进一步分清湿盛、热盛或湿热俱盛而做相应处理，湿盛者用茵陈五苓散，热盛者用栀子大黄汤、大黄硝石汤，湿热两盛者用茵陈蒿汤。②汗法。由外邪诱发所致的发黄，脉浮者，可治以汗法。依表虚表实的不同，分别选用桂枝加黄芪汤或麻黄连轺赤小豆汤。③吐法。若湿热内蕴于胃，病势趋于上者，可因势利导，治以吐法，使病邪从上排出，方选栀子豉汤。④温法。因素体阳虚或误治伤阳，黄疸病从寒化，属太阴寒湿者，可治以温脾化湿法，方选理中汤或茵陈四逆汤。⑤补法。由脾胃虚弱，气血亏虚所致的萎黄证，可治以小建中汤，以复气血之源。女劳疸也可用肾气丸。⑥和法。如有肝胆之邪犯胃，见往来寒热，腹痛而呕，可用小柴胡汤或大柴胡汤，疏肝和胃。⑦润燥法。黄疸久病，津枯血燥者，可用猪膏发煎润燥通便。⑧消瘀法。黄疸"瘀热以行"，除清热利湿外，活血化瘀应贯彻始末，大黄的应用如此，硝石矾石散治疗黑疸亦如此。

［思考］

本篇有五个重点：第一，如何理解"脾色必黄，瘀热以行"？第二，比较栀子大黄汤证与茵陈蒿汤证。第三，如何理解"诸病黄家，但利其小便"？第四，临床如何运用茵陈五苓散？第五，临床如何运用大黄硝石汤？

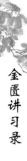

惊悸吐衄下血胸满瘀血病脉证治第十六

脉证十二条　方五首

本篇需要熟悉惊悸、吐衄下血、胸满、瘀血的含义及合篇的意义,掌握各自的辨证论治。瘀血虽有论无方,也可据理选方。重点是各汤证的证治。本篇有三个难点:第一,救逆汤证和半夏麻黄丸证均可见到心悸,如何理解和区分?第二,远血和近血的概念;第三,泻心汤除治疗吐衄外,为什么亦主心火炽盛的惊悸病、便血病?

惊和悸是两种病证。惊是惊恐,精神不定,卧起不安;悸是自觉心中跳动。有所触而动曰惊,无所触而动曰悸。惊之证发于外,悸之证发于内,但惊和悸又互有联系,故临床上每多互称。

凡假口而出的血,统称吐血,包括吐血、咳血。吐血来自胃,多夹杂食物残渣;咳血来自肺,多夹杂痰液。衄血,指鼻出血。下血,即便血,指血从大便而下。

胸满是瘀血留着胸膺部,胸部堵塞不畅,病有定处,常有外伤病史,瘀血留着。瘀血是胸满原因之一。

出血和瘀血,统称血证。惊、悸、吐血、衄血、下血和瘀血,均与心和血脉有密切关系,故合为一篇讨论。其所列诸法,所设诸方,都有效地指导着临床,可资取法。

寸口脉动而弱,动即为惊,弱则为悸。(一)

本条从脉象论述惊和悸的病因病机。《濒湖脉学》描述"动脉摇摇数在关,无头无尾豆形团",诊得气口脉象为动,仅在关部,是属惊证;诊得细软无力,重按乃见的为弱脉,则为悸证。由于外界的刺激,如大惊卒恐,或者雷击，使心无所倚，神无所归，血气逆乱，脉象亦随之动摇不宁，故曰"动则为惊"。若气血不足，心脉失于充养，则脉象软弱无力，故曰"弱则为悸"。动弱并见，则系心之气血两虚，又为惊恐所触，其症可见精神惶恐，坐卧不安，心中悸动不宁，是为惊悸证。其治，惊可平之，用磁朱丸镇惊安神。悸由气血两亏者，宜炙甘草汤阴阳并调，气血双补；心阳虚衰者，宜桂枝去芍药加蜀漆牡蛎龙骨救逆汤或半夏麻黄丸主之。

师曰：尺脉浮，目睛晕黄，衄未止；晕黄去，目睛慧了，知衄今止。（二）

"尺脉浮"，赵本作"夫脉浮"，据吴迁本改。

"晕（yùn）"，原指日月周围的光圈，呈红黄色；"目睛晕黄"，一谓望诊可见黑睛周围发生晕黄，一谓患者自觉视物呈红黄色。《金鉴》云："盖以诸脉络于目，而血热则赤，血瘀则黄。""慧"，聪明。

本条从脉证判断衄血的预后。尺脉候肾，肾寓相火。目为肝窍，肝主藏血，相火亦寄于肝。尺脉应沉而反见浮，是肾阴亏虚，相火内动之象。肝肾阴亏，阳亢火动，势必迫血上升而妄行，故"目睛晕黄"，借此可预测热犯阳络，而致衄血，故曰"衄未止"。若黄晕退去，目睛清明，视物清晰，说明阴复火降，血亦宁静，故知衄血已止。此未言脉，尺脉当沉。

又曰：从春至夏衄者，太阳；从秋至冬衄者，阳明。（三）

本条论述衄血有表热里热的不同，并与四时气候有关。春夏阳气升隆，表热居多。凡表邪不以汗解，必郁而为衄，但衄亦祛邪，称之"红汗"，故春夏衄血多属太阳表邪所致。秋冬阳气降藏，里热居多。里热不从下泄，亦必逆而为衄，故秋冬衄血多属阳明里热所致。

衄家不可汗，汗出必额上陷，脉紧急，直视不能眴，不得眠。（四）

"紧"，《说文》释义"缠丝急也"，收缩之意；《素问·气交变大论》有"其德清洁，其化紧敛"，注有"紧，缩也"；"急"，作紧、紧缩，《三国志·魏·吕布传》有"遂生缚布，布曰：'缚太急，小缓之。'""紧急"是词义相同的复合词，即收缩；"脉紧急"，指脉收缩而隐陷不见。"眴（shùn）"，同"瞬"，瞬动。"眠"，闭合眼睛；"不得眠"，指不能闭目。

"汗出必额上陷，脉紧急"一语，向为疑窦。额为两眉之上，发际之下，何以能陷？原来这里有一个省略现象，在"陷"字之前，蒙后"脉紧急"，省略了一个"脉"字。本为亡血阴虚，"夺血者无汗"，不可误汗伤液。误汗后阴液重伤，脉络紧缩，使额上本来应显现之脉陷而不见。其后的"脉紧急"一语，即是额上脉陷的脚注。

本条论述衄家阴虚禁汗及误汗的变证。素有衄血，阴液本亏的患者，虽有表证，不可妄用汗法，非汗不可，也应兼顾阴液。《医门棒喝》云："既不可发汗，而表邪未解，法从挟虚之例，内助津液，外通经络，使其自汗可也"，可选加减葳蕤汤。不遵上法，发汗后阴血重伤，脉枯紧缩，致额上本显现之脉陷而不见；目系失濡拘急，致目呆直不能转动，亦不能闭合。

病人面无色，无寒热，脉沉弦者，衄；浮弱，手按之绝者，下血；烦咳者，必吐血。（五）

本条论述衄血、下血和吐血的不同脉证。"病人面无色"，即《灵枢·决气》"血脱者色白，夭然不泽"。"夭"，颜色鲜明，有色；"泽"，光滑润泽，有神，患者面色白而无华，是脱血的征象。"无寒热"，无外感表证，知此面无血色是内伤出血所致。这是总框架，有吐、衄、便血不同，且看下文。

"脉沉弦者，衄"，患者脉见沉弦，沉主里候肾，弦为肝脉，肝肾阴虚，阳气遂逆，血随气涌，故知衄血。对此，《金匮要略·血痹虚劳病脉证并治第六》之第五条亦有"男子脉虚沉弦，无寒热……面色白……兼衄"，方选风引汤。"浮弱，手按之绝者，下血"，承前省略了"脉"字，脉弱为血虚，浮为阴不敛阳，虚阳外浮之象，手按之绝者，是下焦之阴尤虚，无阳气维系之，血脱于下，故知便血。此属上虚不能制下，方选黄土汤。"烦咳者，必吐血"，未言脉，此承前省略"脉浮弱"。《论注》云："烦咳条不言脉，浮弱二字贯之也。"虚热上扰心肺，肺气上逆，故咳嗽；肺络受伤，故咳血。以所咳之血假口而出，故笼统地称之为吐血。此属虚热内扰，方选麦门冬汤或竹叶石膏汤。

夫吐血，咳逆上气，其脉数而有热，不得卧者，死。（六）

本条论述吐血的预后。一般来讲，凡吐血之后，不咳不喘，疲乏静卧，脉见虚软沉细，说明去者已去，气平火降，谓之顺证，如外感之红汗，血热得泄，或高血压之放血，压力得降；如果是咳嗽气逆并见，同时出现脉数，身热，烦躁不得卧者，谓之逆证。内伤出血，一般不会有身热，因阴血消之。如果内热炽盛，则身热脉数，然必数而无力，脉微欲绝，其发热必伴见面颊泛红，内热气逆，故烦躁不能静卧，咳逆上气亦心血虚少而心火独旺，火气刑金所致。由于阴虚火炽，气血交病，以致阳气浮越，阴血耗尽，如煮牛奶，溢尽方止。《心典》称"有不尽不已之势，故死"，预后多凶险。《浅注》云："此言血后真阴亏而难复也。若用滋润之剂，恐阴云四合，龙雷之火愈升；若用辛温之方，又恐孤阳独胜，而燎原之势莫当，师所以定其死而不出方也。余于死证中觅一生路，用二加龙骨汤加阿胶，愈者颇众。"二加龙骨汤见《金匮要略·血痹虚劳病脉证并治第六》之第八条下，桂枝加龙骨牡蛎汤方之细注"《小品》云：虚弱浮热汗出者，除桂，加白薇、附子各三分，故曰二加龙骨汤"。

夫酒客咳者，必致吐血，此因极饮过度所致也。（七）

"酒"与"客"皆为名词，两个名词联用，第二个名词应活用作动词，"客"应译作"侵蚀""侵扰"；"酒客"非"饮酒客人"，而是因酒侵蚀，成为致病因素。

本条论述酗酒导致吐血的病机。酒体湿而性热，酗酒忘身，"极饮过度"，变生湿热。火热熏蒸，侵扰于肺，或可咳嗽，咯血，血痰混杂，更因酒浆与湿热侵蚀于胃，热伤血络，导致吐血，呕血，夹杂食物，故本条旨在论述"极饮过度"酿成吐血的病理机制。法当清解湿热，兼以止血，方选泻心汤。

寸口脉弦而大，弦则为减，大则为芤，减则为寒，芤则为虚，寒虚相击，此名曰革，妇人则半产漏下，男子则亡血。（八）

本条论述亡血虚寒的脉象。此条和《金匮要略·血痹虚劳病脉证并治第六》之第十二条相仿，仅二处之差。"相抟"变为"相击"，条末去掉"失精"二字，则专为失血立论，并为阴虚证型。正如《补正》所说："此因上二节，一言阴虚，一言阳盛，恐人误走滋阴泻火一路，故于此节急提出虚寒失血之证，以见阳虚阴必走也，可见古人立言精密。"此节特以"革"脉以明失血机制，革不易明，故以弦、大、减、芤诸脉说明之。谓亡血之脉必革，革脉之状，轻手按之，如弦若大，略加重按，则弦者减矣，大者芤矣。减为不足，芤为中空；减则为气衰，芤则为血少。为强调革脉之重要，故不辞缅缕，以补旧说之不足。

亡血不可发其表，汗出即寒栗而振。（九）

本条论述亡血误汗伤阳的变证。亡血家，阴血已伤，虽有表证，亦不能发汗以攻表。若更发汗，则不仅阴血更伤，阳气亦随津外泄而有亡阳之变。阳气虚损，失去温煦养筋的作用，故寒栗而振。如系非汗不可者，则兼以助阳，选竹叶汤。

本条与前第四条均论亡血忌汗，但汗后的变证，有伤阴伤阳的不同，这主要取决于患者体质偏阴、偏阳的差异：阴本虚而更发汗，则阴液更伤；阳本虚而更发汗，则阳气愈损。

病人胸满，唇痿舌青，口燥，但欲漱水，不欲咽，无寒热，脉微大来迟，腹不满，其人言我满，为有瘀血。（十）

"漱"，赵本作"嗽"，据徐镕本改。

本条论述瘀血的脉证。"胸满"常由外伤如跌扑、闪挫、挤压、击打等，瘀血内阻，气机痞塞所致。下文自觉腹满，其理亦然。"唇痿舌青"，瘀血内阻，新血不能外荣，其"唇痿"系口唇色萎不泽，发绀，而非萎缩或萎弱，其舌青缘于心主血脉，舌为心之苗，内有瘀血则舌青紫，有瘀斑、瘀点。津为血之体，血瘀津不行，津液不能上濡，故口燥，但病由瘀血，并非津亏，故虽口燥却只欲漱水而不欲咽。

"无寒热"是具有鉴别意义的阴性体征，具承上启下的作用：其一，限制"胸满"，其胸满非外感风寒所致；其二，限制"口燥"，其口燥非外感热病，热伤气津使然，与中暍病的白虎加人参汤证大相径庭；其三，其"腹满"亦非里热成实；其四，瘀血尚未化热。

"脉微大来迟"中的"微"，副词，作"稍微"解，用来修饰"大"，脉象虽稍大，但来势不足，往来涩滞迟缓，故知为血瘀证无疑。"腹不满（他觉），其人言我满（自觉）"，这是由于血瘀经隧，气机被阻，而不是宿食、燥屎、痰饮等蓄积胃肠，故患者自觉腹满，其外观及腹部触叩时并无胀满之征，干血劳的"腹满不能饮食"亦如此。

胸满是临床上的常见症状，前面学过的胸痹也有胸满之症，是由胸阳不足，痰饮上乘所致。对于胸满一症，《金鉴》曾予鉴别："表实无汗，胸满而喘者，风寒之胸满也；里实便涩，胸满烦热者，热壅之胸满也；面目浮肿，胸满喘不得卧者，停饮之胸满也；呼吸不快，胸满太息而稍宽者，气滞之胸满也；今患者无寒热他病，惟胸满，唇痿，舌青，口燥，漱水不欲咽，乃瘀血之胸满也。"除此之外，瘀血所致的胸满突出表现为胸膺部堵塞不畅，痛有定处，如刺如割，甚或烦懑不宁，影响呼吸，常有跌扑、闪挫、挤压、击打等病史，导致瘀血留着。瘀血是病理产物，被称作第二病因。张仲景对疾病的命名，一般采用症状命名，若以病因命名，则前面还加一个动词，如中风、伤寒、中湿、中暍、宿食，以及悬饮、支饮等，故不能轻率地把瘀血定为病名。"瘀"，《说文》释义"积血也"，篇名虽有瘀血二字，仅仅是强调胸满系瘀血所致。

病者如热状，烦满，口干燥而渴，其脉反无热，此为阴伏，是瘀血也，当下之。（十一）

"阴伏"，血属阴，瘀血结伏于内，故称阴伏。

本条论述瘀血化热的脉证及治则。"病者如热状"，是说除了文中的心胸烦懑，口干燥而渴之外，还具备自觉发热，腹满，大便秘结，肠麻痹，舌苔黄燥（已于"舌黄可下"论及），以及进行性消瘦等症，但据四诊所得，和实热证不尽相符，故用一"如"字。

"烦满，口干燥而渴"，系瘀血内着，郁久化热，血中郁热不得宣泄，故心胸烦懑；热在瘀血之中，津液本不能上承，加之邪热伤津，故由"口燥，但欲漱水不欲咽"而至于"口干燥而渴"，但频频欲饮，饮而不多，以此又区别于阳明气分热盛的渴而多饮，更不同于消渴。"其脉反无热，此为阴伏，是瘀血也"，实热脉应洪数或沉实有力，今脉沉迟或涩，故曰"反无热"，是为阴血结伏发热。对于"阴伏"，切不可望文生义，误解为"阴血不足""阳气被寒邪郁遏""寒凝血滞""邪伏肝肾"。

"当下之",言治疗原则,首篇第十七条"夫诸病在脏,欲攻之,当随其所得而攻之",既为瘀血化热,当用下瘀血法,瘀血去则热自解。此正符合《素问·至真要大论》"留者攻之",以及《素问·阴阳应象大论》"血实宜决之"的经旨。临证时伏其所主,先其所因,病情复杂,临证不惑,可选抵当汤、桃仁承气汤、下瘀血汤等经方,或血府逐瘀汤合下瘀血汤加减,或《医学发明》复元活血汤,或经验方"通用活血汤":当归川芎共泽兰,肉桂附子各一钱,乳香没药八分用,大黄一两硝八钱。一钱按 3 克计。

内伤发热由脏腑功能失调所致,以气血阴阳失衡为基本病机,往往起病缓慢,病程较长,热势轻重不一,但以低热为多,或自觉发热而体温并不升高,大体可分虚实两类。虚证可分为气虚、血虚、阴虚、阳虚,实证可分为气滞、血瘀、湿阻、饮停。瘀血阻滞日久,郁而化热,张仲景称作"阴伏",患者自觉发热夜重,伴心胸烦懑,口干燥而渴,但不多饮,立"当下之"的法则。

张仲景论及的内伤发热有以下六种证候:

第一,阴虚发热证。百合病多发于热病之后,余热未清,或情志不遂,日久郁结化火,耗伤心肺阴液,出现畏寒不欲近衣,自觉发热而体温不高,以午后潮热,夜间发热为特征,伴口苦,小便黄,脉微数等。参考《金匮要略·百合狐惑阴阳毒病证治第三》之第一条。

第二,血虚发热证。温经汤证冲任本虚,多次出血,阴血一伤再伤,阴不配阳,而见暮则发热,手足烦热等。参考《金匮要略·妇人杂病脉证并治第二十二》之第九条。

第三,气虚发热证。气虚证可见倦怠乏力,气短懒言,低热自汗,易于感冒,低烧,常在劳累后发作或加重,为脾气虚不能升清,中气下降,郁而化热,治宜补脾气,升清阳,方选补中益气汤或小建中汤,甘温除大热。参考《金匮要略·血痹虚劳病脉证并治第六》之第十三条。

第四,阳虚发热证。如《伤寒论》第 61 条之"昼日烦躁不得眠,夜而安静"。脾肾阳衰,虚阳被阴寒所逼,欲罢不甘,欲争不能,昼日阳旺,虚阳得自然界阳气的资助而与阴争,低热烦躁,于 8~12 时明显,伴见少气懒言,腰膝酸软，纳少便溏等，可治以干姜附子汤。

第五，气郁发热证。肝气郁结，郁火上炎，每于厥阴当令的寅卯时发热，伴见心烦易怒，目赤肿痛，腹痛泄泻等，可治以奔豚汤。

第六，痰湿发热证。湿热内蕴，病发于外而见低热，治不如法，则可致黄疸，可治以麻黄连轺赤小豆汤；痰饮久郁，阻遏气血，可治以苓甘五味加姜辛半杏大黄汤。

火邪者，桂枝去芍药加蜀漆牡蛎龙骨救逆汤主之。（十二）

桂枝救逆汤方：

桂枝三两（去皮）　甘草二两（炙）　生姜三两　牡蛎五两（熬）龙骨四两　大枣十二枚　蜀漆三两（洗去腥）

上为末，以水一斗二升，先煮蜀漆，减二升，内诸药，煮取三升，去滓，温服一升。

本条论述阳虚惊悸的证治。原文述证简略，仅明示"火邪者"，即遣用救逆汤，要领悟该条的经旨有一定的困难，必须以方测证，并参照《伤寒论》有关条文，增补缺失的症状。由本方具通阳、镇惊、安神之功，可知此证为心阳虚衰的惊悸。根据《伤寒论》第112条"伤寒脉浮，医以火迫劫之，亡阳，必惊狂，卧起不安者，桂枝去芍药加蜀漆牡蛎龙骨救逆汤主之"，又知此证系表证火劫发汗，误伤卫阳，而发心悸，惊狂，卧起不安等变证。此言"火迫劫之"，仅举隅而已，举凡误汗亡阳或本心阳虚的惊悸证，如睡醒后烘汗，心动过速等皆可率直用之。另据临床所见，还常见自汗恶风，头晕目眩，舌淡苔白，脉细数，心电图显示室性或室上性心动过速等。此方的应用仅限于心阳虚者，如属甲亢的心动过速，则不在此列。此证的脉数主虚，就像给自行车打气，用新气筒五六下就能把气填足，而旧气筒二三十下也未必填满。陆懋修《世补斋医书》云"数脉有二，非热盛即虚极"，此数即虚阳浮越，临床上的心力衰竭亦多见之。

桂枝救逆汤去芍药之阴柔，专以助心阳，加龙牡固摄、安神、镇惊，心阳既虚则痰浊易阻，故用蜀漆涤痰逐邪以止惊狂。因其所主证候紧急，故方名"救逆"。此方针对心阳虚衰的惊悸证而设，即第一条"弱者为悸"。据日本学者龙野一雄报道，心阳虚衰者心内膜所分泌的心钠素减少，既可见心动过缓，脉迟而结，更多见心动过速，脉细数无力，故救逆汤对心率有双向调节作用。蜀漆即常山苗，意在涤痰安神，临床常用常山或半夏15克代替，亦可用泽漆15克代替。

[案例]

李某，女，48岁，内乡人，心悸，胸胁支满，苔白腻，脉细数，心率114~120次/分钟，T_3、T_4值正常，无药可开。她的叔父是我的邻居，求为诊治。病属心阳虚衰，水气凌心，授救逆汤合苓桂术甘汤加半夏，误将蜀漆当成泽漆，一念之差，心里忐忑多日，聊以自慰的是泽漆也可化痰利水，张仲景有泽漆汤之设。七天以后其丈夫代为复诊，诉上方疗效极好，真是歪打正着。蜀漆药店无售，此后凡处救逆汤，恒以泽漆、半夏替代。

欧某，女，92岁，南阳人，2011年4月12日初诊。婿为京官，随女儿在北京生活已20年。患心慌、烘汗，并于上午9~12时烦躁不安，度时如年，百药不效，恐客遗他乡，返回原籍，以待时日。查体：消瘦神清，发则烘汗，心动过速，心率112次/分钟，苔白多津，舌质淡红，脉沉细，心脉尤弱。纵观病情，心阳虚衰，心神无主，心液外泄则烘汗，心悸；脾肾阳衰，虚阳被阴寒所逼，欲罢不甘，欲争不能，昼日借阳资助，正邪抗争则烦躁，入夜心阳认输蛰伏则安静。遂诊为惊悸，证属心肾（脾）阳衰，治以温通心阳，回阳救逆，方用救逆汤合干姜附子汤加味：桂枝20克，炙甘草10克，生姜15克，生牡蛎20克，龙骨16克，大枣3枚，泽漆15克，干姜10克，熟附片8克，生白术50克。上10味，加水1500毫升，煎取750毫升，分温三服，3剂。一剂烦躁减，再剂心惊止。年老正虚病重，为巩固计，又以炙甘草汤五剂气血阴阳并调善后。

心下悸者，半夏麻黄丸主之。（十三）

半夏麻黄丸方：

半夏　麻黄等分

上二味，末之，炼蜜和丸小豆大，饮服三丸，日三服。

本条论述痰阻心阳，阴阳不调所致心悸的证治。原文亦略于述证，仅言"心下悸"，注家无不以方测证，概以为水饮致悸。诚然，半夏麻黄丸可治疗痰饮心悸，但痰饮所致心悸，张仲景多以桂枝、茯苓通阳利水，苓桂术甘汤和小半夏加茯苓汤是其代表方，今何以不用，而主以半夏麻黄丸？

麻黄，世人多知为治疗伤寒表实，痰喘水气的要药，故将其每多列于诸方之首。而《本经》谓麻黄性味苦温，味苦入心，性温通阳，本方用之，大能通心阳郁闭，散营血之被寒，为振奋心阳的佳品，故用于治疗悸证，补前所未备，实千古之独得！临床上所用的麻黄素，即是从麻黄中提取出的生物碱，具有类肾上腺素样的作用，可显著兴奋呼吸、循环中枢和大脑，用以升高血压，治疗窦房结暂停和窦房结功能低下（病窦综合征）。

半夏不但长于化痰，更具交通阴阳之能。《灵枢·邪客》治目不得眠，用半夏秫米汤，覆杯而眠，即以半夏为主药。张锡纯解释说："观此方之义，其用半夏，并非为其利痰，诚以半夏生当夏半，乃阴阳交换之时，实为由阳入阴之候，故能通阴阳和表里。"半夏一则禀夏之性，使心阳得以升，二则具降下之能，使心阳升已而降，故可交通阴阳，使水火相济。

脾为生痰之源，痰具腻滞之性，常易阻遏气血，殃及心主神明之职。宛如农村田间小路，泥泞难行，跋涉则气喘心悸。其证除心悸外，兼有头晕、少寐、脉迟而结，甚则昏厥、抽搐（阿—斯综合征）、低血压，心电图显示心动过缓（<60 次/分钟）和病窦综合征等。其中，脉迟而结是其显著特征。治以半夏麻黄丸，振心化痰，交通阴阳，使神明安，心悸止。方中麻黄辛开苦降，温通心阳，半夏化痰决壅，交通阴阳，故主治之。因麻黄轻扬不罹，一过无余，药力不能留恋，非小量丸剂缓图不能收功，故制成丸剂。亦可使作汤剂，每味 10~15 克，不必有阳气过发之虑。

［案例］

汤某，男，52 岁，打井师傅，患头晕、低血压，自购红参，长期煎水代茶，头晕依旧，头发稀疏，1989 年 8 月来诊，血压 86/54mmHg，脉迟，心率52 次/分钟，因思已用大量红参益气，头晕未止，头发冲掉，乃气有余便是火，其头晕系痰瘀交阻，血行不利所致。血压低又因心动过缓，在单位时间内泵出的血液少，故脑缺血。即从温通心阳入手，授半夏麻黄丸（改汤），每味药 15 克，服 1 剂即觉头晕减轻，后配制成水丸续服。

吐血不止者，柏叶汤主之。（十四）

柏叶汤方：

柏叶　干姜各三两　艾三把

上三味，以水五升，取马通汁一升，合煮，取一升，分温再服。

本条论述虚寒吐血的证治。吐血日久不止，每为中气虚寒，血不归经所致。除吐血外，应兼见面色萎黄，形倦神疲，少气乏力，舌淡脉虚数等证候，治以柏叶汤温中止血。此方取柏叶之清降，折其逆上之势而又能收敛以止血。周伯度《本草思辨录》认为："柏为百木之长，叶独西指，是为金木相媾。"干姜、艾叶温阳守中，使阳气振奋而能摄血。马通微温，引血下行以止血。马通汁，古人常用以止血，以其秽浊，今以童便替代，每用 60～100 毫升。其中含有尿激酶，有止血之功，可以效法。

下血，先便后血，此远血也，黄土汤主之。（十五）

黄土汤方：亦主吐血、衄血。

甘草　干地黄　白术　附子（炮）　阿胶　黄芩各三两　灶中黄土半斤

上七味，以水八升，煮取三升，分温二服。

本条论述虚寒便血的证治。"下血，先便后血，此远血也"，历代注家皆释为"下血，大便在先，便后出血，血来自直肠以上的部位，称为远血"。试想，直肠以上包括大肠、小肠、胃和食道，所以直肠以上，上至哪里？众所周知，粪便是在升结肠之后逐渐形成的，如胃和小肠的出血，可谓之"直肠以上"。胃或小肠出血之后，经过胃肠蠕动、搅拌、消化、吸收，所出之血早在形成粪便之前，就与食物残渣混和在一起，成为柏油样便，即"大便必黑"，怎么能分得出大便与血孰先孰后呢？即使是忠实于张仲景学说的学者，也感叹张仲景不懂便血，"直肠以上"之说误人不浅！

其实，疑窦的症结在于对"先""后"的理解。我们在首篇明确了"先后"的含义。先即主，后即次，故张仲景在论述远血时，在肯定"下血"的前提下，"先便后血"即血与食物残渣混杂，以粪便为主要形式，血为从属形式，血色紫黑的下血，称为"远血"。如此，既合文理，又合临床，才算还原了张仲景的本意。

当然，这里主要是说血来之远近。远血多由中焦脾气虚寒，统摄无权而血液下渗所致，往往素有胃脘痛，泛酸，频服止痛药病史，兼见面色无华，神疲懒言，手足不温，舌淡脉细等证候，治以黄土汤温脾摄血。方中黄土又名伏龙肝，有温中涩肠的作用，陈念祖用赤石脂代之；附子、白术温阳健脾以摄血；地黄、阿胶滋阴养血以止血；甘草甘缓以和中；土虚木贼，以黄芩相佐，防肝木乘虚犯脾。需要注意的是，即使是血来自直肠、肛门，抑或肌衄，只要符合此病机，亦可率直用之，不可以辞害意。

内科急证为热、痛、风、血四者。笔者将消化道大出血归纳为两大类：一为中气虚寒，脾不统血，主以黄土汤；一为心火旺盛，肝不藏血，主以泻心汤，有提纲挈领之便。

［案例］

冯某，男，37 岁，农民，南阳市宛城区人，以便血，右大腿肿痛 2 天为主诉，于 1996 年 8 月 16 日就诊。患者胃脘痛，泛酸，遇寒或饥饿时加重已 8 年。曾经钡餐检查，提示为十二指肠溃疡。近 2 日来上腹痛加重，排出黑色成形便约 500 克，右大腿肿痛，晚间加重，疼痛难忍，始来就诊。刻诊：形体消瘦，面色苍白，痛苦貌，右上腹压痛（+），右股部肿甚，局部微热不红，拒按，舌质淡，苔薄白，脉弦细而迟。A 超检查，提示有液平。经定位穿刺，内压极高，抽出未凝的血液。纵观病情，胃脘胀痛，纳差便溏，形寒肢冷，少气乏力，舌淡，脉浮大无力，为脾气虚寒，运化不及；股部肿甚，抽出血液，为脾不统血导致的肌衄。遂诊断为便血、肌衄，脾不统血型，治以温补脾胃，坚阴止血，方用黄土汤：赤石脂 30 克，甘草 12 克，生地 12 克，白术 12 克，黑附片 12 克，阿胶 10 克（烊），黄芩 12 克。上 7 味，加水 1500 毫升，煎取 750 毫升，分温 3 服。2 剂后大便转黄，续服 10 剂后，股部肿痛也消失。

下血，先血后便，此近血也，赤小豆当归散主之。方见狐惑中。（十六）

本条论述湿热便血的证治。便血，血与粪便不相杂合，血色鲜红的便血，称为近血。近血仅提示血来自结肠、直肠，尤其直肠居多，并未说明病性。赤小豆当归散功能清热利湿，活血止血，方中赤小豆清热渗湿，利尿排毒，当归活血排脓，养血生新。既主以赤小豆当归散，提示湿热蕴于大肠，灼伤阴络，迫血外溢。湿热为患，湿为载体，热在湿中，湿性趋下，每每从直肠起病，倒灌结肠，浸渍沤蚀，结肠黏膜蚀烂，或派生息肉，直至癌变。症见泄泻腹痛，泻下急迫，或泻而不爽，粪色黄褐，气味臭秽，便下脓血或鲜血，肛门灼热，小便短赤，或大便粘冻，少腹热痛，伴见不欲食，或频频嗳气，舌苔黄腻，脉沉关脉弱或洪。兼有肠外体征如关节炎、结节性红斑、复发性口疮、虹膜炎。

近血多来自结、直肠，是慢性结肠炎、直肠炎和直肠癌的常见症状。近年来，直肠癌有多发的趋势，应防微杜渐，把结、直肠癌遏止在慢性结、直肠炎和癌前变阶段，赤小豆当归散为我们提供了借鉴。

心气不足，吐血、衄血，泻心汤主之。（十七）

泻心汤方：亦治霍乱。

大黄二两　黄连一两　黄芩一两

上三味，以水三升，煮取一升，顿服之。

本条论述心火炽盛所致心悸、吐血、衄血的证治。原文述证简略。既为心火炽盛，除心悸、吐血、衄血外，尚应具备面赤、烦渴、脉数有力、舌红等症。

"心气不足"一语向为疑窦，以其费解，多篡改之，众说纷纭，莫衷一是，有的改作"心气有余"。《金鉴》云："心气'不足'二字，当是'有余'二字，若是不足，如何用此方治之，必是传写之讹。心气有余，热盛也，热盛而伤阳络，迫血妄行，为吐为衄。"《今释》云："旧注随文曲解，终不能怡然理顺。"错讹派认为系实火是对的，但仅解释为血热妄行，忽略了心悸，偏瞀经旨，且有篡改经文之嫌。还有另外一种解读。《千金》以其难解，改为"不定"，虽道出了心悸一证，但经文面目已非，亦没有道出病机的真谛，所说"心烦不安"与心悸相去甚远，仍不免偏颇。有的理解为"阴虚阳亢"。《心典》云："心气不足者，心中之阴气不足也，阴不足则阳独盛，血为热迫而妄行不止矣。"此说与"心气有余"如出一辙，仅虚热、实热之别，误认为心阴不足在先，热因阴虚而发，必无遣用三黄之理，当养阴以涵阳，苦寒必伤阴，此说虽恪守经文，其解却本末倒置。

笔者认为，仍以"心气不足"为是。既遣用三黄，说明该病的病机仍为心火炽盛，正如《素问·阴阳应象大论》所说"壮火食气""壮火散气"，耗伤心气，致心气不足，而出现心悸症状，相当于现代临床上所见的病毒性心肌炎，治用泻心汤，泻心即补心。同时，也有用三黄片（配方同泻心汤）、感冒清治愈该病的验案。邪火有余，迫血妄行，又可致吐血、衄血，这是该病的又一转归，此即泻心即泻火，泻火即止血。张锡纯评曰："故其立方，独本《内经》吐血、衄血，责重阳明不降之旨，用大黄直入阳明之腑，以降其逆上之热，又用黄芩以清肺金之热，使其清肃之气下行，以助阳明之降力，黄连以清心火之热，使其元阳潜伏，以保少阴之真液，是泻之实所以补之也。"因此，本条可解为：心藏神，主血脉，心火炽盛，耗伤心气，心气不足则心悸，迫血妄行又见吐血，衄血或者便血。治以泻心汤，取大黄、黄连、黄芩苦寒清泄，直折其火，此为泻心即补心，泻心即泻火，泻火即止血。

［案例］

李某，男，62岁，农民，南阳市卧龙区人。以呕血、便血5天，便秘、昏迷2天，于1995年12月7日就诊。患者有胃病史6年，常觉胃脘嘈杂隐痛，饭后腹胀，进酸辣食物则诱发或加重疼痛，经纤维胃镜检查，诊断为慢性胃炎、胃溃疡，断续服药，或有轻时。该次因儿子行为不轨，愤恨郁怒，遂致呕血、便血，住某医院治疗4天未见好转。现已昏迷2天，查血色素仅30g/L，已下病危通知，应其家属恳请，遂往诊视。刻诊：患者昏睡，面如黄纸，气息低微，腹部膨隆，压痛（+），已2日未排大便，尿少而黄，舌质淡白，舌苔黄燥，脉弦细乏力。辨析为郁怒伤肝，引动肝火，灼伤胃络，迫血妄行，而成呕血便血。诊断为便血，肝火犯胃型。采用清热凉血，荡涤瘀血的治法。方选泻心汤加味：大黄16克，黄连8克，黄芩8克，丹皮12克，三七粉6克（分2次冲服），赭石粉20克，厚朴16克，枳实12克。依法煎服。服药当晚，即排柏油样便3次，约1500毫升。翌晨复诊，见患者气息低微，神志转清，腹部柔软，黄燥苔已退，嘱服藕粉粥、牛奶、鲜梨汁（原禁食禁水）调养之。病有转机，上方去枳实、厚朴，加阿胶珠12克（烊化），甘草8克，继服2剂。3天后大便转黄，但胃脘仍隐痛痞满，遂改服小陷胸汤合黄连汤3剂。药尽，胃脘隐痛痞满之症得除，1个月后追访已经康复。

［结语］

血证是本篇所论重点，内容包括吐血、衄血、下血与瘀血，胸满只是瘀血的一个症状。篇中对吐、衄、下血的病机、证治与预后，以及瘀血的脉证等有关内容，均有所论述。血证的产生，或因四时气候的变动，或因饮酒过度，或因五脏损伤，导致阳络伤则血外溢而吐衄，阴络伤则血内渗而便血，离经之血，蓄积不散，则成瘀血。吐血、衄血、下血的治疗，仅举出方剂四首：吐血不止，病机为中气虚寒，不能摄血者，用柏叶汤温中止血。吐血、衄血，病机为心火亢盛、迫血妄行者，用泻心汤苦寒清泄，降火止血（亦可治便血）。便血，所出之血与食物残渣杂合，以粪便为主要形式，血为从属形式的，称为远血；血与粪便不相杂合，血色鲜红者，称为近血。前者多为脾气虚寒，用黄土汤温脾摄血；后者多为大肠湿热，用赤小豆当归散清热利湿，活血止血。

离经之血无孔窍外泄者则为瘀血。瘀血脉证，常见脉微大来迟，唇痿舌青，口燥，但欲漱水不欲咽，胸满，腹满或痛有定处。若瘀久化热，亦可有口干燥而渴，只有热证而无热脉。瘀血的治疗，仅立"当下之"原则，凡见腹满便闭，可选下瘀血汤、抵当汤，或桃核承气汤、通用活血汤。

惊悸是临床常见病之一，有虚实之别。因于虚者，有阴阳两虚的炙甘草汤证，心阳不振的救逆汤证，水饮凌心的苓桂术甘汤证，心血不足的小建中汤证；因于实者，有痰阻心阳的半夏麻黄丸证，心火炽盛的泻心汤证，瘀阻心脉，伴见心胸烦懑的血府逐瘀汤证，痰火扰心的柴胡加龙骨牡蛎汤证。

[思考]

本篇有三个重点：第一，黄土汤证与赤小豆当归散证有何异同？此二方在临床如何应用？第二，泻心汤证与柏叶汤证有何异同？第三，救逆汤证与半夏麻黄丸证的证治？

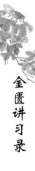
呕吐哕下利病脉证治第十七

论一首　脉证二十七条　方二十三首

　　本篇需要了解呕吐、呃逆、泄泻、痢疾的概念与合篇意义，熟悉四个病的病因病机、治则与治疗禁忌，掌握各自的辨证论治，重点是有汤证的条文。本篇有两个难点：第一，"病人欲吐者，不可下之"与"哕而腹满，视其前后，知何部不利，利之即愈"的内涵与外延；第二，"当有所去"的含义。

　　呕吐包含胃反。呕乃有声有物，干呕有声无物，吐则有物无声。呕与吐大抵同时出现，难以截然分开，故临床上往往并称呕吐。胃反的临床表现又以朝食暮吐，暮食朝吐，宿食不化为特点。呕吐的病机有虚寒、实热、寒热错杂、停饮四端，其治疗重在和胃降逆。

　　哕，即呃逆，是胃膈气逆之证。其证分实热、胃寒气闭和胃虚有热三型，其治有通利二便、通阳和胃与补虚清热等法。

　　下利分为泄泻和痢疾。泄泻是指大便次数增多，粪便稀薄，便下稀水或带粘冻的病证。痢疾，《内经》称为"肠澼""滞下"，以其大便次数增多，故曰"利"，虽"利"而里急后重，故又称"痢"。痢疾是指大便次数增多，里急后重，便下脓血的病证。下利之证有虚、实、寒、热之分，治疗有补、下、温、清之别。

　　上述病证因统属胃肠道的疾病，在病机上主要是脾胃升降失常所致，诸病之间又可相互影响，或合并出现，如呕哕、吐泻，故合为一篇讨论。那么，腹满病、宿食病也和胃肠道有关，为何不归并论述？因腹满病、宿食病皆有腹部的胀满或疼痛，与以疼痛为主的寒疝病有共同之处，而本篇所涉疾病并非以疼痛为主要见证，故不便归并论述，而另立此专篇。

总之，本篇所述病证，在病机上主要是脾胃升降失常所致，但有些亦与肾阳不足或肝胆疏泄失职有关。具体治疗则根据《素问·太阴阳明论》所说的"实则阳明，虚则太阴""阳病属腑，阴病属脏"的理论，凡属实证、热证的，多治以和胃降逆，通腑去邪；属虚证、寒证的，多治以健脾温肾。

　　本篇有二十余条与《伤寒论》互见，约占《伤寒论》与《金匮要略》互见条文的一半。此外，尚有一条与《金匮要略·痰饮咳嗽病脉证并治第十二》互见。之所以如此，其目的是在于系统地归纳和论证脾胃（肠）病的脉、因、证、治，为后世脾胃学说的创立奠定了基础。

　　夫呕家有痈脓，不可治呕，脓尽自愈。（一）

　　"呕家有痈脓"，是既有痈疡又有呕吐症状的患者。《金匮要略·疮痈肠痈浸淫病脉证并治第十八》首条提示，患者某一局部疼痛，"若有痛处，当发其痈"，这种情况多见于外痈。本条描述的情况更多见于内痈，通过"呕家有痈脓"，便推定痈脓在先，是疾病之本，呕吐只是痈脓秽毒影响于胃，失其和降之性，约当脓毒败血症，同时呕吐本身也是正气驱邪外出的一种反应，若见呕止呕，徒伤正气，不仅呕吐不能止，甚至会使脓毒内留，引起其他变证，治疗应以除痈排脓为首务，才能收到脓尽呕止的效果。

　　开篇第一条首揭痈脓致呕者不可治呕，告诫后学临证要透过现象看到本质，顺藤摸瓜，治病求本，对临床有极高的指导价值。正如王好古在《医垒元戎》中提出"见痰休治痰，见血休止血"，应再添上一句"见呕休止呕，才是好医者"。不仅如此，凡痰饮、宿食、肿瘤、酗酒等所引起的呕吐，也都应力争探求病因，从本论治。

　　先呕却渴者，此为欲解。先渴却呕者，为水停心下，此属饮家。呕家本渴，今反不渴者，以心下有支饮故也，此属支饮。（二）

　　本条论述水饮致呕，治在化饮。原文从先呕后渴、先渴后呕和呕而不渴三种情况，说明水饮是致呕之因，其辨证要点是"口渴"。

　　"却"，后也。"先呕却渴，此为欲解"，即指出胃有停饮，导致呕吐，因呕后水饮尽去，胃阳恢复而津液尚未上布，出现口渴，是疾病欲解之象。"先渴却呕"之渴，则是胃有停饮之征，水饮内停，气化受阻，津液不能上承所

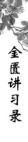

致。渴而饮水，饮聚不化，必上泛而呕吐，故曰："此属饮家"。又因呕吐必耗伤津液，故呕者本当口渴，如果不渴，则是因为水饮内盛所致，故曰"此属支饮"。本条未立治法，可参照《金匮要略·痰饮咳嗽病脉证并治第十二》，用小半夏汤或小半夏加茯苓汤治疗。

问曰：病人脉数，数为热，当消谷引食，而反吐者，何也？师曰：以发其汗，令阳微，膈气虚，脉乃数。数为客热，不能消谷，胃中虚冷故也。脉弦者，虚也。胃气无余，朝食暮吐，变为胃反。寒在于上，医反下之，今脉反弦，故名曰虚。（三）

"客热"，即假热或虚热，是相对于真热而言。

本条论述虚寒胃反的病机。脉数，一般是里有热的征象。胃中有热，当能腐熟水谷而多食易饥，今虽见脉数，而无消谷症状，反而出现呕吐，是阳虚故也。陆懋修在《世补斋医书》中认为"数脉有二，非热盛即虚极"，此为虚阳浮越。误用发汗方法治疗，致汗出伤阳，使阳气渐衰，宗气不足，故谓"令阳微，膈气虚"。虚阳浮越，成为假热，故谓之"数为客热"，以与实热相区别。胃虚不能主持受纳，食入反而吐出，故曰"胃中虚冷故也"。

呕吐患者脉见弦象，一般认为属寒，此言虚，其脉弦必细而来急，重按无力，是里阳虚而生寒之征。胃阳将竭，饮食不能腐熟运化，故朝食暮吐，变成胃反证，故曰"虚也，胃气无余"。其成因是虚寒在胃不在肠，故曰"寒在于上"。如见脉数，大便如羊屎，误为热而下之，更伤胃阳所致，故脉见弦细来急，重按无力，纯属虚证。《浅注》云："此言误汗而脉数，误下而脉弦，当于二脉中认出虚寒为胃反之本也。"

本条指出由误汗、误下损伤胃阳，而致胃反的病机变化，目的在于阐明虚寒为胃反之本，并非胃反病全因误治而成，同时还示人临证时不可单凭脉象，也不要拘于数脉主热，弦脉主寒之说，而要脉证互参。

寸口脉微而数，微则无气，无气则荣虚，荣虚则血不足，血不足则胸中冷。（四）

本条继续从脉象论述胃反气血俱虚的病机。这里的"寸口"是指两手寸关尺而言，"脉微而数"是数而无力之意，其机理和上条基本相同，但本条进一步说明胃中虚冷，不能消谷，营卫气血化源不足，以致气血俱虚，全身虚寒的病机变化，故曰"微则无气"，无气犹言气虚，并由此产生一系列病理变化。营以气为主，气虚则营虚，营为血之源，营虚则血亦不足，气血俱虚则宗气不足而胸中冷。黄树曾在《金匮要略释义》中认为"血者心火之化，血足则火旺，血不足则火衰，胸中即心包络，火衰则不温，故曰血不足则胸中冷，则胃阳亦虚而吐证可致矣"，其说可参。由此可知，气血不足，胸中寒冷是胃反证常见的一种病理反应。

趺阳脉浮而涩，浮则为虚，涩则伤脾，脾伤则不磨，朝食暮吐，暮食朝吐，宿谷不化，名曰胃反。脉紧而涩，其病难治。（五）

本条再论胃反而脾胃两虚的病机、脉证与预后。趺阳脉候脾胃之气，主候胃，推言脾，故条文特言"脾伤则不磨"。胃以降为和，故趺阳脉应伏不应浮，浮则为胃阳虚浮，胃气不降，不能腐熟，即"浮则为虚"；脾以升为健，故趺阳脉又当缓不当涩，涩则为脾阴受损，脾失健运，不能濡润，即"涩则伤脾"。脾胃两虚，不能腐熟水谷，势必上出而吐，形成朝食暮吐，暮食朝吐，宿谷不化为特征的胃反证。

胃反病出现脉紧而涩，紧为寒盛，涩属津亏，既紧且涩，是胃中因虚而寒，因寒而燥的表象，故此病属阴阳两虚，如助阳则伤阴，滋阴则损阳，故曰"难治"。此证见于胃反病后期，出现阴阳两虚，脾胃津气俱亏，其临床表现特征有：在上吐谷不纳，伴吐黏痰，在下粪燥如羊屎。

胃反的形成，多为胃下口即幽门梗阻。由于炎症产物如瘀血、稠痰，或炎性变形、瘢痕狭窄、水肿、肿瘤，或其他脏器肿瘤压迫，使胃腑不通，胃气不降，只要进食就必吐出，而且必须吐尽，其形式是朝食暮吐，暮食朝吐。由于食物不能下传或极少下传，大便极少，干如羊屎，形成上吐下秘。它不像前面学过的蓄饮呕吐，多兼渴痞眩悸，而且呕吐物为痰水，并且蓄积到一定程度才呕吐。蓄饮不常呕吐饮食物，尚能下传肠管，对大便也影响不大。

切勿将胃反与噎膈混淆。二者病性相仿，但病位和症状截然不同。噎膈的病位在食道或胃上口即贲门，其症状是食不得入，或吞咽后随即吐出，并伴有黏痰。

病人欲吐者，不可下之。（六）

本条论述欲吐的治禁，说明治病应注意因势利导。"病人欲吐者"，吐而未吐者也，为病邪在上，而且正气有驱邪外出之势，这种情况一般见于宿食、痰饮、酒精或药物中毒等，应因势利导，因其上而越之，使用吐法。"不可下之"，若误用攻下，是逆其病势，使邪不得泄，正气反伤，里虚邪入，病气转深，或痞或利。不过，"欲吐"属实热壅滞胃肠，腑气不降，证见腹满，大便不通者，仍可慎下。

［案例］

蔡某，75 岁，农民，南阳市卧龙区蒲山人，1994 年 7 月以纳差、呕吐一个月求诊。查腹胀臌隆、拒按，14 天未排大便，舌苔黄褐粗糙干燥，脉沉弦，询问病之起因，有大量摄食香蕉史，断为宿食停滞，腑气不降而致呕吐，遂处以增液承气汤 1 剂，分 3 次煎服。药进 2 次，排出大量黑色燥屎，褐色舌苔也蜕壳样退掉，露出薄白苔，索食不呕，嘱少食清淡，调养消息之。

以上六条集中论述了呕吐的治则和禁忌。治疗大法要么催吐，要么追根溯源，从本论治，不可逆势而为，而应因势利导。

哕而腹满，视其前后，知何部不利，利之即愈。（七）

"前后"，这里指大小便情况。

本条论述腹满实证呃逆的辨证。"哕而腹满"，是说呃逆有虚有实。呃逆与腹满并见，而且治用通利，显然是属于实证，病由实邪内阻，气机壅塞所致。实邪内阻则腹满，气逆于上则呃逆，此即《心典》所谓"病在下而气逆于上也"。

"视其前后，知何部不利，利之即愈"，本证当有小便不利或大便不通，并以此为辨：如小便不利，是为水湿阻滞，应治以通利州都，如五苓散证即有"水逆"一症；如大便不通，则当通腑清肠。如此则邪去气平，呃逆自止，故曰"利之即愈"。《悬解》认为："阳明浊气上逆则生呕哕，哕而腹满者，太阴之清气不升，阳明之浊气不降也，前后二阴必有不利之部，前部不利，利其水道，后部不利，利其谷道，前后窍通，浊气下泄，则满消而哕止矣。"

关于本条方治，《类证活人书》提出"前部不利者，猪苓汤；后部不利者，调胃承气汤"，可供临床参考。呕吐和呃逆虽见证不同，均属胃失和降，胃气上逆，故本条的辨证方法同样适用于干呕或呕吐见腹满的证候。

篇首集中辨证，第六条论欲吐不可下，此条论哕而腹满利之愈，前后对举，利于辨证，正如《浅注》所说："此特举之，与上节为一上一下之对子，非错简也。"

哕而腹满，腹满多为实证，也应警惕"至虚有盛候"，如久泻脾虚，腹大如鼓，小便不利，昏睡露睛者，虽有呃逆，断不可下，当用人参汤温补。

呕而胸满者，茱萸汤主之。（八）

茱萸汤方：

吴茱萸一升　人参三两　生姜六两　大枣十二枚

上四味，以水五升，煮取三升，温服七合，日三服。

本条论述胃虚寒凝呕吐证治。原文述证简略，治以吴茱萸汤。方中吴茱萸、生姜温胃散寒，吴茱萸尤能降逆止呕，生姜则可温散止呕，相伍止呕作用更强；人参、大枣补中益气。以方测证，胃阳虚乏，寒饮内停，以致胃气上逆，故呕吐；阴寒上乘，胸阳不展，故胸满。除此之外，还可兼见胃脘冷痛，喜热饮，呕吐清水，多涎唾，苔白腻，质淡胖，脉沉紧等。《张氏医通》云："《伤寒论》用是方，治食谷欲呕之阳明证，以中焦有寒也……此脾藏阴盛逆胃，与夫肝肾下焦之寒上逆于中焦而致者，即用以治之，故干呕吐涎沫头痛，亦不出是方也。"

干呕，吐涎沫，头痛者，茱萸汤主之。方见上。（九）

本条论述胃虚停饮挟肝气上逆的干呕证治。"干呕"，指有声无物，这里是肝气犯胃引起的胃气上逆现象。"吐涎沫"，则为胃有寒饮之征："上焦有寒，其口多涎"，涎沫黏稠，不易吐出，可单独出现，或作为干呕的伴随症状。"头痛"，肝经与督脉会于巅，肝气挟阴寒之邪循经上冲，故头痛，以部位局限于巅顶为特征。"茱萸汤主之"，吴茱萸既可温胃散寒，又可泄厥阴逆气，善治张璐所述"肝肾下焦之寒上逆于中焦而致"之证。除此之外，临床

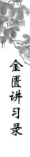

表现尚有心下痞满，嘈杂吞酸，四肢冷，苔白，脉弦等症。

前条属于胃虚寒凝，阴乘胸位，症见呕吐胸满，病变重心在胃；此条除胃虚停饮，尚有肝气上逆，病关肝胃。两个条文总的病机是相似的，故用吴茱萸汤一方统治，亦属异病同治之例。临证时可综合两条的症状，不必悉具。

[案例]

卢某，男，27 岁，司机，1987 年 6 月 5 日来诊，诉头痛，以巅顶为著，伴泛泛欲呕，时吐痰涎，劳碌则加重，似紧箍咒束缚，舌苔白腻，脉细滑。纵观病情，干呕，吐涎沫，头痛，此为脾胃阳虚痰凝，肝失疏泄。巅顶痛为阳气不振，浊阴引动肝气上逆。因巅顶痛为厥阴头痛的特有症状，故诊断为厥阴呕吐（头痛），肝胃虚寒型，治以温中散寒，降逆行痰，方用吴茱萸汤：吴茱萸 10 克，党参 12 克，生姜 24 克，大枣 3 枚。上 4 味加水 1000 毫升，煎取 600 毫升，分温 3 服。5 剂，日 1 剂。患者持处方取药，我的学生充当司药，阅后问："你头顶痛吗？"患者惊问："你怎么知道？"答："是处方告诉我的。"患者叹服。6 月 11 日电告，已痊愈。干呕，吐涎沫，头痛，符合肝胃虚寒，肝失疏泄，浊阴内阻，胃失和降，正如呕吐哕下利篇第九条所云"干呕，吐涎沫，头痛者，吴茱萸汤主之"，《伤寒论》第 243 条亦有"食谷欲呕，属阳明也，吴茱萸汤主之"。治以吴茱萸汤温中散寒，降逆化痰，与病情甚合。

呕而肠鸣，心下痞者，半夏泻心汤主之。（十）

半夏泻心汤方：

半夏半升（洗）　黄芩三两　干姜三两　人参三两　黄连一两大枣十二枚　甘草三两（炙）

上七味，以水一斗，煮取六升，去滓再煮，取三升，温服一升，日三服。

本条论述寒热错杂型呕吐的证治。"心下"即胃脘，"心下痞"即自觉胃脘痞满，扪之并无胀气，进食即加重，本质是正虚邪实。脾虚而清气不升则生内寒，胃郁而腑气不降则生内热。两者相加，则为寒热错杂，升降失序，症见上有呕吐，下有肠鸣，中有痞塞，因其病变重心在中焦，故以心下痞为特征。针对其治疗，《心典》云"不必治其上下，而但治其中"，可用半夏泻心汤开结除痞，和胃降逆。方中半夏、干姜辛温散寒降逆，黄连、黄芩苦寒清热，四味药辛开苦降，以消痞满，止呕逆；参、草、枣益气和中，合为寒热并用，扶正祛邪之剂。

半夏泻心汤出现在《金匮要略·呕吐哕下利病脉证治第十七》，却以心下痞为主症。心下痞是指胃脘部堵闷不舒，然以手按之却柔软无物，说明内无有形之邪，仅为气机壅滞。脾气以升为顺，胃气以降为和。脾自左升，将水谷精微输布于头目心肺；胃自右降，将水谷下降于小肠而泌别清浊，糟粕得以下行。两者纳运相合，升降相因，有序不乱，相辅相成，饮食物得以正常消化吸收。若脾胃功能失常，脾气不升，胃气不降，气滞停聚，便会感觉胃脘瞋胀不舒，而成"心下痞"。

患者在胃痞的同时出现嗳气，打嗝，但不知嗳声连连，气从何来？前面说过，胃肠气以下降为顺，通过排气以顺，也属生理状态。一旦气滞停留，痞闷不舒，嗳气即为自寻出路。方证中的"肠鸣"指腹泻肠鸣，泻前腹痛，为寒邪在下作祟，相当于慢性肠炎，半夏泻心汤用之多验。另外，临床上见到的胆汁返流性胃炎，亦为脾气不升，胃气不降，胆汁沿松弛的幽门而返流入胃，胆汁为碱性，入胃后侵蚀胃黏膜而成胃炎，治当升脾以降胃，可选李东恒的升阳益胃汤。

综上所述，半夏泻心汤长于治疗脾胃升降失常，寒热错杂于中，上有呕吐、嗳气，下有泄泻、肠鸣，中有痞满而以心下痞为中心的病变。

［案例］

魏某，女，48岁，深圳人，2008年5月6日初诊。胃脘痞病，嗳声连连，不能自已，影响工作、进食和睡眠一年，胃镜检查报告为浅表性胃炎，历服胃复安、吗叮啉、陈香露白露片，以及中药汤剂等，可暂时缓解，即易于反复，哀叹嗳气连连，气从何来？特通过朋友帮忙来医圣故乡求中医诊治。刻诊：嗳声不断，虽自觉胃脘胀满，叩诊无胀气，也无压痛，大便不实，舌苔薄白，脉沉关（双）弱。纵观病情，自觉胃脘胀满而无积气、压痛，属痞满；嗳声连连，为胃（肠）气不降，总责脾胃失降失序，肝气疏泄失职，滞气停留，嗳气、打嗝为滞气自寻出路，形成以心下痞为特征的上有嗳气，下有肠鸣、腹泻的痞满证。遂诊断为痞满，胃气上逆型，治以散结除痞，和胃降逆，方用半夏泻心汤：清半夏15克，黄连4克，黄芩12克，干姜12克，甘草12克，党参12克，大枣3枚。加水1200毫升，煎取600毫升，分温3服。3剂，日1剂，水煎服。5月9日，二诊，服药当天，胃痞打嗝已减，尽剂缓解，为巩固疗效，授上方自制之水丸，每服10克，3次/日，1个月量。追访一年未复发。脾为阴脏，藏精气而不泻，主运化，主升清；胃为阳腑，传化物而不藏，主受纳，主通降。《临床指南医案·脾胃》云："脾宜升则健，胃宜降则和。"脾与胃以膜相连，足太阴脾经与足阳明胃经相互络属于脾胃，脾和胃相为表里，在肝气疏泄的协调下，保持相对的平衡状态。脾和胃的运动形式象定滑轮一样，只有脾之升，才使胃清降，不过脾气主升是在冥冥中进行的，健康人不易察觉，只有在胃气不降而呈病态时，才意识到脾气不升是决定因素。脾胃受伤，脾气不升，胃气不降，滞气卡壳，则生胃脘痞满，嗳气或打嗝则又为滞气自寻出路而排解。打嗝既属病态，施以半夏泻心汤以散结除满，和胃降逆。半夏泻心汤为治痞满的代表方。

干呕而利者，黄芩加半夏生姜汤主之。（十一）

黄芩加半夏生姜汤方：

黄芩三两　甘草二两（炙）　芍药二两　半夏半升　生姜三两大枣十二枚

上六味，以水一斗，煮取三升，去滓，温服一升，日再，夜一服。

本条论述干呕与下利并见的证治。干呕而利，是胃肠俱病，由邪热内犯胃肠所致，热迫于肠则下利，热扰于胃则干呕，因其病变重点在肠，故以下利为主症，临床上还兼有腹痛，利下热臭或垢积等见症，治用黄芩加半夏生姜汤，以黄芩汤清热止利为主，辅以半夏、生姜和胃降逆。凡干呕而暴注下迫的热泻，或干呕而下利脓血的热痢，均可用本方治疗。如不呕，可去半夏、生姜。

在黄芩汤中，黄芩、芍药之苦以泄热和阴，甘草、大枣之甘以调中和胃；芍药、甘草即芍药甘草汤，长于止痛，临床多作为治热利之主方，有苦甘合化，清热存阴之义。后世芍药汤是治疗痢疾的名方，即由本方演化而来。

以上两条都有呕而下利的见症，但前条是寒热错杂，中焦痞阻，气机升降失常，症状以呕吐、心下痞为主，兼见肠鸣下利，故用半夏泻心汤主治胃而兼治肠；本条为肠热而胃不和，症状以下利为主，兼见干呕或呕吐，故用黄芩加半夏生姜汤主治肠而兼治胃。

诸呕吐，谷不得下者，小半夏汤主之。方见痰饮中。（十二）

本条论述一般呕吐的证治。呕吐的见证比较复杂，总由胃失和降，胃气上逆所致。其辨证虽有寒、热、虚、实、痰饮之别，但呕吐见于杂病，一般以胃寒停饮所致为常见。在本篇呕吐十三个方证中，实热有三，虚寒有一，寒热错杂有一，胃虚气逆有一，痰饮有七，占半数以上，故本条首冠"诸呕吐"三字。病因痰饮上逆，胃失和降，故呕吐不止，或反复发作性呕吐，呕则"谷不得下"，非谷绝对不入。小半夏汤为寒饮呕吐的通治方，用之散寒化饮，和胃降逆，以止呕吐。方中半夏开饮结而降逆气，生姜散寒和胃以止呕吐，二药相伍有较强的止呕作用，故小半夏汤被誉为治呕之祖方。临床多用于呕吐，口不渴，心下痞之症，若兼头眩、心悸，应加茯苓利水去饮以止眩悸。

呕吐而病在膈上，后思水者，解，急与之。思水者，猪苓散主之。（十三）

猪苓散方：

猪苓　茯苓　白术各等分

上三味，杵为散，饮服方寸匕，日三服。

本条论述停饮呕吐变成渴的调治方法。上条言"诸呕吐"，以小半夏汤主之，虽呕吐原因比较复杂，但多责之于痰饮上逆，胃失和降。然而，痰饮之所以停，胃气之所以逆，又多责之脾气不升，失于运化，再由脾不散精，推及于肺失布施，故于本条之首明确指出"呕吐而病在膈上"。其"膈上"肺

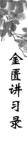

也，肺失宣发，而生口渴。

一般说来，呕吐后口渴，是饮去阳复，故曰"后思水者，解"，此与"先呕却渴，此为欲解"意义相同，"解"或"欲解"，仅仅说明疾病向愈的趋势和征兆，而不是坐等自解，此"思水"必虽渴欲饮水，舌面不干燥，且苔常厚，总由脾失健运，肺失布施，为防微杜渐，亟待利水培土，健脾生津，而后成水精四布，五经并行之格局，故又曰："急与之"。此"之"指猪苓散，以猪苓散具健脾、利水、生津之能，又配制成散，"散者散也"，亦助脾散精之谓，使水饮得散，津液得布，思水可解，若不呕而见口渴，舌苔白厚，质淡胖，亦可以此方主之。若加芪、升、柴更佳！

"思水者"三字，既是疾病向愈的征兆，又是辨证的关键，遣用猪苓散的指标，为便于析理，两次提及。不识者谓"思水者，解"，将听任自便，"急与之"，又谓违背"少少与饮之"，尽量饮水。旧饮未除，新饮复增，势必再度呕吐。"先渴却呕"，已有小半夏加茯苓汤之设，其后第十八条又有茯苓泽泻汤之置，大无再立猪苓散的必要，再说猪苓散亦无止呕之功，如此训经，大相径庭。

呕吐后思水，饮水则尿即多，利用率极低，总责之于脾失健运，肺失布施，津不上濡，治宜健脾利水，化气生津，投猪苓散，方中二苓淡渗利水，白术健脾散精，配制散剂，是取"散者散也"，以奏健运脾气，散精生津之功。

［案例］

孙某，17岁，经常口渴，多饮，多尿（非糖尿病），苔白，舌质淡胖。辨证为蓄饮致渴，遂投以猪苓散（改汤），两剂而安。

呕而脉弱，小便复利，身有微热，见厥者难治，四逆汤主之。（十四）

四逆汤方：

附子一枚（生用） 干姜一两半 甘草二两（炙）

上三味，以水三升，煮取一升二合，去滓，分温再服。强人可大附子一枚，干姜三两。

本条论述虚寒呕吐而阴盛格阳的证治。此处可参考第四十五条的通脉四逆汤证。阴寒上逆，阳气虚弱，故呕而脉弱；阳气衰惫，不能固摄下元，故小便清长；阴盛于内，格阳于外，故身微热而面微红，四肢冷。病见此候，大有阳气欲脱之势，故曰"难治"。治用四逆汤，附子生用，主要在于回阳救逆。方后注云："强人可大附子一枚，干姜三两"，即通脉四逆汤，温经回阳之力更著。

呕而发热者，小柴胡汤主之。（十五）

小柴胡汤方：

柴胡半斤　黄芩三两　人参三两　甘草三两　半夏半斤　生姜三两　大枣十二枚

上七味，以水一斗二升，煮取六升，去滓再煎，取三升，温服一升，日三服。

本条论述少阳邪热迫胃致呕的治法。"呕而发热"，以方测证，是邪在少阳之证。少阳邪热迫胃，胃气上逆则呕吐，热郁于外则发热，临床或伴有口苦咽干，胸胁苦满等症。参考《伤寒论》第 101 条"太阳中风，有柴胡证，但见一证便是，不必悉具"，本条实为示例，虽只有呕而发热，即可用小柴胡汤主治之。

以上两条均有呕而发热之证，不同在于：此为发热，彼为微热。本条是少阳邪热，枢机不利，可见"发热"，上条是阳微阴盛，格阳于外，自觉发热而体温不高，只有"微热"。应知"微热"是假热，"发热"是真热，恐后人误将微热与发热混淆，故将这两条并列，以资鉴别。正如陈念祖所说："此与上节为一阴一阳之对子，少阴厥而热微，宜回其始绝之阳；少阳不厥而发热，宜清其游行之火。"

胃反呕吐者，大半夏汤主之。《千金》云：治胃反不受食，食入即吐。《外台》云：治呕，心下痞硬者。（十六）

大半夏汤方：

半夏二升（洗完用）　人参三两　白蜜一升

上三味，以水一斗二升，和蜜扬之二百四十遍，煮取二升半，温服一升，余分再服。

本条为第三、第四、第五条虚寒胃反补出治法。原文略于述证，详于方治。如前所述，胃反呕吐主要表现为朝食暮吐，暮食朝吐，宿谷不化，其病机为中焦虚寒，脾胃功能失职，不能腐熟运化食物，故食谷不下而呕吐，病情严重的可见心下痞硬，大便燥结如羊屎状等。主以大半夏汤安中补虚，降逆润燥。方中半夏能降逆止呕，得蜜则制其燥性，用之无妨；人参补中益气，白蜜安中，兼能滋阴润燥。临证时，法半夏用量不少于 60 克，以水洗去明矾后入药，白蜜用量不低于 70 毫升，不用加热，待药汁温度降为 60℃左右，分 3 次兑入，搅拌混合，服用。

食已即吐者，大黄甘草汤主之。《外台》方，又治吐水。（十七）

大黄甘草汤方：

大黄四两　甘草一两

上二味，以水三升，煮取一升，分温再服。

本条论述胃肠实热呕吐的证治。"食已即吐"，是食入于胃，旋即吐出。以方测证，实热壅阻胃肠，腑气不通，以致在下则肠失传导而便秘，在上则胃不能纳谷以降，由于火性急迫上冲，故食已即吐。治用大黄甘草汤泄热去实，使实热去，大便通，胃气和，则呕吐自止。

如此训经，其理虽通，但实邪壅滞胃肠，有无形、有形之殊。后世多注重有形实邪，常忽略无形实邪之证。《悬解》认为："食已即吐者，胃之上口，必有湿热瘀塞。"本篇第七条强调："哕而腹满，视其前后，知何部不利，利之即愈。"呕吐和哕虽各自立病，但病机都是胃失和降，胃气上逆。哕病尚且"视其前后，知何部不利"，呕吐更应循此规律。前面所述仅注重"后"，而忽略了"前"，须知小便不通的关格证，必具备呕吐。水气病后期，肺失治节，宣降失常，不能下输膀胱，清浊不分，"水不沾流，走于肠间"，非但不会便秘，反倒出现鹜溏，虽泄泻，污秽之气仍壅积胃肠。《难经·三十难》认为，膀胱主"分别清浊，主出而不纳，以传导也"，水气久羁，肾失气化，膀胱失却"分别清浊"之能，秽浊之气潴留。"六腑者，传化物而不藏，故实而不能满"，今未实而满，秽浊瘀塞蒸腾，胃气逆而不降，故亦"食已即吐"。

针对此关格证，法当"利之则愈"，以其前关，必须别开支流，使之从后而出，用大黄甘草汤加蒲公英30克煎服，则秽浊去，胃气和，呕吐止，此即所谓的"胃肠透析"。虑其服已即吐，可采用少量频服或煎液灌肠，近期疗效尚称满意。

第六条谓"病人欲吐者，不可下之"，是为病邪在上者立法，因邪有外出之机，当因势利导，使用吐法，即《内经》"其高者，因而越之"，本条为实热秽浊充斥胃肠，胃失和降而呕吐，又遵"知何部不利，利之即愈"，虽下之，亦"有故无殒，亦无殒也"。

本条和大、小半夏汤证都有呕吐而食谷不下之症，但小半夏汤为胃寒停饮，虽谓"谷不得下"，但非绝对，并呈间断出现，势头较缓，故用小半夏汤散寒涤饮；大半夏汤证为中焦虚寒，谷不得下为递进，具备"朝食暮吐，暮食朝吐，宿谷不化"特征，治用大半夏汤补虚降逆；本条大黄甘草汤证为实热或秽浊中阻，故证虽能食，但"食入即吐"，治宜通腑泄热，和胃止呕。

胃反，吐而渴欲饮水者，茯苓泽泻汤主之。（十八）

茯苓泽泻汤方：《外台》云，治消渴脉绝，胃反吐食之，有小麦一升。

茯苓半斤　泽泻四两　甘草二两　桂枝二两　白术三两　生姜四两

上六味，以水一斗，煮取三升，内泽泻，再煮取二升半，温服八合，日三服。

本条论述饮阻气逆而呕渴并见的证治。前述胃反是病名，此条首冠"胃反"二字，乃反复呕吐之谓，不具备朝食暮吐等诸症，其病机虽也为中焦虚寒，而侧重于胃有停饮，脾不转输，渴饮而吐，与胃反证名同而实异。

胃有停饮，失其和降，则上逆而吐；饮停不化，脾失转输，津不上承，故口渴欲饮。由于水饮上泛，故呕吐频作，因渴复饮，更助饮邪，如此则愈吐愈饮，愈饮愈吐，而成呕吐不止的胃反现象。治以茯苓泽泻汤，化饮利水，通阳健脾。方中茯苓、泽泻淡渗利水为君，协以桂枝通阳，生姜和胃，佐以白术、甘草健脾补中，诸药合用，使气化水行，则呕渴可止。

本证"吐而渴欲饮水"与五苓散证"渴欲饮水"颇为相似，不同在于：五苓散证重点在于膀胱气化失职，水不下输，不仅下焦蓄水，进而胃中亦停水，津不上布则口渴，饮水拒而不纳则呕吐，故以小便不利为主症，用五苓散通利小便，表里同治，其泽泻用量独重，取散剂者，散者散也。茯苓泽泻汤证重点在于胃有停饮，中阳不运，故以呕渴不已为主症，兼见胸胁支满，目眩心悸等，用茯苓泽泻汤温胃化饮止呕，其茯苓用量独重，取汤剂者，汤者荡也。茯苓泽泻汤虽貌似五苓散变方，去猪苓加甘草、生姜，但依其主病部位和机理，应为苓桂术甘汤化裁而来，加泽泻、生姜各四两。

本证"吐而渴欲饮水"与猪苓散证"呕吐后思水"也颇为相似，不同在于：猪苓散证是饮去阳复，思水而少少与饮不解者，为防过饮致呕，防微杜渐，与猪苓散健脾利水，化津止渴。茯苓泽泻汤是呕渴并见，饮阻气逆，予茯苓泽泻汤利水化饮，和胃止呕。以汤荡之，若拒药者，仍宜少量频服。

吐后，渴欲得水而贪饮者，文蛤汤主之。兼主微风，脉紧，头痛。（十九）

文蛤汤方：

文蛤五两　麻黄三两　甘草三两　生姜三两　石膏五两　杏仁五十枚　大枣十二枚

上七味，以水六升，煮取二升，温服一升，汗出即愈。

本条论述吐后贪饮的证治。吐后渴欲得水本属正常之象，但如"贪饮"，即渴而饮水不止，则属病理变化。观第二条"先渴后呕"，即知饮而复吐，多是停饮之患。本条吐而贪饮，并不复吐，为有里热之故。里热之所以成，缘于剧吐致阴阳相失，营卫不利，营不能和调五脏，卫不能温煦肌表，内陷于里，则蕴郁发热而口渴贪饮。

在文蛤汤中，文蛤配石膏，清热生津止渴，更以麻黄宣发肺卫，意不在发汗，故量减半，杏仁肃降肺气，量增至五十枚，斡旋胸中大气，使"大气一转，其气乃散"，营卫调和，故方后云："汗出即愈"，并伍以生姜、甘草，大枣调胃气，使胃气和，大气转，营卫调，渴饮止。至于文蛤，用煅海蛤即可。

干呕吐逆，吐涎沫，半夏干姜散主之。（二十）

半夏干姜散方：

半夏　干姜各等分

上二味，杵为散，取方寸匕，浆水一升半，煎取七合，顿服之。

本条论述中阳不足，寒饮内盛的呕逆证治。干呕有声无物，吐逆则有物无声，多为清凉水。干呕、吐逆、吐涎沫三症可以交互出现，即有时干呕，有时呕吐，有时吐涎沫，也可同时发生，在病机上都属于中阳不足，寒饮内盛，胃气上逆所致。中阳不足，胃寒气逆则干呕，吐逆；脾不散精，聚为痰饮，或竟呕吐清水；脾虚肺冷，阳不化气，气不摄津，则吐涎沫，"上焦有寒，其口多涎"，此之谓也。治用半夏干姜散，温中散寒，降逆化饮。方以浆水煮取，取其甘酸能调中止呕，"顿服之"则可使药力集中而取捷效，速取温中守阳。

半夏干姜散和小半夏汤仅生姜与干姜的不同。半夏干姜散以干姜温阳，守而不走，治疗中阳不足，寒饮呕逆之证；小半夏汤以生姜散寒，走而不守，主治饮盛抑阳之呕吐。

甘草干姜汤证、半夏干姜散证与吴茱萸汤证都有吐涎沫的症状，后二者又都有干呕的共症，可否以一方统治之？其病机有何异同？甘草干姜汤证为虚寒肺痿，除吐涎沫外，尚具咳嗽头眩，遗尿溲数，病机为中阳不运，肺中虚冷，治以培土生金，温复肺气。半夏干姜散证以吐逆为主，系胃中虚寒，寒饮上逆，治以温中止呕，专治胃腑。吴茱萸汤证以厥阴头痛为主，系肝寒胃虚，饮邪上逆，治以温化寒饮，降逆止呕，肝胃同治。

病人胸中似喘不喘，似呕不呕，似哕不哕，彻心中愦愦然无奈者，生姜半夏汤主之。（二十一）

生姜半夏汤方：

半夏半升　生姜汁一升

上二味，以水三升，煮半夏，取二升，内生姜汁，煮取一升半，小冷，分四服，日三夜一服。止，停后服。

"彻"，通彻，亦即通联之意；"心中"，即胸中；"愦（kuì）"，昏乱糊涂；"彻心中愦愦然无奈"，主要指患者自觉胸中烦闷已极，有无可奈何之感。

本条论述寒饮搏结于胸的证治。生姜半夏汤功在温散水饮，以方测证，虽症状纷纭，其证属脾气虚寒，运化不及，寒饮停蓄。土虚木郁，泛酸上逆，影响中焦气机升降，胃气不降，故似呕不呕或呕，似哕不哕或哕；寒饮胃酸上逆，跨越会厌，而入肺系，逆射声门，故喉中不利，不时吭咯清嗓；坠入气管，肺气不降，故似喘不喘，及至于喘，使患者彻胸中愦愦然无奈。

治以生姜半夏汤散寒逐饮。方中用姜汁而不用生姜，何也？《论注》云："生姜宣散之力，入口即行，故其治最高，而能清膈上之邪……此用汁而多，药性生用则上行，惟其邪高，故用汁而略煎，因即变其汤名小半夏，示以生姜为君也。"《心典》亦云"生姜用汁，则降逆之力少而散结之力多"，颇得《金匮要略》之旨。

方后强调"小冷"，以防太热，因寒进热药，恐拒而不纳，反致呕吐，此本《素问·五常政大论》"治寒以热，凉而行之"；强调"分四服"，以防单次服药量太多而刺激胃，以期通过药物的持续作用，使寒饮渐散，否则亦易致呕吐。临床上为防寒饮、胃酸再生，应以香砂六君子汤加吴茱萸杜绝其源，并以升阳益胃汤捋顺脾胃之升降，加固贲门之闭合。

干呕、哕，若手足厥者，橘皮汤主之。（二十二）

橘皮汤方：

橘皮四两　生姜半斤
上二味，以水七升，煮取三升，温服一升，下咽即愈。

本条论述胃寒气逆而干呕、哕的证治。干呕和呃逆在病机上都是胃气失和，其气上逆，而且辨证也有寒热虚实之分，唯在临床表现上不像胃反呕吐那样急迫。本条说明，无论干呕、呃逆是合并发生，还是单独出现，或兼见手足厥冷的，俱属胃寒气逆。寒邪袭胃，胃阳被遏，其气不能达于四末，则手足厥冷；胃气以下降为顺，此因寒邪所阻，则失其和降而上逆，故干呕、哕。不过，本证的手足厥冷与阴盛格阳，脉微细的四逆汤证，在程度上有明显的差别，仅表现为轻度的寒冷感，其机理与《伤寒论》第 318 条四逆散证的四肢厥冷相仿，不同在于：彼为气滞血瘀，故治以四逆散宣达郁滞，此为胃寒气逆，故治以橘皮汤通阳和胃。方中橘皮理气和胃，生姜散寒止呕，合而用之，使阳通寒去，胃气和降，则干呕、哕与厥冷自愈。"下咽即愈"，如《直解》所云："然干呕非反胃，厥非无阳，故下咽气行即愈。"

厥证本身即有寒热虚实之分。本证虽有厥逆之证，但不用四逆辈（四逆汤、通脉四逆汤、理中汤），而用橘皮汤通阳和胃，降逆气，以达除厥之目的，体现了治病求本的精神。《心典》云："未可便认阳虚而遽投温补也。"橘皮汤证的干呕、哕，仅吐寒性泡沫，或连涎沫也没有，就用不着温化水饮，只需调理气机，缓解膈肌痉挛，呃逆就止住了。恐则气下，有时用恐吓的方法就能治愈呃逆。

［案例］

任某，男，3 岁，南阳市人，2013 年 7 月 2 日以呃逆、吐涎沫 3 日来诊。南阳人易上火，喝凉茶成习俗，独生子女，倍加娇惯，为防病保健，更以凉茶为常备，入夏以来，天气酷热，更贪冷饮。3 天来经常呃逆，干呕，吐涎沫，虽用胃复安、柿蒂茶弗效。凉茶有益，因人而异，适可而止，禀赋虚寒，或过饮寒凉，戕害胃阳，寒气滞于胸膈，胃气失和，其气上逆，而发呃逆。诊断为呃逆，胃寒气逆型。采用散寒降逆，通阳和胃之法。方选橘皮汤，以橘皮 20 克，生姜 25 克，煎水代茶，并许"下咽即愈"。果然如愿以偿，之后便常备橘皮，以橘皮生姜代茶。

哕逆者，橘皮竹茹汤主之。（二十三）

橘皮竹茹汤方：

橘皮二升　竹茹二升　大枣三十枚　生姜半斤　甘草五两　人参一两
上六味，以水一斗，煮取三升，温服一升，日三服。

本条论述胃虚有热而呃逆的治法。原文叙证较简，以方测证，本条所论之呃逆是因胃中虚热，气逆上冲所致，其证当伴有虚烦不安，少气口干，手足心热，脉虚数等见证。治以橘皮竹茹汤补虚清热，和胃降逆。方中橘皮、生姜理气降逆，竹茹清热和胃，人参、甘草、大枣补虚。诸药合用，可清虚热，和胃气，补正气，降呃逆。

哕病、呕吐小结如下（表11、12）。

表11　哕病小结

病机	证候	治法	方剂
实热	哕而腹满，大便不利	利其大便	调胃承气汤
	哕而腹满，小便不利	利其小便	五苓散
胃寒气闭	干呕、哕，手足厥冷	通阳和胃	橘皮汤
胃虚有热	哕逆，虚烦，少气，口干	补虚清热，降逆和胃	橘皮竹茹汤

表12　呕吐病小结

病机	主证	方剂
虚寒	呕吐涎沫，胸满，巅痛者	吴茱萸汤
	呕而脉微，微热而厥者	四逆汤
	朝食暮吐，暮食朝吐者	大半夏汤
实热	干呕而利，肛门灼热者	黄芩加半夏生姜汤
	呕而发热者	小柴胡汤
	食已即吐，大便不通，或关格者	大黄甘草汤
寒热错杂	呕而肠鸣，心下痞满者	半夏泻心汤
停饮	呕而痞满，谷不得下者	小半夏汤
	饮停膈上，吐后思水者	猪苓散
	反复呕吐，渴欲饮水者	茯苓泽泻汤
	寒饮在胃，呕吐涎沫者	半夏干姜散
	似喘不喘，似呕不呕，似哕不哕，彻心中愦愦然无奈者	生姜半夏汤

注：文蛤汤的"渴欲得水而贪饮"发生于呕吐之后，无呕吐之证，故暂未归纳于表内。

夫六腑气绝于外者，手足寒，上气脚缩；五脏气绝于内者，利不禁，下甚者，手足不仁。（二十四）

"气绝"，是指脏腑之气虚衰，气机阻隔不通。"脚缩"，指小腿拘挛劲急，即转筋。

本条着重论述脏腑气绝于内所致下利病的证候和病机。此篇在讨论呕吐哕后，着重转入讨论下利病，故开始便强调脾虚寒盛所致下利的表里见证。在写作方法上采用了互备的修辞方法，言六腑（腑为阳，主外，重在胃），包括五脏；言五脏（脏为阴，主内，重在脾），包括六腑，实则统言脏腑。《素问·太阴阳明论》云"阳道实，阴道虚"，即当责之于脾，或涉及于胃。这里列举"六腑"，又是借宾定主的反衬法，虽外见手足寒，上气，小腿转筋，亦用以衬托说明脾虚下利见证的外在表现。

脾主运化，脾虚寒盛，运化无权，故见腹满下利；脾阳虚不能温煦四末，故手足寒冷；上焦受气于中焦，化源不足，宗气亏虚，故上气喘促，即《金匮要略·血痹虚劳病脉证并治第六》第十一条之"其人疾行则喘喝"；筋脉失于阳气的温煦，则筋脉蜷缩而小腿拘挛转筋。"下甚者"，阳气匮乏，营卫化源不足，"营气虚则不仁"，则手足由厥冷而至于麻木不仁，其理同《金匮要略·痰饮咳嗽病脉证并治第十二》之第三十六条。

总之，虽分述五脏六腑虚衰，但按照阳道实，阴道虚的归类方法，重点论述脾气虚寒导致泄泻的同时，还会兼见四肢厥冷，小腿转筋，短气乏力等见症。

下利，脉沉弦者，下重；脉大者，为未止；脉微弱数者，为欲自止，虽发热，不死。（二十五）

"下利"，本条指痢疾。"下重"，即里急后重。

本条是从脉象上判断下利病情和预后。沉脉主里，弦脉主痛主急。下利而脉沉弦，为病邪入里，阻滞气机，腑气不畅，证见里急后重，腹痛；下利脉大者，为热邪内盛，大则病进，故曰"为未止"；若脉微弱而数，是邪气渐衰，阳气渐复，邪衰正复，故曰"为欲自止"，虽有身热，而必不甚，且不久将退，故曰"不死"。

下利，手足厥冷，无脉者，灸之不温。若脉不还，反微喘者，死。少阴负趺阳者，为顺也。（二十五）

"少阴"，指尺脉；"负"，抱持，享有，如"久负盛名"；"趺阳"，指胃气，即脉具雍容和缓之象；"少阴负趺阳"，即气口尺脉有胃气。

本条辨下利危候的顺逆情况。"下利手足厥冷，无脉者，灸之不温"，此为绝证，蒙后省略一"死"字。"灸之不温"者死，依语意反诘，灸之温者或可生。文中既言"若脉不还，反微喘者，死"，遵举隅，举此见彼的修辞方法，于无字处，可知若脉还，不喘者生。"灸之"，灸何穴位？病系虚寒泄泻，脾肾阳衰，责之于下焦亏虚，当艾灸丹田、关元、气海以温之，而所以能"生"，必须还具备"少阴负趺阳"的条件。

下利病责之于脾，关及肾肝。下利而见手足厥，无脉，第二十四条"六腑气绝于外者，手足寒……五脏气绝于内者，利不禁"是阴阳俱失，脾肾阳虚已极之危候。此证虽用艾灸以温之，但因其阳衰难以骤回，故而厥不去。若虽温，脉不但不回，反见微喘，便是阴气下绝，阳气上脱，阴阳离决的死证；若脉回不喘，虽为吉兆，但以寸口尺脉雍容和缓，才是有胃气之征，有胃气则生，始判定为顺。

《类证活人书·问下利者》提出："伤寒下利多种，须辨识阴阳。"阳明下利多为湿热实，太阴下利多为饮寒湿，太阴病的提纲就是"腹满而吐，食不下，自利益甚"。本篇论述的各种不治之症，都是临终前多出现太阴下利，故近贤胡希恕曾断言"死在太阴"。本篇专论下利，也应对饮寒湿下利有足够的认识。

下利，有微热而渴，脉弱者，今自愈。（二十七）

下利，脉数，有微热，汗出，今自愈；设脉紧，为未解。（二十八）

下利，脉数而渴者，今自愈；设不差，必清脓血，以有热故也。（二十九）

下利，脉反弦，发热身汗者，自愈。（三十）

以上四条论下利病的病机进退及其转归。下利患者，若身上轻微发热，口渴，是阳气来复的现象，更见脉微弱，说明正衰邪亦衰，正复邪去，故其病当愈；若脉数，有轻微的发热汗出，即首篇第十一条"身和汗自出，为入腑即愈"，是自愈的征象，而脉紧则是病还没有解除；若脉数而口渴，将会自愈，假若不愈，即为阳复太过，热盛伤络，必然大便带有脓血；若发热自汗出，则为阳气来复，主向愈，参考本篇第二十八条，脉当数或微，今见弦，故曰"反"，虽弦，舍脉从证，仍主自愈。

以上六条，在《伤寒论》里大多都有记载，这里重现，意在集中论述虚寒下利的病机进退状况。此以阳气的消长，病邪的盛衰作为判断其预后的关键。若见微热，口渴，汗出，脉数而弱等脉证者，为邪衰正复，则下利向愈；如脉紧或大则为病进，邪气犹盛，故而下利不解。另外，口渴喜冷饮，脉虽数而有力者则为阳复太过，由寒转热，需防热伤络脉而下利脓血。

下利气者，当利其小便。（三十一）

本条论述湿盛气滞泄泻的治则。下利气是指泄泻而又矢气，气随泻失，频频不已，故又称气利。《难经》说湿多成五泄，泄泻多为湿邪盛，脾不能运化，清浊相混而成，此为湿盛气滞，可有腹满时痛，排便不爽，屎便黏沱，而且泄泻时有矢气，还可兼见小便不利等。《金匮要略·痉湿暍病脉证第二》之第十四条说："湿痹之候，小便不利，大便反快，但当利其小便。"通过利小便，可分利肠中湿邪，使湿去气行，而泄泻自止，方选五苓散、桂枝附子汤等，此即后世喻嘉言《医门法律》"急开支河"之论。张景岳有言："泄泻之病，多见小水不利，水谷分则泻自止，故曰：治泻不利小水，非其治也"，也即"利小便，即所以实大便"。

下利，寸脉反浮数，尺中自涩者，必清脓血。（三十二）

本条从脉象论述热痢下脓血的病机。一般来说，泄泻病多属里虚寒，脉应沉迟，见于关尺，今寸脉浮数，故曰"反"。痢疾，寸脉反见浮数，寸脉属阳以候气，故主阳热气盛，病在于里，却表现为表热证候，如发热，口渴，苔黄等，而尺脉属阴以候血，尺脉自涩，为热灼津伤。正由于阳盛气热，伤及血分，血为热所蒸腐，化而为脓，故出现下利脓血的痢疾，其治另详本篇第四十三条"热利下重者，白头翁汤主之"。

下利清谷，不可攻其表，汗出必胀满。（三十三）

本条论述虚寒下利的治禁。首篇第十四条"下利清谷不止，身体疼痛者，急当救里"，本条是对这一先里后表原则的重申。下利清谷为泄泻而排泄物为完谷不化，是由脾肾阳虚，阴寒内盛所致。既言"不可攻其表"，概指"身体疼痛"等，可为太阳表证使然。纵有表证未解，亦应急当温里，不可径用汗法攻表。若误攻其表，必汗出而阳气益虚，阴寒更盛，寒主凝滞，以致气化被阻，发生腹部胀满的变证。《素问·异法方宜论》言"脏寒生满病"，此之谓也。有关此条病证的正确治疗，另详本篇第三十六条，应留意其前后呼应。

下利，脉沉而迟，其人面少赤，身有微热，下利清谷者，必郁冒汗出而解，病人必微热。所以然者，其面戴阳，下虚故也。（三十四）

"郁冒"，即郁闷昏冒之意。"戴阳"，虚阳上浮而致面色娇红，并不发烧。

本条论述虚寒下利而虚阳浮越，经恰当治疗向愈的指征。"下利，脉沉而迟"，是指阴寒下利的一般脉证。"其人面少赤，身有微热，下利清谷"，则表明阴寒下利发生阴盛格阳。阳颓寒盛则下利清谷，阳格于外则身微热，格于上则面稍赤，故下文自注"其面戴阳，下虚故也"，此系里真寒而外假热之证。阳气虽虚，若恰当治疗，回阳救逆，使正气能与阴邪相争，故郁冒，头目昏眩，汗出，身微热可解，提示病情向愈。

"汗出而解"一语，和上条误"攻其表"的汗出，有本质的不同：彼"汗出"是指误用汗法，强攻其表，逼使汗出，汗出而阳气益虚，故腹"必胀满"；此"汗出"是指恰当的治疗，温里散寒，如通脉四逆汤，令"阴阳相得，其气乃行"，而收汗出病解之效，亦首篇第十一条"身和汗自出，为入腑即愈"。二者并不矛盾，这里所以能判其"解"，必以身"微热"为标准。

"所以然者，其面戴阳，下虚故也"，属于自注文字，不仅是解释面赤戴阳的机理，亦是对上述病机的概括，即总由下焦阳虚阴盛所致。

下利后，脉绝，手足厥冷，晬时脉还，手足温者生，脉不还者死。（三十五）

"晬（zuì）时"，即一昼夜，又称一周时。

本条论述虚寒下利而阳微欲绝的转归。既言"晬时脉还，手足温者生"，"脉不还"之后承前省略了"手足仍厥冷"，方主死。再则，讲"晬时"观之，绝非消极等待，应参考本篇第二十六条，灸丹田、关元、气海穴，以及后第四十五条，用通脉四逆汤以回阳复脉救逆，此与《伤寒论》第 317 条相同。

下利后出现脉绝，手足厥冷，是阴竭阳衰之危候，可据脉证判断阳气存亡与否而定。通过积极治疗（灸、药），在一定时间里脉起，手足转温，是阳气来复，生机未息之象，故主"生"。能等待的话，若经一昼夜而脉仍不起，手足不温，则是真阳已绝，生机已灭，故判定为"死"。本证脉绝，手足厥冷，常在暴注下利之后产生，霍乱亦多有之。

下利，腹胀满，身体疼痛者，先温其里，乃攻其表。温里宜四逆汤，攻表宜桂枝汤。（三十六）

四逆汤方：见上。

桂枝汤方：

桂枝三两（去皮）　　芍药三两　甘草二两（炙）　　生姜三两　大枣十二枚

上五味，㕮咀，以水七升，微火煮取三升，去滓，适寒温，服一升，服已须臾，啜稀粥一升，以助药力，温覆令一时许，遍身漐漐微似有汗者益佳，不可令如水淋漓。若一服汗出病差，停后服。

本条论述虚寒下利兼有表证的证治。文中的基本精神已见于首篇第十四条，指出表里同病，宜分主次，掌握轻重缓急，确立治则。之所以重申，主要是具体结合下利病，补述表里同病，但以里证为急的先后缓急治法，以期理论联系实际，示范于后人。

凡表里同病，治有缓急之分。如正气不虚，应先解其表，后治其里；若正气已虚，则应先温其里，后治其表。此证"下利腹胀满，身体疼痛"，下利本为脾阳虚衰，阴寒内盛，并兼腹胀满，"脏寒生满病"，足见阳衰之甚；身体疼痛，为外有表邪。二者相比，当以里虚寒证为急，故先温其里，后解表邪，若先解表，会使腹胀满。先用四逆汤温其里，待里气充实，以清便自调为标准，营卫调和，表邪可以自解。若里证已罢，而表证仍在时，再用桂枝汤解其表。

在四逆汤中，附子生用，本意在救逆，寓发散于温补之中。桂枝汤除解表外，尚可调理脾胃，燮理阴阳。后用桂枝汤，兼固里于散邪之内。正如尤怡在《伤寒贯珠集》中所说："而四逆用生附，则寓发散于温补之中，桂枝有甘芍，则兼固里于散邪之内，用法之精如此！"

本篇第十四条"呕而脉弱，微热而厥"，与本条下利清谷，腹部胀满，何以同用四逆汤治疗？二证皆责之于阳虚寒盛，只是前者论呕吐侧重于胃气上逆，后者论泄泻偏重于脾气下陷，故同用四逆汤治疗。

下利，三部脉皆平，按之心下坚者，急下之，宜大承气汤。（三十七）

本条论述下利心下坚的证治。见于泻、痢早期。泄泻或痢疾初起，邪实于里，"其脉皆平（pēng）""心下坚"，平脉为沉实有力，端直以长，即沉紧，可知是正盛邪实，此因积而泻，宜取通因通用的方法，急用大承气汤，以攻下实热积滞，亦俗谓"是病不是病，肠胃打扫净"。

下利，脉迟而滑者，实也，利未欲止，急下之，宜大承气汤。（三十八）

本条论述泄泻里实脉迟滑的证治。脉迟是往来缓慢，滑是往来流利，两脉不应相兼出现，此"迟而滑"，迟是至数少，是气滞不行之象，滑是振幅大，往来流利有力，为食滞内结之征。食积气滞，腑气不和。因邪实致利，邪实不去，则下利不止，故治应急下，宜用大承气汤通腑泻实，实去则利止。

下利，脉反滑者，当有所去，下乃愈，宜大承气汤。（三十九）

"去（jǔ）"，通"弆"，作藏。《左传·昭公十九年》云："纺焉以度而去之。"孔颖达疏："去，即藏也。"《汉书·苏武传》云："掘野鼠去中（草）实而食之。"《华佗传》记载军史李成"成得药去五六岁""何忍无急去药，以待不祥"。"所去"，特殊指示代词的名词性词组，指宿食积滞。

本条再论下利脉滑，内有宿食积滞的证治。泄泻多属虚寒，脉应沉迟。此证宿食积滞内结，脉呈滑象，故曰"反"。正如《脉经》所说："脉来滑者，为病食也。"邪实除，利自愈，故曰"下乃愈"，可用大承气汤以涤除之。

下利已差，至其年月日时复发者，以病不尽故也，当下之，宜

大承气汤。（四十）

大承气汤方：见痉病中。

"其"，指意之所属，作那、那个。

本条论休息痢的证治。下利愈后，如到一定的时间或适逢机遇又复发，可知"以病不尽故也"。一般是因误用涩药止痢，或治不彻底，以致病邪未能根除，余邪留滞于胃肠，每遇到气候、节令的变化，或为饮食失调、劳倦内伤等因素的影响，出现再次下利。此证多见于痢疾，故有"休息痢"之称，亦可见于宿食疳积。治疗当从本论治，除邪务尽，仍遵"通因通用"之法，以大承气汤推陈致新。

下利谵语者，有燥屎也，小承气汤主之。（四十一）

小承气汤方：

大黄四两　厚朴二两（炙）　枳实大者三枚（炙）

上三味，以水四升，煮取一升二合，去滓，分温二服。得利则止。

本条论述热结旁流的证治。下利谵语，有虚有实，《伤寒论》以"实则谵语，虚则郑声"为区分。本条下利谵语，属于胃肠积热，燥屎内阻，热结旁流，故除下利谵语外，还当有潮热，汗出，腹满拒按，舌苔黄燥，脉滑或沉实有力等，治宜小承气汤攻下。

下利用下法，是"通因通用"，仅用于以祛邪为目的之实证，即《内经》"实者泻之"之意，但辨证当以邪实内结为可下之征，如以上5条所述实邪中阻、宿食停滞、胃肠结热等。关于宿食停滞，已在前述之宿食病部分论及，但彼重在论腹满，此则论下利，学习时应留意其前后联系。同时，还应注意正气未虚是用下法的条件，倘若正气已虚，邪气虽实，也不可滥用攻下。对于正虚邪恋，愈而复杂的痢疾或泄泻，可参用大黄附子汤或《千金》中的温脾汤以温下之。

《金匮要略·腹满寒疝宿食病脉证治第十》之厚朴三物汤、《金匮要略·痰饮咳嗽病脉证并治第十二》之厚朴大黄汤与本篇之小承气汤，皆厚朴、大

277

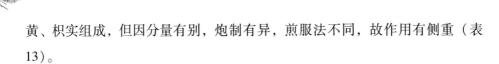

黄、枳实组成，但因分量有别，炮制有异，煎服法不同，故作用有侧重（表13）。

表13　小承气汤证、厚朴三物汤证、厚朴大黄汤证比较

	小承气汤	厚朴三物汤	厚朴大黄汤
药物组成	厚朴三两，大黄四两，枳实大者三枚	厚朴八两，大黄四两，枳实五枚	厚朴一尺，大黄六两，枳实四枚
煎服方法	合煎，分温二服，得利则止	后纳大黄，温服一升，以利为度	合煎，分温再服
方剂作用	荡涤实邪	行气导滞	行气导滞，荡涤实邪
证候特点	积重于胀，以积滞为主	胀重于积，以气滞为主	胀积俱重，实满甚而不坚，别于大承气汤

下利便脓血者，桃花汤主之。（四十二）

桃花汤方：

赤石脂一斤（一半剉，一半筛末）　干姜一两　粳米一升

上三味，以水七升，煮米令熟，去滓，温服七合，内赤石脂末方寸匕，日三服。若一服愈，余勿服。

本条论述虚寒下利便脓血的证治。下利脓血一般多见于初利，病属实热，因热伤血络，热盛营腐所致。若见于久利不止，则是由脏气虚寒，气血不固所致，而且往往因气血败坏而成脓血。正如《浅注》所说："此为利伤中气，及于血分，即《内经》阴络伤则便血之旨也。"曹颖甫描述其为"水寒血凝，若冻瘃（zhù，即冻疮）然，冻瘃既溃，即有脓血，下利便脓血者，正复如此"。以方测证，本条下利便脓血显然是后者，即为气血虚陷，中阳大伤的虚寒滑脱之证。其所下之脓血，虽赤白相兼，必色质紫暗，并有神疲乏力，腹痛隐隐，喜温喜按，口不渴，舌质黯淡，苔白厚腻，脉微细等症，故用桃花汤温中涩肠以固脱。方名桃花汤，因方中主药赤石脂色似桃花，又名桃花石，故名之。赤石脂性温味甘涩而质重，长于涩肠固脱，干姜温阳散寒，粳米补虚安中，方后强调"内赤石脂末"冲服，是为增强涩肠固脱的功效。

[案例]

李某，男，70岁，方城县人，寄居儿子家赋闲。1989年夏，患痢疾，遍用中西药不效，已准备后事，为求万一，邀为诊治。1989年11月11日，初诊，已数日不食，精神萎顿，腹痛里急，下痢赤白脓冻，每日4~5次，遍服红霉素、氯霉素、白头翁汤之类弗效，病已垂危，抱着试试看的想法，求为诊治。患者蜷卧向壁，昏昏欲睡，马桶内无粪便，全是脓冻，舌苔白厚，遮蔽舌质，脉沉细无力而涩。镜检：脓球、红血球满视野。纵观病情，久利不止，所下之血，虽赤白相兼，必色质紫黯；脏气虚寒，则兼腹痛喜暖喜按，精神萎顿，苔白厚，脉沉细；脏气虚寒，气血不固，滑脱不禁，而成虚寒滑脱痢。遂诊为虚寒痢疾，治以温中涩肠固脱，遵桃花汤原方如法配制：赤石脂粉30克，干姜10克，粳米25克。上3味加水1200毫升，米熟汤成，煎取600毫升，分温三服。药进一剂，竟泻下脓冻约500毫升，但舌苔退去，胃口已开，能进米粥以自养。药后初烦，此乃阳气复，正邪争。泻下大量秽浊粪便，手足温和，后精神慧爽，腻苔亦化，已能进食。桃花汤功在温中涩肠，固脱止痢，服后为何反倒泻下大量秽浊之物？《伤寒论》第278条"虽暴烦下利，日十余行，必自止，以脾家实，腐秽当去故也"，其"脾气实"指脾阳恢复，运化正常，能行使驱邪外出之能，清阳能升，浊阴得降，原来滞留于肠中的腐秽物不得停留，而向下排出，使腐秽尽则利自止。此为太阴病向愈的佳兆，亦正气逐邪外出。

热利下重者，白头翁汤主之。（四十三）

白头翁汤方：

白头翁二两　黄连三两　黄柏三两　秦皮三两

上四味，以水七升，煮取二升，去滓，温服一升。不愈，更服。

本条论述热利证治。"热利"，是指因热而利之病机而言，自然也包括某些热性症状，诸如发热，口渴，舌红，苔黄，脉数等。本证病机是湿热胶结于肠，腐灼肠道脉络，秽恶之物欲出不得，故有滞下不爽，下利秽恶脓血腥臭，里急后重较突出的现象，虽曰下利，以其滞下不利，故称"痢疾"。治以白头翁汤清热燥湿，凉血止利。方中白头翁清热凉血为主，辅以秦皮泄热而涩大肠，黄连、黄柏清热燥湿，坚阴厚肠以止痢，诸药配合得宜，故疗效显著。若壮热口渴，烦躁，舌质红绛者，可加银花、生地、牡丹皮、赤芍以清热解毒，清营凉血；腹痛者，可加木香、玄胡以利气止痛；血虚者，可加阿胶、甘草，即产后下利虚极的白头翁加甘草阿胶汤。

桃花汤、白头翁汤二证，均有下利脓血，但有寒热虚实之分。前者上无胀闷，中无痛楚，下无奔迫，突出表现为漫无约制，直流不休，属虚属寒，为气血下陷之久利；后者是里急后重，肛门灼热，腹痛，口渴，苔黄，脉数，属实属热，为湿热蕴结，气机阻滞之初利。桃花汤证以虚寒滑脱为特点，无论久泻、久痢，均宜用之，意在温涩固脱；白头翁证以里急后重为特点，无论是初起还是反复发作者，只要湿热之脉证尚存，即可用之清热凉血解毒。

下利后更烦，按之心下濡者，为虚烦也，栀子豉汤主之。（四十四）

本条讲的是下利的变证，利后心烦，心下濡软，皆是虚烦，治以栀子豉汤清宣郁热。

下利清谷，里寒外热，汗出而厥者，通脉四逆汤主之。（四十五）

通脉四逆汤方：

附子大者一枚（生用）　　干姜三两（强人可四两）　　甘草二两（炙）

上三味，以水三升，煮取一斤二合，去滓，分温再服。

本条论述寒厥下利，阴盛格阳的证治。本篇第三十四条亦论虚寒下利而虚阳浮越，文中谓"汗出而解"，本条则谓"汗出而厥"，其理何在？彼虽"汗出""必微热""汗出身和，为入腑即愈"，阴阳和，上下通，是医治后的效应，故预示汗出病解；本条"汗出"为冷汗自出如油，是阴从利而下绝，阳从汗而外脱，阴阳之气不相顺接，故在汗出的同时，出现四肢厥冷，主病情危重，二者预后悬若天壤。文中"里寒外热"既言病机，又谓症状。当急治以通脉四逆汤，回阳救逆。本方即四逆汤倍姜附，以增强其回阳通脉之力。

下利肺痛，紫参汤主之。（四十六）

紫参汤方：

紫参半斤　甘草三两

上二味，以水五升，先煮紫参，取二升，内甘草，煮取一升半，分温三服。疑非张仲景方。

本条论述大肠湿热，下利肺痛的证治。湿热浊邪郁滞肠胃，气机不畅，升降失常，湿热下注则泄泻；肺与大肠相表里，湿热浊气上蒸，如同蒸笼热气上冒，壅塞胸膈则作痛。紫参清热去湿，甘草和中调气，两药相伍，郁滞消除，气机宣畅，下利肺痛可愈。临症时合用甘草泻心汤、赤小豆当归散，则效果益佳，有验案可征。紫参入肺止咳，也可疗肺癌，已见泽漆汤按语；紫参汤治下利肺痛再现，其抗癌止痛作用值得深入研究。

［案例］

王某，女，51 岁，平顶山市午钢人，2012 年 4 月 13 日初诊。结肠癌手术和子宫内膜癌子宫全切手术并放疗后半年，仍腹痛腹泻，每日 3~5 次，便滞不爽，便下黏冻，胃胀嗳气，伴咳嗽左肺痛，黄带淋沥。唯恐结肠炎、结肠癌复发，惶恐不已，慕名前来就诊。查体：形体瘦削，腹部瘢痕处焦黑，下肢浮肿，少腹压痛（+），苔白厚腻，脉沉细关（双）弱。纵观病情，肺与大肠相表里，湿热下注，复上蒸于肺，肺脏本无痛觉，湿热壅郁，痹阻不通而痛，肺脏发炎，刺激胸膜亦痛；胃胀嗳气，舌苔白腻，脉沉关（双）弱，为慢性胃炎，亦为湿热之源，少腹压痛，腹泻不爽和黄带淋沥为湿热下注，咳嗽肺痛为湿热上蒸，正如《金匮要略·呕吐哕下利病脉证治第十七》之第四十六条所言："下利肺痛，紫参汤主之"。遂诊断为泄泻，慢性结肠炎（癌前病变），支气管炎（肺痛），湿热下注型。治以清利湿热，投甘草泻心汤合赤小豆当归散、紫参汤加味：清半夏 12 克，黄连 4 克，黄芩 12 克，干姜 12 克，生甘草 16 克，党参 12 克，大枣 3 枚，赤小豆 50 克，当归 12 克，苦参 10 克，土茯苓 30 克，紫参 30 克。10 剂，日 1 剂，水煎服。2012 年 4 月 26 日（二诊），咳减，腹痛腹泻减而反复，黄带减，苔白厚趋薄，脉沉细关弱，守方继服，10 剂。5 月 18 日（三诊），服上方诸症悉减。5 月 14 日经郑大一附院，电子结肠镜检查示：进镜 90cm 可见吻合口黏膜光滑，距肛门 5cm 以上直肠黏膜条片状糜烂。诊断意见：结肠术后，直肠炎。并作 CT 检查示：左肺上叶小结节，考虑慢性炎症。患者仍胃痛纳减，舌苔白稍厚，脉沉细关弱，效不更方，守方续进 10 剂。6 月 10 日（四诊），大便成形，排便已爽，咳嗽肺痛也止，唯胃时有嘈杂，舌苔稍厚，双关脉已起，顾念湿邪阴腻缠绵之性，上方改水丸，每服 10 克，分早晚空腹服，续服 1 个月善后。甘草泻心汤和赤小豆当归散为治疗狐惑病的名方，狐惑病系湿热为患，推而广之，二方也广泛地应用于湿热所致的慢性结直肠炎。赤小豆当归散还治便血，正如《金匮要略·惊悸吐血下血胸满瘀血病脉证治第十六》之第十六条所说："下血，先血后便，此近血也，赤小豆当归散主之"，连同治下利肺痛的紫参汤，相得益彰。慢性结直肠炎常为结直肠癌前病变，为防微杜渐，阻断病情的演变，对慢性结直肠炎所致的泄泻不容忽视。

气利，诃梨勒散主之。（四十七）

诃梨勒散方：

诃梨勒十枚（煨）

上一味，为散，粥饮和，顿服。疑非张仲景方。

"气利"，指下利滑脱，大便随矢气而排出。"粥饮和"，即用米粥之汤饮调和。

本条论述虚寒性肠滑气利的治法。下利泄泻，滑脱不禁，大便随矢气而出，气体与黏液杂下，多由中气下陷，气虚不固所致。治以诃梨勒散敛肺涩肠，止利固脱。方中诃梨勒即诃子，煨用则专以涩肠固脱，并有米粥和服，取其益肠胃而建中气，诃子味苦性涩，功似罂粟壳且无毒，较石榴皮力大，若与补中益气汤同用，其效更著，亦治脱肛，子宫脱垂。

本条与第三十一条均为气利之证，因气利有虚实之分，故治法有异。彼为湿郁而气机不利，故"利其小便"以渗湿；此为气虚滑脱，故当以温涩固脱。有关下利病小结如下（表 14）。

表 14　下利病小结

下利	病因	主证	方剂
泄泻	虚寒	下利清谷，腹部胀满	四逆汤
		下利清谷，里寒外热，汗出而厥	通脉四逆汤
	实热	中有实邪，泄泻粘秽	大、小承气汤
	气利	下利矢气，肠鸣腹痛，大便随矢气排出	诃梨勒散（五苓散）
痢疾	虚寒	泄利滑脱，腹痛喜按，口淡不渴，便带脓血（色紫暗）	桃花汤
	实热	里急后重，便带脓血（色鲜红），渴欲饮水，发热脉数	白头翁汤
变证	虚热	利后虚烦，心下濡软	栀子豉汤

［结语］

本篇系统地论述呕吐、哕、下利病的成因和证治。

呕吐与哕的成因较多，既有脾胃本身疾患所致，亦有他病影响而成，但在病机上都是胃失和降，胃气上逆，故治疗上均以和胃降逆为主。属虚寒性呕吐者，治宜温阳散寒，和胃降逆，可酌情选用吴茱萸汤、半夏干姜散、大半夏汤、四逆汤。属实热呕吐者，治宜清泄热邪，和胃降逆，可酌情选用大黄甘草汤、小柴胡汤。属水饮停蓄所致的呕吐，治宜温散水饮，和胃降逆，可酌情选用小半夏、生姜半夏汤、猪苓散、茯苓泽泻汤、文蛤汤。此外，脾寒胃热，呕吐肠鸣，心下痞者，用半夏泻心汤，辛开苦降，扶正祛邪；胃虚肠热，干呕下利者，用黄芩加半夏生姜汤，和胃降逆，清热止利。文中还提出了"呕家有痈脓，不可止呕""病人欲吐者，不可下之"的治禁，以示审证求因，治病求本，因势利导的重要性。

哕的论治也很详细。胃寒气逆，干呕、哕，手足厥冷者用橘皮汤，温胃降逆；胃热气逆，哕逆者用橘皮竹茹汤，补虚和中，清热降逆。哕而腹满者可分两种情况：水湿停滞，气机受阻，小便不利，宜利其小便，可用五苓散；脾胃实热，大便燥结，呃逆频作，或神昏谵语者，宜通腑泄热，可用调胃承气汤。

下利包括泄泻与痢疾，可按病机概括为虚寒、实热、郁滞三类。属于虚寒者，宜温阳散寒，或回阳救逆。如四逆汤治阴盛格阳之呕吐下利证；通脉四逆汤治里真寒外假热之下利证；诃梨勒散治虚寒肠滑气利证；桃花汤治脾胃虚寒，下利不禁的便脓血证。属于实热者，应清热止利为主。湿热胶结，下利后重者，用白头翁汤；下利后，余热不净，再次烦热者，用栀子豉汤；实热积滞下利，当通因通用，用大、小承气汤。

总之，呕吐、哕、下利的治疗应基于寒热虚实：属于热证实证，多与胃肠有关，有时亦涉及肝胆，见于病之初期；属于虚证、寒证，与脾肾有关，多见于病之后期。由于肾为先天之本，脾胃为后天之本，故在治疗时均应照顾中气和肾气。

[思考]

本篇有四个重点：第一，呕吐病可分几种类型？其主证和代表方分别是什么？第二，黄芩加半夏生姜汤证与半夏泻心汤证有何区别？第三，哕病的证治？第四，下利病如何分证论治？它和宿食下利的治疗有无共同之处？

疮痈肠痈浸淫病脉证并治第十八

论一首　脉证三条　方五首

　　本篇需要熟悉痈肿、肠痈、金疮、浸淫疮的概念及合篇的意义，掌握痈肿初起的脉证和肠痈的证治，重点是肠痈大黄牡丹汤证的证治，难点是对"少腹肿痞，按之即痛为淋"内涵的理解。

　　疮，古作创，《说文》释义"伤也，疡也"，概指皮肤疮痈和金刀创伤，本篇侧重于金创；痈，是指气血为毒邪壅塞而不通所致的痈肿，有内痈、外痈之分。

　　肠痈是痈肿发生在肠道，属内痈之一，以寒热、腹痛，尤以右少腹疼痛，按之则痛剧为临床特征的病证，相当于阑尾炎。

　　浸淫疮是发于肌肤，初起有米粒样丘疹，发痒，搔之流黄水，浸渍蔓延，渐次扩大，痒痛难忍的皮肤病。

　　本篇论述痈肿、肠痈、金疮、浸淫疮四病的辨证论治和预后，因都属外科疾患，故合为一篇讨论。不过，原文对金疮和浸淫疮的论述比较简略，仅作临床参考，而对肠痈的辨证治疗，对后世有深远影响。

　　诸浮数脉，应当发热，而反洒淅恶寒，若有痛处，当发其痈。

（一）

　　"洒（xiǎn）淅"，寒栗貌。"其"，此处作语助词，无意义。

　　本条论述痈肿初起的脉证和病机。一般而言，脉浮主表，脉数主热。浮数之脉并见者，多为表热证。"而反洒淅恶寒"中的"反"字含义有二，一则说明"洒淅恶寒"之症与"浮数"之脉不符；二则说明"发热"之症，他觉或自觉+他觉，不足挂齿，是以恶寒为突出，也和"浮数"之脉不尽相符。

总之，说明非一般的外感疾病。需要注意的是，并非只恶寒不发热，证之临床，痈肿初起直至溃破之前都会出现发热症，甚至高热，而局部的发热则更为明显。

在脉浮数，发热恶寒的同时，补叙"若有痛处，当发其痈"，指出又有身体某一部位，或内或外，出现疼痛者，则足证非外感，而是即将发生痈肿。外感之痛，多在全身。中湿之痛，多在关节。本条"痛处"之"处"，说明是局部的，而非全身的，且疼痛固定不移。由于营血瘀滞，卫气被阻，不能发越，不通则痛，其结果必"当发其痈"。《灵枢·痈疽》云："营卫稽留于经脉之中，则血泣而不行，不行则卫气从之而不通，壅遏而不得行，故热。"痈肿局部热毒壅塞，营卫阻滞不通，以致局部红肿热痛，乃至全身发热；卫外之气不能畅行，肌表失于固护，则洒淅恶寒。"若有痛处"乃本条辨证的关键。

关于"当发其痈"一句，《补正》云："当发其痈，不但托之起，并言消之去也"，将"发"理解为治疗，即用药物来发、散痈肿，其实在此是作为具有鉴别意义的重要兼证，是辨证的关键。痈肿的治疗，应当注意发散。

师曰：诸痈肿，欲知有脓无脓，以手掩肿上，热者为有脓，不热者为无脓。（二）

本条提出辨别痈肿有脓无脓的方法。凡见痈肿，欲知其有脓无脓，可用手轻掩于痈肿上，有热感者，为毒已聚，故为有脓；无热感者，为毒未聚，故为无脓，此即"热盛则肉腐，肉腐则成脓"之意。若脓肿位置深，实难辨别是否化脓以及脓腔只所在，可用卫生纸醮湿敷于可疑之处，先干处为脓腔。

文中仅以触诊的热感辨别痈肿之有脓无脓，尚嫌简略，后世医家进一步从痈肿的软与硬、陷与起、痛与不痛、颜色变与不变等方面，综合进行判断，补充了本书的不足。例如，陈实功详述："轻按热甚便痛者，有脓且浅且稠；重按微热方痛者，有脓且深且稀。按之陷而不起者脓未成，按之软而复起者脓已成；按之都硬不痛者无脓，非是脓，即瘀血也；按之都软不痛者有脓，非是脓，即湿水也。"另外，尚须留意皮色之变不变，以及痈肿发作日期。病在阳分，五日之内可消之，五日之外则应托之。

肠痈之为病，其身甲错，腹皮急，按之濡如肿状，腹无积聚，身无热，脉数，此为腹内有痈脓，薏苡附子败酱散主之。（三）

薏苡附子败酱散方：

薏苡仁十分　附子二分　败酱五分

上三味，杵为末，取方寸匕，以水二升，煎减半，顿服。小便当下。

本条论述肠痈脓已成的证治。"肠痈之为病，其身甲错"，营血久瘀于里，全身肌肤缺乏气血滋养，故干燥粗糙。《心典》云："由荣滞于中，故血燥于外也。""腹皮急，按之濡如肿状，腹无积聚"，痈在肠中，有诸内，必形诸外，故腹皮紧急（腹膜刺激征）。此时，痈肿已成，虽局部腹皮紧张拘急如肿状，但按之濡软，并无有形之包块可征，故云"腹无积聚"，以防后人一见"肿状"就误以为是积聚。需要注意的是，小儿大网膜不健全，不能局限包裹痈脓，当阑尾穿孔以后，腹腔积脓引起肠粘连，应足够重视。"身无热，脉数，此为肠内有痈脓"，痈脓已经成熟，而热毒聚结于局部，故全身"不发热"。痈脓已溃，正气已虚，营血虽有郁热，亦为客热。阳气不足，正不胜邪，故其脉数必数而无力。正因为前已言"身无热"，故此"数"自当不主热了。治以薏苡附子败酱散，排脓消痈，振奋阳气。方中重用薏苡仁排脓开壅，利肠胃，轻用附子辛热散结，振奋阳气，佐以败酱，破瘀排脓。服后可使污秽脓血从大便排出，方后强调"顿服"者，取其快捷之力。

关于方后"小便当下"句，《本义》云："服后以小便下为度者，小便者，气化也，气通则痈脓结者可开，滞者可行，而大便必泄污秽脓血，肠痈可已矣！"由此可见，痈脓内结，元真必不通畅，故小便不得下。小便得下，则意味着气机畅通，痈脓瘀结得开，亦"大气一转，其气乃散"之理。况且，本方的薏苡仁本身即具祛湿之功，故小便当下，不难理解，并不一定是错简。

肠痈者，少腹肿痞，按之即痛如淋，小便自调，时时发热，自汗出，复恶寒。其脉迟紧者，脓未成，可下之，当有血。脉洪数者，脓已成，不可下也。大黄牡丹汤主之。（四）

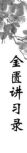

大黄牡丹汤方：

大黄四两　牡丹一两　桃仁五十个　瓜子半升　芒硝三合

上五味，以水六升，煮取一升，去滓，内芒硝，再煎沸，顿服之。有脓当下；如无脓，当下血。

"按之即痛如淋"，按压少腹则疼痛加剧，压痛，反跳痛，汗出如露珠。淋，《说文》释义："以水沃也。从水林声。一曰淋淋，山下水貌"。"淋"字本有水浸沾湿之义，进言之，"淋"还有汗出之义。《灵枢·九宫八风》云："病则为淋露寒热。"张志聪《灵枢集注》释为："淋露寒热者，汗出而为寒为热也。"《中国医学大辞典》将"淋露"更明确解释为"汗出如露滴也"。"少腹肿痞"是肠痈的典型症状，"按之即痛如淋"又是其特异性指征，即压痛、反跳痛。因剧痛而汗出，表现为"白汗"，把"淋"作为按之剧痛的结局和伴随症状是恰当的。张仲景对痛的描述，总是具体生动的，如掣痛、疠痛、切痛、刺痛、引痛，而极少有用某病的症状来形容疼痛性质的先例，况且淋证以小便中有异物，排尿时绞痛牵引脐腹为主症，与少腹疼痛拒按截然不同，且文中已把"小便自调"作为具有鉴别意义的阴性体征提出，故对该句不能释为"按之则小便淋痛之状"。

本条论述肠痈实热型表证期和酿脓期的证治。"肠痈者，少腹肿痞，按之即痛如淋"，肠痈酿脓期由热毒内聚，营血瘀结肠中，经脉不通，故见少腹肿（他觉）痞（自觉），并伴转移性疼痛，呕吐，按之则疼痛加剧，汗出如露珠，压痛，反跳痛。"小便自调"，因其病位在肠而未及膀胱，故小便正常。恐后人误把"如淋"理解为淋证，特追加此语以资鉴别。"时时发热，自汗出，复恶寒"，正邪相争，营郁卫阻，是肠痈表证期的症状。"其脉迟紧者，脓未成，可下之，当有血。大黄牡丹汤主之"，热伏血瘀而脓未成熟，急应荡涤逐瘀，使瘀热得下，肠痈可愈。"有脓当下，如无脓当下血"，即服药后的效应。"脉洪数者，脓已成，不可下也"，脓已成再用上方下之，易引起肠、阑尾穿孔，故当慎用下法。

在大黄牡丹汤中，大黄、芒硝荡涤实热，宣通导滞；大黄、牡丹皮、桃仁凉血逐瘀；瓜子（栝楼子）化痰滑肠，排痈消脓，共奏荡热解毒，逐瘀攻下之功，最适用于未成脓的肠痈实热证。依据方后"顿服之，有脓当下；如无脓，当下血"可知，肠痈成脓与否，本方皆可用之，不过用于已成脓的肠痈时，一定要十分慎重！瓜子，后世多释作冬瓜子。冬瓜子乃甘凉之品，其主要作用是淡渗利尿。利小便即所以实大便，未成脓的实热肠痈，本具大便秘结，若再用冬瓜子，其结果必使腑气更加不通。栝楼子乃甘寒之品，入肺、胃、大肠经，可润肺化痰，滑肠，用于实热肠痈是再合适不过的了。

以上两条皆论肠痈，前者偏于寒湿，脓已成，系慢性阑尾炎，不能妄行攻下，只宜振奋阳气，排脓散结，方用薏苡附子败酱散；后者属于实热，脓未成，系急性阑尾炎，可以使用攻下，方用大黄牡丹汤，以泄热解毒，逐瘀散结。临床中也有二方合用者。对于肠痈的辨证论治，应当十分注意客观的诊断，不能拘于急慢之说（表15）。

表15　薏苡附子败酱散证、大黄牡丹汤证比较

类别	证候	治则	方剂
寒湿（脓已成）	肌肤甲错，腹皮急，按之濡，如肿状，脉数而无热	除湿排脓，振奋阳气	薏苡附子败酱散
实热（脓未成）	少腹肿痞，按之即痛如淋，小便自调，发热汗出，恶寒，脉迟紧	泄热消肿，逐瘀散结	大黄牡丹汤

［案例］

陈某，女，36岁，患小腹痛，二便正常，无发烧，腹中绵痛。诊为肝脾不和，信手处以当归芍药汤2剂不效，腹痛加重，麦氏点压痛，反跳痛明显，遂悔初诊粗心，现急性阑尾炎症状已典型，授大黄牡丹汤合芍药甘草汤，大黄用20克，药后排出粪便恶臭，小腹顿觉宽松，腹痛明显减轻。4剂收功，未再反复。

问曰：寸口脉浮微而涩，然当亡血，若汗出，设不汗者云何？答曰：若身有疮，被刀斧所伤，亡血故也。（五）

本条论述金疮出血的脉证。寸口脉浮微乃阳气虚，涩主阴血不足。脉浮微而涩，说明阳气失于固护，阴液不能自守，一般应有失血或汗出的可能。血汗同源，假使不出汗，这是身体被刀斧所伤，患有金创失血之故。

病金疮，王不留行散主之。（六）

王不留行散方：

王不留行十分（八月八日采）　蒴藋细叶十分（七月七日采）　桑东南根白皮十分（三月三日采）　甘草十八分　川椒三分（除目及闭口者，汗）　黄芩二分　干姜二分　芍药　厚朴各二分

上九味，桑根皮以上三味烧灰存性，勿令灰过；各别杵筛，合治之为散，服方寸匕。小疮即粉之，大疮但服之，产后亦可服。如风寒，桑东根勿取之。前三物，皆阴干百日。

本条论述金疮的治法。金疮是刀斧、枪弹等金属器械所伤的外科疾患。由于经脉肌肤断伤，营卫气血不能循经脉而运行，故治疗必须修复经脉肌肤的断伤，使营卫通行无阻，金疮自然向愈，治以王不留行散。方中王不留行对金疮之血当止则止，当活则活；蒴藋、桑皮阴干烧炭，不是成灰，存其性，取其黑能止血；黄芩、芍药清热和阴；川椒、干姜和阳行瘀；少佐厚朴行滞利气，甘草调和诸药而解百毒，共奏消瘀止血、镇痛之效，故小疮可外敷之，大疮可内服之，产后亦可服。

排脓散方：

枳实十六枚　芍药六分　桔梗二分

上三味，杵为散，取鸡子黄一枚，以药散与鸡黄相等，揉和令相得，饮和服之，日一服。

排脓汤方：

甘草二两　桔梗三两　生姜一两　大枣十枚

上四味，以水三升，煮取一升，温服五合，日再服。

排脓散中枳实破滞气，芍药除血痹，桔梗排脓，鸡子黄补虚，合用为排脓主方。排脓汤中甘草解毒，桔梗排脓，生姜、大枣调和营卫，促使疮疡愈合。

排脓散即枳实芍药散加桔梗、鸡子黄，排脓汤即桔梗汤加生姜、大枣。

两方只桔梗一味相同，均以排脓名方，可见桔梗为排脓要药，排脓散治胃痈、肠痈为主，排脓汤治胃痈、肺痈为主。

浸淫疮，从口流向四肢者，可治；从四肢流来入口者，不可治。（七）

本条论述浸淫疮的预后。浸淫疮是一种皮肤病，病情顽固，为小粟疮，起病时范围小，先痒后痛，分泌黄汁，浸渍皮肤，逐渐蔓延，可遍及全身，故称"浸淫疮"。若先从口部开始，然后流散于四肢，是疮毒从内向外，故为顺可治；若先从四肢发生，然后流向口部，是疮毒从外向内，故为逆难治。

浸淫疮，黄连粉主之。方未见。（八）

本条论述浸淫疮的治法。浸淫疮多因湿热火毒所致，《素问·至真要大论》云："诸痛痒疮，皆属于心。"用黄连粉外敷或内服，黄连苦寒，能泻心火，具有清热解毒燥湿之功。

黄连粉方未见，多数医家认为是黄连一味为粉。现药房有售的盐酸小蘗碱片即黄连素片，是从黄连、黄柏等药物中提取的生物碱，精纯度较黄连饮片研粉者要高，可直接研粉，外撒患处。若流水少而干痛者，可用油或凡士林调膏外涂，效佳。浸淫疮系湿热为患，常缠绵难愈，为提高疗效，可配合内服茵陈蒿汤，有验案可征。

［结语］

本篇主要论述了痈肿、肠痈、金疮、浸淫疮四种疾病，属于现代中医学外科、皮科的内容。篇中重点论述了肠痈的主证和方药。大黄牡丹皮汤适用于肠痈未化脓者，薏苡附子败酱散适应于肠痈已化脓者。

［思考］

本篇有两个重点：第一，何谓痈肿、肠痈、金疮、浸淫疮？第二，薏苡附子败酱散与大黄牡丹汤两方证治有何不同？

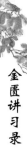

趺蹶手指臂肿转筋阴狐疝蛔虫病脉证治第十九

论一首　脉证一条　方四首

趺蹶是下肢运动障碍，只能向前行走，不能往后退的病证。手指臂肿是以手指臂肿胀与时常眴动为特征的病证，转筋是以四肢肌肉痉挛掣痛为特征的病证。阴狐疝是以阴囊偏有小大，内容物时时上下为特征的病证，即腹股沟斜疝。蛔虫病是以吐涎、腹痛为特征的肠寄生虫病。本篇所论五种病，各有特征，而且文字不多，内容甚少，不便单独成篇，故杂合为一篇论述。

师曰：病趺蹶，其人但能前，不能却，刺腨入二寸，此太阳经伤也。（一）

"却"，后。"腨（shuàn）"，《说文》释义"腓肠也"，即小腿肚。

本条论述趺蹶的证治。蹶，《说文》释义"僵也"。趺同跗，即足背，其运动由小腿前肌群支配，其人"能前"，说明小腿前肌群健康；退后动作由小腿后肌群支配，"不能却"，说明病在后肌群。足太阳之脉"从后廉，下合腘中，以下贯腨（腨）内，出外踝之后，循京骨，至小趾外侧"，经文明言"此太阳经伤也"，经气不行，筋脉失养，故下肢活动受限，只能前行，不能后退。治疗当取足太阳经承山穴（小腿后面正中，委中与昆仑穴之间），刺入二寸，调其经气，舒缓筋脉。

笔者认为，把趺蹶解为趹（guì）蹶更为合理。趹，原意为马疾行时后蹄踢地腾空貌，亦指骡、马、驴用后蹄踢人。本病不能后退，当为趹蹶。有注家以趺蹶不可思议而作跌蹶，认为是由于倾跌而致蹶，明确跌伤为其病因，但从文意看，该病是太阳经脉受伤的病证，解为趹蹶，大乖经旨。

病人常以手指臂肿动，此人身体瞤瞤者，藜芦甘草汤主之。（二）

藜芦甘草汤方： 未见。

本条论述手指臂肿动的证治。"身体"仍指手指臂，为以大代小的避复笔法；"瞤瞤"，指不能自制的肌肉跳动，与《金匮要略·水气病脉证并治第十四》第二十四条之"四肢聂聂动"相仿，彼为水气阻遏，阳气难伸，此为风痰阻络，卫气通行有碍，挣扎前进的反应。何以知之？以药测证，藜芦有涌吐胸膈间风痰的作用。李时珍释藜芦曰："常山吐疟痰……藜芦则吐风痰者也。"受本条启发，临床对类风湿性关节炎、退行性骨关节病等，常配以祛风痰药，有较好疗效。导痰汤、指迷茯苓丸也均由此化裁而来。

本篇所论及的手指臂肿颇类似退行性骨关节病而累及手指上臂者。在50岁以上的人群中，有80%~90%的人皆有不同程度的骨关节病变。

原发性退行性骨关节病，是由经常性的磨损，造成骨关节发生退行性变，软骨变薄，破碎，关节变形，骨赘生成，碎块可自表面脱落于滑液中，引起滑膜炎，X线拍片可发现小的游离体。主要累及承重关节如膝、髋关节。关节被动式活动时可有摩擦音，关节活动可受限，但在允许范围内不会发生疼痛。手受累时，远端指间关节骨肥大，可有瘤状结节，拇指掌指关节受累时，拇指桡侧底部呈方形外观，关节有压痛，热但不红。白细胞、血沉一般皆正常，类风湿因子阴性。

退行性骨关节病与类风湿容易混淆。类风湿所侵犯的小关节呈纺锤状，对称性，相邻肌肉萎缩，皮下有结节，化验结果示白细胞升高，血沉加快，类风湿因子呈阳性。

手指臂肿属风湿寒类疾患，也可酌情治以驱除寒湿，或兼清热，加壮骨补肾药如川断、牛膝、杜仲等。

转筋之为病，其人臂脚直，脉上下行，微弦。转筋入腹者，鸡屎白散主之。（三）

鸡屎白散方：

鸡屎白

上一味，为散，取方寸匕，以水六合，和，温服。

"脚"，小腿。"转筋入腹"，指筋脉挛急，从腿内侧牵引小腹。

本条论述转筋的证治。转筋是一种四肢筋脉拘挛作痛的病证。其病在筋，故转筋发病时上肢或下肢强直、抽筋、脉弦。转筋的部位若见于下肢，由于足厥阴肝经循股阴，抵少腹，故转筋可循经入腹，牵引小腹作痛，可治以鸡屎白散。《本经》谓鸡屎白"主转筋，利小便"，可见鸡屎白散主要适用于水湿阻滞，化热伤阴所致的转筋病。

转筋可发生于多种病证。霍乱吐利，甚而抽筋者，可用四逆加人参汤；肝血不足，肝经受寒者，可用当归四逆汤、当归四逆加吴茱萸生姜汤；误汗伤阴，抽筋者，可用芍药甘草汤，兼阳虚者，可用芍药甘草附子汤。

鸡屎白为鸡屎尾端白色的部分，不便采集。我的办法是取喂粮食或鸡饲料的鲜鸡屎焙干或烘干，置碾槽中轻碾，过筛取粉，装胶囊，每粒重 0.25 克，每服 6 粒，温开水送下，勿令患者知之。

阴狐疝气者，偏有小大，时时上下，蜘蛛散主之。（四）

蜘蛛散方：

蜘蛛十四枚（熬焦）　　桂枝半两

上二味，为散，取八分一匕，饮和服，日再服。蜜丸亦可。

本条论述阴狐疝气的证治。阴狐疝气是一种阴囊偏大偏小，内容物时上时下的病证，如狐之狡猾故名。此病即今之腹股沟斜疝，系小肠连同腹膜从皮下环脱入阴囊，与睾丸无关，故与睾丸肿大之㿉疝不同，也与睾丸鞘膜积液有别。当腹压小时上去，腹压大时下来，轻者仅感重坠，重者嵌顿，腹痛呕吐。治疗应辛温通利，方用蜘蛛散。

蜘蛛散中的蜘蛛是在居民区或村庄的房与房、房与树之间筑网的黑蜘蛛，《方言》称"社公"，《广雅》称"网工"，捕捉时选大者装瓶，开水烫死后，烘干。蜘蛛十四枚约重 6.5 克，桂枝粉半两约重 8 克，其比例是 4：5，分别研粉混合，或装胶囊，成人每服 2 克，小儿减半，1 日 2 次。年龄越小的效果越好，当然不排斥疝带的辅助治疗。

问曰：病腹痛有虫，其脉何以别之？师曰：腹中痛，其脉当沉，若弦，反洪大，故有蛔虫。（五）

本条论述蛔虫病的脉象特征。腹痛是蛔虫病的主要症状，但其可见于多种疾病，必须加以鉴别。一般来说，里寒所致的腹痛，其脉变沉或弦，今脉反见洪大，而无热象，脉证不符，故曰"反"，此乃蛔虫扰动，气机逆乱之象，为诊断蛔虫病的依据之一。诊断时还应结合其他见症，如脐周发作性疼痛，吐涎，眼白睛有蓝色斑点，下唇唇系带两边有滤泡，面部有白斑，睡中龂齿，嗜异如生米、黄土、煤渣等，可协助诊断。在科技发展的今天，大便集卵试验更有助于明确诊断。

蛔虫之为病，令人吐涎，心痛，发作有时，毒药不止，甘草粉蜜汤主之。（六）

甘草粉蜜汤方：

甘草二两　粉一两　蜜四两

上三味，以水三升，先煮甘草，取二升，去滓，内粉、蜜，搅令和，煎如薄粥，温服一升，差即止。

"发作有时"，指有时发作，蛔虫扰动则吐涎，腹痛，静伏则痛止。

本条论述蛔虫的证治。"吐涎"为口吐清水。《灵枢·口问》云："虫动则胃缓，胃缓则廉泉开，廉泉开故涎下。"此处的廉泉不是廉泉穴，而是指舌下的金津、玉液穴。"心痛"是腹痛，以脐为中心，有时旁及右胁，蛔动则痛作，静则痛止。"毒药不止"，是说用单纯的杀虫药治疗未取得效应，应改用甘缓杀虫的甘草粉蜜汤治疗。

方中之粉，究系何物，历代注家争议而无定论。有谓铅粉者，如赵以德、徐彬，铅粉即碱式碳酸铅，特别强调"差即止"，认为"毒药不止"是指用了一般的杀虫药未曾取效，故用峻猛的铅粉来杀虫，但毕竟是毒药，也不能煎如薄粥。力主米粉者，如孙思邈、王焘，认为已予毒药而痛未止，不会再用有毒的铅粉，只宜甘平和胃，方后煎如薄粥一语，应为米粉的明证，而绝非铅粉，果真如此，本方纯甘，蛔得甘则动，可诱发蛔厥，欲安蛔缓痛而不可得。其实，粉即官粉。《说文解字注》云"粉，所以傅面者也"，张仲景则径称粉，《本草纲目》作了详细记载。官粉是以铅粉为基原，配合豆粉、蛤粉的混合物，其比例是 4∶1∶1。关于官粉中的铅粉，《本经》称其"主毒螫，杀三虫"。因毒药不止，又配伍甘缓的甘草、蜜、豆粉，在甘缓中寓杀虫的目的，为抑标治本的杀虫剂，可称得上是糖衣炮弹，令吞下糖衣，中了炮弹。方中本有豆粉，又合蜂蜜，自然能煎如米粥。毕竟铅粉有毒，必须"差即止"。

蛔厥者，当吐蛔，令病者静而复时烦，此为脏寒，蛔上入膈，故烦。须臾复止，得食而呕。又烦者，蛔闻食臭出，其人常自吐蛔。（七）

蛔厥者，乌梅丸主之。（八）

乌梅丸方：

乌梅三百枚　细辛六两　干姜十两　黄连一斤　当归四两　附子六两（炮）　　川椒四两（去汗）　桂枝六两　人参六两　黄柏六两

上十味，异捣筛，合治之，以苦酒渍乌梅一宿，去核，蒸之五升米下，饭熟捣成泥，和药令相得，内臼中，与蜜杵二千下，丸如梧子大，先食饮服十九，三服，稍加至二十九。禁生冷滑臭等食。

以上两条论述蛔厥的证治。蛔厥是因蛔动而腹痛剧烈，以致手足逆冷。内脏虚寒，蛔虫不喜肠寒，避寒就温，上扰胸膈，故出现烦躁吐蛔等寒热错杂的证候。治当寒温并用，安蛔止厥。柯琴对此方有"蛔从风化，得酸则静，得辛则伏，得苦则下"之论，故以乌梅之酸安静之，连柏之苦安下之，桂附姜椒之辛以温阳驱寒而潜伏之，使脏温蛔安，其厥自止；人参、当归补益气血，养中安脏，则为祛邪安正之计。人参虽甘温，以其杂于大剂酸、辛、苦药之中，故亦不会有"蛔得甘而动"之虞。

这两条与《伤寒论》第338条的原文略有出入，但论蛔厥的证治则相同。《伤寒论》之论蛔厥，主要与脏厥相辨别。脏厥肤冷，蛔厥仅手足厥冷；脏厥躁无暂安时，蛔厥尚有安静时，而且不躁，但觉烦闷；脏厥脉微，蛔厥脉洪大。不过，蛔厥亦属急证，和肠梗阻、胆道蛔虫病相仿，故列专条以论及之。

同时，要注意蛔厥病与蛔虫病的区分，并选择合适的治法：甘草粉蜜汤适合蛔虫病发作时，安蛔并缓杀之；乌梅丸适合腹痛而厥，意在寒热并调，温脏安蛔。

［案例］

杨某，女，66岁，南阳市人。以间断腹痛泄泻20年，复发加重1月余，于2012年3月2日初诊。现症每天腹痛泄泻2~3次，排便不爽，肛门松弛，尚处在泛更年期，伴发作性烘热汗出，少寐，难入眠，待凌晨1时左右方能入睡，之前因曾有胸闷，背痛，烘热汗出，以心阳虚型胸痹，服桂枝甘草龙骨牡蛎汤2剂缓解。既往有类风湿性关节炎、退行性骨关节病、慢性胃炎、会阴湿痒，现仍时有发作，家族史中有2例卒于结肠癌。患者唯恐也遭此劫难，惶惶不可终日，但未作结肠镜等检查。纵观病情，反复频发腹痛泄泻，为下寒，发作性烘热汗出，心烦少寐为上热，符合厥阴病的特征。其代表方乌梅丸下特别点明"亦主下利"，此属厥阴病上热下寒证的结肠炎。遂诊断为泄泻，上热下寒型，治以肝脾两调，清上温下，方用乌梅丸，改汤，按原方比例换算处之，处方为：乌梅30克，细辛6克，干姜10克，黄连16克，附子6克，当归6克，黄柏6克，桂枝6克，党参6克，蜀椒4克。8剂，日1剂，水煎服，尽剂泻止，烘汗止，能入睡，甚喜。

［结语］

本篇将几种不便归类的病证集中在一起论述。篇中有条文八条，载方五首，主要论述了跌蹶，手指臂肿、转筋、阴狐疝、蛔虫病等的辨证论治。蛔虫病的部分共四条，是重点论述的内容，涉及脉证、发病机理、治疗方法等。

［思考］

本篇有两个重点：第一，如何诊断蛔虫病？第二，甘草粉蜜汤和乌梅丸的适应证是什么？

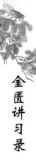

妇人妊娠病脉证并治第二十

证三条　方八首

　　本篇需要熟悉妊娠病的含义，掌握妊娠病中腹痛、下血，以及妊娠诊断与胎癥互辨，重点掌握腹痛、下血各汤证的证治，难点是对初孕"阴脉小弱"内涵的理解，以及如何安胎。

　　"妊"，《说文》释义"孕也"。"娠"，《说文》释义"女妊身动也"。妊娠病是指妇女自受孕到分娩期间所发生的各种与妊娠有关的常见病证，亦即后世所说的产前诸证。内容有妊娠的诊断，妊娠与癥病的鉴别，以及妊娠呕吐、腹痛、下血、小便难、水气等病的诊断和治疗。由于妊娠腹痛和下血直接关系胎儿的孕育，并由此导致早产和流产，故为本篇论述的重点。为了保证胎儿的正常生长和发育，本篇已提出了安胎、养胎的方药。

　　师曰：妇人得平脉，阴脉小弱，其人渴，不能食，无寒热，名妊娠，桂枝汤主之。方见利中。于法六十日当有此证，设有医治逆者，却一月，加吐下者，则绝之。（一）

　　"平脉"，指平和无病之脉，实际是指左寸脉滑大，重身焉能平和。"阴脉"，指尺脉。

　　本条论述妊娠反应与治法。在受孕 60 天以内，举尺脉弱而见寸脉，具体地说是右寸心脉滑大。《素问·平人气象论》云："妇人手少阴脉动甚者，妊子也。"《灵枢·论疾诊尺》亦云："女子手少阴脉动甚者，妊子。"心主血脉，胎元初结，血聚以养胎，故心脉滑大。育龄妇女，平素月经正常，停经不满二个月，究竟是怀孕，抑或月经衍期，自己也拿不准，于此咨询医师，诊得手少阴心脉滑大，再参考"其人渴，不能食"，可诊断为早孕。

"无寒热"是具有鉴别意义的阴性体征，同时限制"口渴"一症，其口渴不是外感热邪，热伤气津，而是血聚以养胎，阴血相对不足，津液匮乏，类似于瘀血症的但欲漱水不欲咽；限制"不能食"，不管是恶心呕吐，还是择食脘痞，既不是少阳病，也不是宿食使然，而是受孕后阴阳失衡，脾胃升降失序所致。不过，从实践来看，孕妇也非完全无热，多呈现为低热，体温升高 0.5℃左右。

若停经超过 60 天，其脉象又是另外一番景象。《素问·阴阳别论》云"阴博阳别，谓之有子"，这时尺脉滑大，因下焦以血为用，冲为血海而连肾，肾主胞宫，孕囊着床，故突出反映在肾脉的变化，这对诊断是否受孕也有诊断价值。

"设有医治逆者，却一月加吐下者，则绝之"。对于"则绝之"，历代注家主要有三种观点：①徐彬作断绝病根解，提出勿泥于安胎之说；②魏荔彤作绝其医药解，主张采取饮食消息止之之法；③唐宗海作断绝其妊娠解，认为此指误吐误下致胎动而坠的结果。本条的主旨是对妊娠早期的诊断和预后，若失治、误治，造成呕吐和腹泻，损伤了胎元，那么"阴博阳别"的局面就不会出现，"则绝之"预测有流产的可能。

女性的一生要经历"2+N"次阴阳失衡，第一次是进入青春期，第二性征出现，最后一次是"七七壬癸竭"，进入更年期，"N"代表受孕次数，每受孕一次，一个人承担两个生命的负荷，内环境就在动荡中失去阴阳平衡，产生一系列变故。张仲景主张用桂枝汤调整受孕后的反应。方中桂枝配甘草、生姜辛甘化阳，芍药配甘草、大枣酸甘化阴，外证得之可以祛风寒，解肌腠，内证得之可以健脾胃，调阴阳。

妇人宿有癥病，经断未及三月，而得漏下不止，胎动在脐上者，为癥痼害。

妊娠六月动者，前三月，经水利时，胎也。下血者，后断三月，衃也。所以血不止者，其癥不去故也，当下其癥，桂枝茯苓丸主之。（二）

桂枝茯苓丸方：

桂枝　茯苓　牡丹（去心）　　桃仁（去皮尖，熬）　　芍药各等分

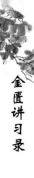
上五味，末之，炼蜜和丸，如兔屎大，每日食前服一丸。不知，加至三丸。

"衃（pēi）"，一般指色紫而暗的瘀血，又作"癥痼"的互辞。"下血者，后断三月，衃也"，承前省略"前三月"，所省之语与"后断三月"对勘成文。抓住经断，也就是停经前三月的月经情况之要点，则辨证与鉴别诊断昭然若揭。正如《本义》所说："胎与衃之辨，当于血未断之前三月求之。前三月之经水顺利，则经断必是胎。前三月有曾经下血者，则经断必成衃。"

本条论述治癥之辨及化瘀消癥之法。妇人素有癥病，停经不到三个月，漏下不止，并觉脐上似有胎动，此乃癥病影响所致，不属真正胎动。因胎动在受孕后四个月才出现，部位在小腹，刚超过耻骨联合，绝不会在脐上，故曰"为癥痼害"。如果停经六个月，自觉有胎动，而且受孕前三个月，月经正常，受孕后胞宫又按月逐渐增大，宫底达脐上一横指，此为胎。若前三个月经水失常，后三月又停经不行，胞宫亦未按月增大，复见漏下不止，此乃妇人素有癥病，停经三个月，瘀血内阻，造成血不归经所致。如旧血不去，则血终难止。治以桂枝茯苓丸消瘀化癥，使瘀血去而血止。方中桂枝、芍药通调血脉，丹皮、桃仁活血化瘀，茯苓健脾利水。癥积有形，故当化瘀消癥，长期服用，以图缓攻其癥。从小剂量开始，意在使攻邪而不伤正。

类症鉴别在临床上具有重要意义。妊癥之辨应从三个方面鉴别：①停经前月经是否正常；②胎动出现的时间、部位与月份是否相符；③小腹有无疼痛。这种癥痼多指子宫肌瘤，若直径大于 5cm 或出血量多，则当手术治疗，但复发率常在 20%～25% 左右。

桂枝茯苓丸是化瘀消癥的良方。研究表明，本方可促进巨噬细胞和肝枯否氏细胞的吞噬作用，促进纤维蛋白的吸收，抑制纤维蛋白酶的活性，并具有消炎作用。桂枝茯苓丸或胶囊广泛用于治疗子宫肌瘤、卵巢囊肿、甲状腺瘤、乳腺小叶增生等，均收到较满意的疗效。

妇人怀娠六七月，脉弦，发热，其胎愈胀，腹痛恶寒者，少腹如扇。所以然者，子脏开故也，当以附子汤温其脏。方未见。（三）

"少腹如扇"，形容少腹有如冷风吹的感觉。"子脏"，即子宫。

本条论述阳虚寒盛胎不长的证治。妊娠六七个月，胎儿已长大成形，宫底应在脐上三横指，然因阴寒之气内盛，寒凝气滞，"脏寒生满病"，其腹胀大与月份不相称，症见脉弦发热，腹胀冷痛，随时有坠胎的可能，故"当以附子汤温其脏"，以奏温阳散寒，暖宫安胎之功。附子有坠胎之弊，张仲景遵《本经》"有故无殒"而用之。临床若能辨证准确，方能无殒。本条方未见，后世有人主张用《伤寒论》附子汤：炮附子二枚，茯苓、芍药各二两，白术四两，人参二两。

［案例］

龚某，女，32岁，南阳市人。怀孕七个月，腹部胀大，腹冷，脉沉弦。B超显示宫底平脐，为胎停育。两年前因胎停育，死胎一次，现惶惶不可终日，阳虚寒盛，不能温养胎儿，晓以利害，投以附子汤加味：黑附片8克，茯苓15克，炒白芍10克，生白术15克，红参10克，熟地12克，桂枝10克。7剂，药后自觉腹部转温，腹胀减轻，别无不适，断续服药至足月，顺产一男婴，重5.8斤。

师曰：妇人有漏下者，有半产后因续下血都不绝者，有妊娠下血者。假令妊娠腹中痛，为胞阻，胶艾汤主之。（四）

芎归胶艾汤方：一方加干姜一两。胡洽治妇人胞动，无干姜。

芎䓖二两　阿胶二两　甘草二两　艾叶三两　当归三两　芍药四两　干地黄四两

上七味，以水五升，清酒三升，合煮取三升，去滓，内胶，令消尽，温服一升，日三服。不差，更作。

"半产"，妊娠12～28周内，胎儿已成形而殒坠者。"因"，介词，由于，表原因。"都"，作凡、总。

"有妊娠下血者"与"假令妊娠腹中痛，为胞阻"是互文见义，"妊娠下血"是"胞阻"的互辞，胞阻的见症为妊娠下血腹中痛。

漏下、半产和胞阻，三者是主客相形，并列两种或两种以上相似或相反的事物互相形证，在意义上有主与客的差异，重在论述胞阻，但三者均属冲任虚寒所致的下血证。正如《补正》所说："此节须分宾主。妇人有无胎即经水漏下不匀者，有半产后因下血不绝者，此两证是宾。有妊娠下血者，此一句是主，假令二字，承上文而言，假令妊娠下血腹中痛者，此为胞阻也，胞阻是阻胞中之血，恶阻是阻胃中之水，此又当辨。"

本条论述冲任虚寒所致胞阻的证治。文中并列三种下血：一为淋漓不断的漏下，二为半产后的下血不止，三为妊娠胞阻下血。胞阻以下血、腹痛为主症。"胞"言其病位，"阻"言其病机，凡冲任亏损，阴血下漏，不能入胞养胎而出现的妊娠下血、腹痛，称为胞阻或胎漏。三者的病机皆属冲任脉虚，阴气不能内守之故。冲为血海，任主胞胎。冲任虚损，阴血不能内守，故崩中漏下，月经过多，或半产下血不止；冲任不固，胎失所系，故妊娠下血，胎动不安，腹中疼痛，治当调补冲任，固胞养血，可以胶艾汤一方主之。胶艾汤由四物汤加阿胶、艾叶、甘草组成。方中阿胶补血止血，艾叶温经止血，二药合用，调经安胎，为治崩止漏之要药；地、芍、归、芎养血和血，甘草调和诸药，清酒以行药力。诸药合用，既可养血止血，又能调经安胎。《局方》补血调经要方四物汤即本方去阿胶、艾叶、甘草衍变而来，故胶艾汤可被视为补血剂之祖方。

妇人怀娠，腹中㽲痛，当归芍药散主之。（五）

当归芍药散方：

当归三两　芍药一斤　茯苓四两　白术四两　泽泻半斤　芎䓖半斤 一作三两。

上六味，杵为散，取方寸匕，酒和，日三服。

"㽲"，音 jiǎo 或 jiū，指腹中急痛；音 xiǔ，指绵绵作痛；音 chóu，小痛也。

本条论述妊娠腹痛的证治。妊娠腹痛原因甚多，如为腹中拘急，绵绵作痛，则多由肝脾失调，气血郁滞所致。肝虚气郁则血滞，脾虚气弱则湿生，故用当归芍药散养血疏肝，健脾祛湿。方中重用芍药养血柔肝，缓急止痛，佐以归、芎调肝和血，更配以茯苓、白术、泽泻健脾利湿。如此则肝血足而气条达，脾运健而湿邪除，肝脾调和则诸症自愈。以方测证，本条除腹中拘急，绵绵作痛外，尚可伴有小便不利，足踝浮肿，胎动不安等症。

《金匮要略·水气病脉证并治第十四》有"血不利则为水"之论，区分了血分、水分。当归芍药散由两组药组成，一组养血和血，一组健脾利湿，兼治血分与水分，亦为逍遥散的祖方。本方既调经又利水，可广泛应用于临床，治盆腔炎、盆腔积液有奇效，肠易激综合征、血分病的无名水肿和下肢静脉曲张也可斟酌选用。

[案例]

毕某，女，38岁，裁缝工人，南阳市人。以脐周隐痛，经期腰骶痛一年，于2012年7月15日就诊。一年来总觉脐周绵绵作痛，尤其排便前明显；白带微黄量多，月经期小腹痛引腰骶，困扰不已。查体：腹部柔软，无包块，疼痛部位不具体，苔白稍厚，质黯淡，脉沉弦。纵观病情，女子以肝为用，肝藏血主疏泄，脾主运化水湿，腹痛即泻为肝郁脾湿，肝脾失调；肝失条达，气血郁滞，"血不利则为水"，水湿痹阻则腰腹痛。遂诊断为腹痛，肝脾失调型，治以养血调肝，渗湿健脾，方用当归芍药散（改汤）加味：当归12克，白芍15克，川芎12克，茯苓12克，白术12克，泽泻12克，紫参30克。上7味，加水1500毫升，煎取750毫升，分温2服，共7剂。7月23日，二诊，诸症悉减，排便前已无腹痛，续服7剂。半年后追访，腹痛已愈。

妊娠呕吐不止，干姜人参半夏丸主之。（六）

干姜人参半夏丸方：

干姜一两　人参一两　半夏二两

上三味，末之，以生姜汁糊为丸，如梧子大，饮服十丸，日三服。

本条论述胃虚寒饮之恶阻证治。恶阻本是孕妇常有的反应，多由阴阳失衡，胃失和降所致，但妊娠反应多持续时间不长，经调治易愈，或不药而愈。本证寒饮较重，呕吐不止，反应剧烈，故宗"有故无殒"之意，用干姜人参半夏丸治疗。方中干姜温中散寒，人参扶正补虚，半夏、生姜汁蠲饮降逆，和胃止呕。四药合用，共奏温中补虚，蠲饮止呕之功。以丸药服之，便于接受，并能达和胃补益之效。胃虚寒饮，气机上逆，胃失和降，是本条呕吐不止的病机，其证必呕吐清水或涎沫，并伴有口淡不渴，或渴索热饮，头眩心悸，倦怠嗜卧，舌淡苔白滑，脉弦或细滑等症。

干姜、半夏均为妊娠禁忌之药，配以人参，既可扶正补虚，又可益气固胎。虽然经方配伍严谨，仍应提前晓以利害，求得患者同意，方可应用。对于有流产史的患者，本方应慎用！

妊娠小便难，饮食如故，归母苦参丸主之。（七）

当归贝母苦参丸方：男子加滑石半两。

当归　贝母　苦参各四两

上三味，末之，炼蜜丸如小豆大，饮服三丸，加至十丸。

本条论述妊娠血虚热郁的小便不利（子淋）证治。妊娠妇女，但见小便难，而饮食一如常人，可知中焦无病而病在下焦。怀孕后血虚有热，气郁化燥，膀胱湿热，可致小便涩痛不爽，短黄不利或尿急尿频。治以当归贝母苦参丸，养血润燥，清热除湿。方中当归养血润燥，贝母利气解郁，兼治热淋，苦参利湿热，除热结，与贝母合用，清肺热而散膀胱郁热。

此小便难缘于血聚养胎，血虚津燥。"无阴则阳无以化"，肺肾阴虚，肺的通调水道与肾的助膀胱气化功能不足，故小便淋沥涩痛，短黄不爽。用方妙在遣用贝母。贝母味辛甘性凉，入肺清热生津润燥，并协同当归活血润燥，苦参清热利尿，以奏上通而下利，通畅元真之效。或谓兼大便难者，以肺与大肠相表里，其具滋阴清热散结之效，故亦可统治之。

当归贝母苦参丸不仅善治妊娠小便难，用于前列腺增生也有捷效。前列腺增生是男性老人的通病。前列腺位于膀胱与尿生殖膈之间，包绕尿道起始部。前列腺由腺组织平滑肌和结缔组织构成，老年人天癸竭，雄性激素降低，加之下焦血虚有热，气郁化燥，津液枯竭，导致腺组织退化，腺内结缔组织增生，形成前列腺肥大，可压迫尿道，引起排尿困难，轻则尿频，尿滴沥，尿不尽，夜尿多，重则癃闭不通，"水火无情"，痛苦难耐，需插导尿管或手术摘除，不少患者望手术生畏，希望通过中医药治疗。可治以小柴胡汤与当归贝母苦参丸合方，浚利水道，清热润燥。

［案例］

刘某，男，76岁，电业局退休职工，于2012年2月2日求诊。患者尿急、尿频，无尿痛，夜尿多，白天不敢外出，夜尿10多次，影响睡眠，经某医院诊断为前列腺增生，因惧怕手术而求中医药治疗，遣小柴胡汤合当归贝母苦参丸（改汤）：当归12克，浙贝12克，苦参6克，柴胡16克，黄芩12克，甘草10克，党参10克，生姜12克，大枣3枚。共3剂，日1剂，水煎服。2月5日复诊，小便渐通利，次数减少，夜尿降为5次左右，效不更方，再续5剂，夜尿降为2~3次/夜，别无所苦，治疗告一段落。

妊娠有水气，身重，小便不利，洒渐恶寒，起即头眩，葵子茯苓散主之。（八）

葵子茯苓散方：

葵子一斤　茯苓三两

上二味，杵为散，饮服方寸匕，日三服。小便利则愈。

本条论述妊娠水气（子肿）的证治。妊娠水气，后世亦称"妊娠肿胀""子肿"。本证是由胎气影响，膀胱气化受阻，水湿停聚所致。水盛身肿，故身重；水气阻遏卫阳，故洒渐恶寒；水湿内阻，清阳不升，故起则头眩。此非脾肾亏虚，关键在于气化受阻，小便不利，故治以葵子茯苓散利水通阳，使小便通利，水湿下走，阳气宣通，气化复常，"小便利则愈"。后世叶天士据此提出"通阳不在温，而在利小便"。方中冬葵子滑利通窍，茯苓淡渗利水。冬葵子性滑利，故妊娠慎用。孕妇素体虚弱或有习惯性流产史者，则不宜用本方。

妇人妊娠，宜常服当归散主之。（九）

当归散方：

当归　黄芩　芍药　芎䓖各一斤　白术半斤

上五味，杵为散，酒饮服方寸匕，日再服。妊娠常服即易产，胎无苦疾。产后百病悉主之。

本条论述血虚湿热型胎动不安的治法。妊娠之后，最需重视肝脾两脏，因胎在母腹，全赖气血以养之，肝血足则胎得养，脾运健则气血充。若肝血不足，脾运不健，酿湿蕴热，则胞胎失养，影响胎儿，甚至导致胎动不安，故用当归散养血健脾，清热除湿，以祛病安胎。方中当归、芍药补肝养血，配芎䓖则补而不滞，白术健脾除湿，黄芩坚阴清热，合用之使血虚得补，湿热得除，收到邪去胎安，血足胎养的效果。需要注意的是，文中"常服""常服即易产""胎无疾苦，产后百病悉主之"，也仅指血虚湿热之孕妇。

后世医家将白术、黄芩视为安胎圣药，其源概出于此。这两味药仅适宜于脾虚失运，湿热内蕴所致的胎动不安，而习惯性流产者患此证型确实较多。湿热较重，则子宫内膜发炎肿胀，胎儿着床不牢。应用时若加入金银花、蒲公英更好。

习惯性流产大多发生在受孕后的前 3 个月，此时胎盘没着床，应予药物保驾，急时用汤，危时用炭，缓时用散，徐徐服之，也避免患者拒服。保胎时川芎剂量宜小，一般用 3~5 克。

常服当归散是从母体入手，祛病保胎，而自然流产者中属胚胎不健全者占 70%，这是自然淘汰，勿怪，不能瞀说他责。

妊娠养胎，白术散主之。（十）

白术散方：见《外台》。

白术　芎䓖各四分　蜀椒三分（汗）　　牡蛎二分（熬）

上四味，杵为散，酒服一钱匕，日三服，夜一服。但苦痛，加芍药；心下毒痛，倍加芎䓖；心烦吐痛，不能食饮，加细辛一两、半夏大者二十枚。服之后，更以醋浆水服之。若呕，以醋浆水服之；复不解者，小麦汁服之；已后渴者，大麦粥服之。病虽愈，服之勿置。

"置"，弃置、放弃；"勿置"和"宜常服"意同。

本条论述脾虚寒湿型胎动不安的治法。以方测证，本条论述的习惯性流产属脾虚寒湿型，常兼有胃脘疼痛，恶心呕吐，不思饮食，肢倦，便溏，带下量多，舌淡苔白润或滑，脉缓滑等。方中白术健脾除湿，芎䓖和肝舒气，蜀椒温中散寒，牡蛎收敛固涩，合而用之，共收温中除湿，健脾安胎之功。

妊娠养胎必须重视肝脾。张仲景以当归散和白术散，就是借调理肝脾以去病安胎。胎赖母血以养，而肝主藏血，脾为气血生化之源，故应注重调养肝脾。

妇人伤胎，怀身腹满，不得小便，从腰以下重，如有水气状，怀身七月，太阴当养不养，此心气实，当刺泻劳宫及关元，小便微利则愈。见《玉函》。（十一）

"不得小便"，指小便不通。"太阴当养"，《千金》《外台》等典籍均有"妊娠七月，手太阴脉养"的认识。"心气实"，指心火亢盛。

本条论述妊娠伤胎的证治。"伤胎"是指因脏腑功能失调，胎失所养所引起的证候。妇女怀孕以后，腹部本应逐月增大，但若胀满异常，并见小便不通，腰以下感觉沉重不适，如患水气病一样，这是心肺两脏功能失调所致的伤胎证。按逐月分经养胎之说，妊娠七月，为手太阴肺经养胎之时，若此时心火气盛，火乘肺金，导致肺失清肃治节之职，影响气血津液的敷布，将使胎失所养，还可妨碍水道通调，气滞水停，故见上述之症。法当泻心火，利水道，宜针刺劳宫、关元两穴。

后世医家逐月分经养胎之说实源于此，可供研究参考。不过，对于针刺劳宫与关元穴，历代注家争论较大，有谓孕妇禁刺之穴，亦有谓刺之深浅适度，补泻得宜亦可。总之，非针刺手法熟练者，切莫轻试，若不审慎，可能导致流产或早产。据此伤胎之验，亦可相机择方施治，选用防己黄芪汤，以白术健脾胜湿安胎，防己、黄芪通调水道，祛除表里水气，姜枣草调和营卫以和中。若证见心烦少寐，舌尖红，口干或生热疮，酌加黄芩、黄连、竹叶以清心泻火。对腹痛下血所用方证总结如下（表16）。

表16　腹痛、下血比较

方证	病机	症状	治则
当归芍药散证	肝脾不和，血滞湿盛	腹痛，小便不利，足踝浮肿，白带多，或盆腔积液	养血疏肝，健脾利湿
附子汤证	阳虚寒盛	腹痛，少腹冷痛重坠，胎元不长	温阳散寒，暖宫安胎
胶艾汤证	冲任脉虚，阴气不守	腹痛，面色苍白，四肢困倦，少腹冷痛，脉细无力	调补冲任，固经安胎
当归散证	肝血不足，脾失健运	腹痛，素有黄带，发热口苦，腹坠腰酸，胎动不安	养血健脾，清利湿热
白术散证	脾虚寒湿	腹痛，脘腹时痛，纳差乏力便溏，带下清稀，胎动不安	健脾温中，除寒湿以安胎

[结语]

本篇主要论述了妊娠期常见病的辨证论治。

妊娠与癥病的鉴别，应考虑以下三点：一、停经前3个月月经是否正常；二、胎动出现的部位和时间是否与停经月份吻合、腹部柔软无痛还是疼痛有块。若属于癥病漏下不止，当用桂枝茯苓丸消瘀化癥。

妊娠恶阻轻证，可治以桂枝汤调和阴阳，平冲降逆；重证，可治以干姜人参半夏丸温中散寒，化饮降逆。妊娠腹痛伴少腹恶寒者，可治以附子汤温阳散寒，暖宫安胎；伴下血者为胞阻，可治以胶艾汤养血止血，固经安胎；伴腹中拘急者，可治以当归芍药散养血调肝，健脾除湿。子淋，可治以当归贝母苦参丸养血开郁，清热除湿。子肿，可治以葵子茯苓散利水通阳。胎动不安属湿热者，可治以当归散养血健脾，清化湿热；属寒湿者，可治以白术散温中除湿，健脾安胎。妊娠七月伤胎，不得小便，属心火气盛者，可刺劳宫与关元穴，泻心火，利小便。

[思考]

本篇有四个重点：第一，胶艾汤的适应证是什么？第二，妊娠腹痛如何辨证论治？第三，干姜人参半夏丸的适应证是什么？第四，何谓养胎？如何运用当归散和白术散？

妇人产后病脉证治第二十一

论一首 证六条 方七首

本篇需要熟悉产后病的概念，以及产后中风、下利病的特征，掌握产后三大病和腹痛的证治，难点是为什么产后郁冒、大便难用小柴胡汤治疗？

产后病是指产褥期（产后6~8周）与分娩和产褥有关的疾病。产后气血不足，腠理不固，容易感受外邪，并引起其他疾患，故篇中首先提出新产三病，即痉病、郁冒、大便难，继而论述产后腹痛、中风、烦乱呕逆，以及下利等病证。处理产后病，既要照顾亡血伤津，气血俱虚的特点，也要根据临床表现，全面分析，随证施治，当汗则汗，当下则下，当补则补，不可拘泥。

本篇对产后病的论述，虽条文不多，但内容精要，为后世研究产后病的证治规律奠定了基础。

问曰：新产妇人有三病，一者病痉，二者病郁冒，三者大便难，何谓也？师曰：新产血虚，多汗出，喜中风，故令病痉；亡血复汗，寒多，故令郁冒；亡津液，胃燥，故大便难。（一）

"郁"，郁闷不舒；"冒"，昏冒而目不明，如有物冒蔽；"郁冒"，即郁闷不舒，视物不清。"新"，才、刚；"产"，分娩；"新产"，指刚分娩不久。"喜"，副词，多、频、数、容易。

本条首揭新产后三大病之成因。妇人新产后容易发生三种病证：一是痉病，二是郁冒，三是大便难。痉病是由于产后失血过多，以致营卫俱虚，腠理不固，感受风邪。风为阳邪，易化燥伤津，致使筋脉失养，发为痉病。郁冒是由于产后失血多汗，以致血耗津伤，复加寒邪外束，表气闭郁，卫气不宣，逆而上冲，故见头眩目冒，郁闷不舒。"胃燥"是产后血虚多汗所致。

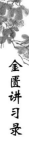

《灵枢·本输》云"大肠小肠皆属于胃",故胃燥即肠燥,肠道失于濡润,传导失司,则大便秘结。以上三病,发病原因虽不尽相同,病情也各具特点,但产后血虚伤津则为其共同机制,故在治疗上都必须照顾津液。

[案例]

1969 年笔者于大别山区行医,代畈队长之妻产后二天发痉病,两目上吊,双手握固,家人惊恐,邀余出诊。询得新法接生,又不畏光,不怕水,排除产后破伤风。那里流行偷闲的口头禅:"男子望来客,女子望坐月。"家里来客陪吃饭,是丈夫的事,故企望来客。农民的体力劳动挺繁重,送肥、收粮全靠肩担,女人和男人一样干活,也只有坐月子才能偷闲。患者总是闲不着,不能上山下田,可以在家干些针线活,室内昏暗,没有电灯,又怕点灯熬油,于是把门开个缝,借光做活,孰不知"虚邪贼风"更毒烈,遂患抽风。痉病血虚伤津,外感风寒,师未出方,选《医学衷中参西录·治女科方》和血息风汤:当归 30 克,黄芪 18 克,阿胶 12 克,防风 9 克,荆芥 9 克,川芎 9 克,白芍 6 克,红花 3 克,桃仁 4.5 克。2 剂而安。

产妇郁冒,其脉微弱,不能食,大便反坚,但头汗出。所以然者,血虚而厥,厥而必冒。冒家欲解,必大汗出。以血虚下厥,孤阳上出,故头汗出。所以产妇喜汗出者,亡阴血虚,阳气独盛,故当汗出,阴阳乃复。大便坚,呕不能食,小柴胡汤主之。方见呕吐中。(二)

"厥",上逆之意。"孤阳上出",指独盛而上逆的阳气。

"所以然者……阴阳乃复"属自注,以插笔的形式植入,利于审因辨证。血虚则阴虚,阴虚则阳浮,孤阳上厥则郁冒;热扰阴津,迫津外泄则头汗出;阴阳失和,枢机不利,元真不通,胃失和降则呕吐便坚。治之大法,务使枢机和利,阴阳调和,得汗而解。汗出乃机体自身调节的外在表现,也是三焦通利的指征。

本条论述产后便秘的证治。阴血亏虚,孤阳上厥,阴阳失衡,胃失和降,肠道失濡,故郁冒,呕不能食,大便坚,当治以和利枢机,调和阴阳,浚利水道，可选用小柴胡汤。《伤寒论》第230条有言："上焦得通，津液得下，胃气因和，身濈然汗出而解。"临证时还可加入当归、桃仁、杏仁，一则产后多瘀，当归、桃花活血；二则杏仁肃降肺气，肺与大肠相表里，降肺即所以降大肠，促进大肠的传化物功能；三则三物皆富含油脂，可以润肠通便。若伴见日晡潮热者，可加芒硝8克，即柴胡加芒硝汤；若胁腹满痛，舌苔黄燥，二阳合病，或小柴胡汤和而不克者，可改服大柴胡汤加味。

大便难指排大便困难，或因干结，粪坚涩滞，或因湿停，黏滞不爽，或因气虚，传导无力，或因阴虚，肠道失濡，但大便次数一般不减少。便秘则除大便难之外，大便秘结，数日不便。产后大便难，则系大便干结。既称大便难，又说大便坚，因坚致难，甚或便秘，辨证的关键点在于这种大便的异常发生在产后。

大便难为何发生在特定的产后，还应追溯到妊娠期。受孕以后，内环境发生变化，不仅阴阳失衡，水液代谢也被累及，往往由初期的不能食、口渴，发展至三焦水道的淤塞不通，形成水肿。孕期体内基本达成了相对平衡，也蓄积了大量能量，待至分娩，打个极不恰当的比喻，好像发生地震一样，山崩地裂，江河改道，形成无数个堰塞湖，产妇的三焦水道堵塞，也变成了上涝下旱，产后多汗就是排涝，调整阴阳的反应，但这种旱涝不均会维持相当一段时间，引起大便的改变，因个体差异，持续时间长短不一，有的也会因此形成习惯性便秘。

产后大便难属临床常见病，但患者常因碍口而不就医，或就医却又缺少良方，迁延诱发肛裂、便血、痔疾，也有长期服番泻叶、果导片以通便，久而久之，形成药物性结肠炎，肠管变硬、变黑而不可逆。张仲景为产后大便难立和解疏导之法，真乃仁术。

［案例］

黄某，女，35岁，产后罹患习惯性便秘8年。屡治无良法，每以果导片或番泻叶泡水代茶，得以缓解，此次又患急性肾盂肾炎，出现腰痛。纵观病情，此便秘特定发生在产后，分娩时失血多汗，损耗津液；孕期水液代谢失常，水液蓄积，上涝下旱，肠道失润。遂诊断为便秘，产后大便难。治以和利三焦，浚利水道，方用小柴胡汤加味：柴胡30克，黄芩12克，半夏12克，党参12克，甘草12克，当归12克，桃仁10克，杏仁10克，生姜20克，红枣3枚。共5剂，日1剂，水煎服。尽剂而二便通利，非但寒热腰痛得愈，其习惯性便秘亦愈，小柴胡汤治产后便秘于此可见一斑。产后大便难为新产后三大病之一。关于其形成机理，或为津液下亏，肠道失濡，或为血虚肠燥，传导失职，张仲景却以"小柴胡汤主之"。小柴胡汤岂有滋阴生津或养血润燥之理？终不能怡然理顺。临证常见妊娠期因育胎，膀胱气化受阻，三焦水道不利，致水气停聚，甚或子肿，故而产后周身汗出，此乃自身调节的外在表现，亦三焦通利的指征。此病在郁冒，呕不能食的同时，上则见"但头汗出"，下则见"大便坚"，实为三焦不利，故用小柴胡汤和利枢机，疏通水道，上水下调，诸症可解。服用小柴胡汤后，胃气和则肠气和，传导利，便秘可除。身濈然汗出亦即"身和汗自出""入腑即愈"。

病解能食，七八日更发热者，此为胃实，大承气汤主之。方见痉中。（三）

本条论述郁冒病解转为胃实的证治。产后郁冒本有呕不能食，服用小柴胡汤后，胃气恢复，转而能食，这是向愈的表现，只须消息止之。若进补不当，宿食停滞，七八日后再度发热，为宿食停滞，化燥成实，故曰"此为胃实"。胃实应为宿食。《伤寒论》第241条："不大便……腹满痛者，此有燥屎也，所以然者，本有宿食故也，宜大承气汤。"既为宿食，还应具备厌食，大便失调，腹胀口臭，苔黄厚，脉沉实等症，治以大承气汤荡涤实邪。

本条对产后竟用大承气汤，示人治病应谨守病机，排除"产后不宜凉"之禁，当攻则攻，所谓"无粮之师，贵在速战也"。

产后腹中疠痛，当归生姜羊肉汤主之；并治腹中寒疝，虚劳不足。（四）

当归生姜羊肉汤方：见寒疝中。

本条论述血虚里寒的腹痛证治。产后血虚，兼夹里寒，不荣则痛。证属虚寒，故以腹痛绵绵，喜暖喜按为特征。当归生姜羊肉汤妙用羊肉，取其血肉有情之品，可大补气血，散寒止痛，当归养血补虚，生姜温中散寒，共奏补虚养血，散寒止痛之功，体现了《内经》"形不足者，温之以气；精不足者，补之以味"之旨。

本方与当归芍药散同主"腹中疠痛"，彼为肝虚血瘀，脾虚湿滞，用当归芍药散养血疏肝，健脾利湿，本证为血虚寒凝，血运迟滞，不荣则痛，用当归生姜羊肉汤养血补虚，温中散寒，此即同病异治。当归生姜羊肉汤也是中华食疗第一方。

产后腹痛，烦满不得卧，枳实芍药散主之。（五）

枳实芍药散方：

枳实（烧令黑，勿太过）　芍药等分

上二味，杵为散，服方寸匕，日三服。并主痈脓，以麦粥下之。

本条论述产后气滞血瘀腹痛的证治。腹痛兼烦满而不得卧，满痛并见，痛势较剧，属于里实。产后恶露不尽，气滞血瘀，而且气滞重于血瘀，故用行气散结，和血止痛的枳实芍药散治疗。方中枳实理气散结，炒黑入血分，能行血中之气，芍药和血止痛，大麦粥和胃安中，使破气之中不耗气伤正。三药合用，使气血得以宣通，则腹痛烦满自除。因本方与排脓散接近，仅去鸡子黄、桔梗，易以麦粥，也有排脓散的功效，故方后称"并主痈脓"。

师曰：产妇腹痛，法当以枳实芍药散，假令不愈者，此为腹中有干血著脐下，宜下瘀血汤主之；亦主经水不利。（六）

下瘀血汤方：

大黄二两　桃仁二十枚　䗪虫二十枚（熬，去足）

上三味，末之，炼蜜和为四丸，以酒一升，煎一丸，取八合，顿服之，新血下如豚肝。

本条论述产后瘀血内结腹痛的证治。产后腹痛，属气血瘀滞者，当用枳实芍药散行气和血。如若不效，知病情重，已非枳实芍药散所能胜任，应考虑产后恶露不尽，瘀血凝著胞宫，其症多为腹部刺痛拒按，痛处固定不移，按之有块，舌紫暗，或有瘀点瘀斑，脉沉涩。证属瘀血腹痛，当用下瘀血汤破血逐瘀。方中大黄荡逐瘀血，桃仁润燥活血化瘀，䗪虫破血逐瘀。三药相合，破血之力峻猛，故以蜜为丸，缓和药性，以酒煎药，引入血分，助行药势。药后所下之血，色如猪肝，为药已中病，瘀血下行。

从本篇所出三方来看，产后腹痛有寒热虚实的不同：血虚里寒者，多为腹中拘急，绵绵作痛，而且喜暖喜按，畏寒怕冷；气滞血瘀者，多为胀痛，且痛连脘腹，烦满不安；瘀血内结者，多为小腹刺痛，固定不移，拒按，按之有硬块，舌质紫暗，或有瘀斑瘀点。临床上诊治产后腹痛，必须同中求异，辨证施治，方能切中病机，投药对的。

产后七八日，无太阳证，少腹坚痛，此恶露不尽。不大便，烦躁发热，切脉微实，再倍发热，日晡时烦躁者，不食，食则谵语，至夜即愈，宜大承气汤主之。热在里，结在膀胱也。方见痉病中。（七）

"恶露"，指分娩后阴道流出的余血浊液，出其所有叫尽；"恶露不尽"，指恶露量少，质稀，持续时间短。通常产后4日内为红色，10日内为淡红色，之后则为黄白色或白色，可持续3周左右。"膀胱"，这里泛指下焦。

"再倍发热"，说明在此之前肯定省略了发热一症，其省略之文，应在产后七八日之后。其所以发热，是由恶露不尽，瘀而化热，下文"此恶露不尽"即是脚注。

"无太阳证"，在未明示的"发热"之后，既修饰限制了发热原因，也排除了太阳膀胱蓄血证，即缺如"其人如狂""少腹急结"等症。膀胱和胞宫同居小腹，辨明血既不在膀胱，又系产后，那么瘀血蓄积胞宫自在言外，这为应用大承气汤提供了依据。

本条指出产后瘀血内阻兼阳明里实的证治。产后七八日，无太阳表证，出现小腹坚硬疼痛，参照恶露的质地和数量，应考虑恶露不尽，内阻胞宫，当破血逐瘀。若兼有大便燥坚，烦躁发热，日晡加剧，不食，食则谵语，脉数实等，是实热结于阳明胃肠。因阳明胃实，故发热烦躁，日晡为甚。阳明胃实，腑气不通，故不欲食，勉强进食，更增邪热，热扰神明则谵语，至夜阳明气衰，热症始减。本证急重而又复杂，故在文末用"热在里，结在膀胱也"一句，勾勒出此病的病机不仅有血结胞宫，还有实热结于胃肠，虽是瘀阻与里实相兼，但以里实热结为急为重，故遣用大承气汤，既可泄热通便，治阳明实热，亦可使瘀血随热去便通而下，以大黄本能活血祛瘀，从而收一举两得之效。若药后瘀血不去，小腹坚痛仍在，可再用破血逐瘀的下瘀血汤之属治疗。

产后风，续之数十日不解，头微痛，恶寒，时时有热，心下闷，干呕，汗出，虽久，阳旦证续在耳，可与阳旦汤。即桂枝汤，方见下利中。（八）

"阳旦证"，指太阳中风表证，即桂枝汤证。

本条论述产后中风持续不愈的证治。产后营卫皆虚，易感风寒，可致太阳中风表证。如持续数十天仍见头痛，恶寒，汗出，时发热，并兼干呕，心下闷等，乃产后表虚，风邪外袭，正气不能驱邪外出，邪气亦不甚剧，故病程迁延数十日，而且太阳中风证仍在，故仍然用桂枝汤解表祛风，调和营卫。

《伤寒论》的学术渊源之一是伊尹《汤液经法》。书中的小阳旦汤即桂枝汤，大阳旦汤即黄芪建中加人参汤。张仲景在撰写《伤寒论》时，为避道家之讳，改为以某药名之。

产后营卫皆虚，易感风寒，世人皆知，常关闭门窗，包头缠腿，然产妇中风多发生在盛夏，酷暑难耐，空调或电扇的凉风对产妇亦可造成伤害。临床上应辨证论治，以证候为统，有是病用是药。

产后中风，发热，面正赤，喘而头痛，竹叶汤主之。（九）

竹叶汤方：

竹叶一把　葛根三两　防风　桔梗　桂枝　人参　甘草各一两附子一枚（炮）　大枣十五枚　生姜五两

上十味，以水一斗，煮取二升半，分温三服，温覆使汗出。颈项强，用大附子一枚，破之如豆大，煎药扬去沫；呕者，加半夏半升，洗。

本条论述产后中风兼阳虚的证治。产后气血大虚，卫外不固，复感外邪，形成正虚邪实之证。发热头痛是病邪在表，面赤气粗是虚阳上越，如此虚实夹杂之证，若单纯解表祛邪，易致虚阳外脱，若单纯扶正补虚，又易助邪碍表，故用竹叶汤扶正祛邪，标本兼顾。方中竹叶甘淡轻清为君，辅以葛根、桂枝、防风、桔梗疏风解表，人参、附子温阳益气，甘草、生姜、大枣调和营卫。诸药合用，共奏扶正祛邪，表里兼顾之功。"温覆使汗出"是辅助手段，较易奏效。

[案例]

廖某，男，13岁，镇平县人，患左下肢胫骨骨髓炎伴有死骨，住某医院，流血溢脓，凿窗冲洗，寝至面色㿠白，体力消耗。一日突发高烧头痛，白细胞7500/mm^3，无药可施，邀为之会诊。病孩面赤如妆，少气乏力，体温39.8℃，苔白，脉反沉细，诊断为阳虚感冒，授竹叶汤：淡竹叶15克，葛根10克，桂枝10克，防风5克，桔梗5克，党参10克，黑附片8克，甘草5克，生姜20克，大枣3枚。1剂煎服。仅服1次，热退神安。

妇人乳中虚，烦乱呕逆，安中益气，竹皮大丸主之。（十）

竹皮大丸方：

生竹茹二分　石膏二分　桂枝一分　甘草七分　白薇一分

上五味，末之，枣肉和丸弹子大，以饮服一丸，日三夜二服。有热者，倍白薇；烦喘者，加柏实一分。

关于"妇人乳中虚"，虽古今争议很大，但最终达成了共识。"乳"是一个会意字，从其篆字看，即鸟爪下扑，鸟翅下护，子在其下，生子之意。《说文》释义"人及鸟生子曰乳"，其实主要指人生子；"中"即产褥期，指产后6到8周；"虚"是指妇人产后气血不足的体虚状况；准确地说，"乳中虚"是指产后6~8周，气血亏虚，也可宽泛地指哺乳期。

竹皮大丸中为何用石膏？方中君药究竟是什么？《本经》载石膏"味辛，微寒。主中风寒热，心下逆气，惊喘，口干舌焦，不能息，腹中坚痛，除邪鬼，产乳，金疮"。概括地说，石膏的适应证为口舌干燥，红肿热痛，肌腹挛缩坚痛，心烦汗出等，主要功能是清热除烦。竹茹味甘微寒，清虚热，止呕逆，为方中君药，得石膏则清热除烦，降逆止呕功效更著。虽说"安中益气"，甘草用量独重，生甘草也能清热，但难以超越竹茹清热除烦之功，故仍以竹茹（竹皮）名方。

本条论述产后虚热烦呕的证治。妇人产后失血，复因哺乳期中乳汁去多，不仅阴血亏虚，而且气也不足，必生虚热。热扰心神则心烦意乱，热犯于胃则呕逆，故用竹皮大丸清热降逆，安中益气。方中竹茹味甘微寒，清虚热，止呕逆；石膏辛甘寒，清热除烦；白薇苦寒，善清阴分虚热；少用桂枝，与甘味药相伍，扶阳建中；甘草补益脾胃之气，使气旺津液自生。若虚热甚，可加重白薇用量；虚热烦喘，加柏子仁以宁心润肺。

产后下利虚极，白头翁加甘草阿胶汤主之。（十一）

白头翁加甘草阿胶汤方：

白头翁　甘草　阿胶各二两　秦皮　黄连　柏皮各三两

上六味，以水七升，煮取二升半，内胶令消尽，分温三服。

本条指出热利伤阴的证治。产后阴血不足，又兼下利，更伤其阴，故称"虚极"。白头翁汤为治疗热利下重的主方，针对发热腹痛，里急后重，下利脓血等湿热壅滞肠道的症状。病在产后，尚有体倦，口干，脉虚等。证属虚实夹杂，故用白头翁汤清热止利，加阿胶养血益阴，甘草补虚和中，并能缓解白头翁汤之苦寒，使清热不伤阴，养阴不恋邪，是治疗产后热利伤阴的有效方剂。

［结语］

本篇重点论述了妇人产后常见病的辨证论治。

新产妇人往往虚象突出，并尤以阴血损伤为主要病理基础，故常见痉病、郁冒、大便难三大病证。虽然三者的表现各自不同，但在治疗时都必须以顾护津液，滋养阴血为原则。

产后郁冒兼大便难，以少阳枢机不利为主者，用小柴胡汤和解少阳；以胃家实热为主者，用大承气汤急下存阴。产后腹痛，属血虚里寒者，用当归生姜羊肉汤养血散寒；属气血淤滞者，用枳实芍药散活血行气；属瘀血内结者，用下瘀血汤活血逐瘀；属瘀血与阳明实热相兼，用大承气汤通腑泄热，兼下瘀血。产后中风，属营卫不和者，用阳旦汤调和营卫；兼元阳虚衰者，用竹叶汤扶阳气，祛风邪。产后中虚内热，胃失和降，用竹皮大丸清热降逆，安中益气。产后下利，属湿热下注，气血不足者，用白头翁加甘草阿胶汤清热止利，养血和中。

[思考]

本篇有两个重点：第一，试述产后三大证的成因。第二，产后腹痛如何辨治？

妇人杂病脉证并治第二十二

论一首　脉证合十四条　方十六首

本篇需要了解妇人杂病的含义和内容，熟悉热入血室、腹痛，以及前阴诸疾的特征，掌握经带病和情志病的治疗，重点掌握温经汤证的病机、主证和治法，难点是阴吹病的病机和治疗原理。

篇中内容包括妇人杂病的病因、证候和治法。病因不外乎虚、积冷、结气；病证有热入血室、经水不利、漏下、带下、转胞、腹痛、梅核气、脏躁，以及前后阴疾患等；治则有审阴阳，分虚实，行针药之别；内治可服汤、丸、散、酒等，外治有针刺、洗剂、坐药，以及润、导之法，为后世辨治妇人杂病奠定了基础。

妇人中风，七八日续来寒热，发作有时，经水适断，此为热入血室，其血必结，故使如疟状，发作有时，小柴胡汤主之。方见呕吐中。（一）

"妇人中风，七八日续来寒热"，其"中风"之后省略了寒热，即中风病本有恶寒发热；"经水适断"一语，是指中风之时，正值经断期间，七八日续来之寒热，而且发作有时。此为邪热乘虚侵入血室，热与血抟结胞宫。"其血必结"，一语双关，既披露热入血室的实质，也提示下文"如疟状"的病机。夜属阴，血亦属阴，热与血结，故于晚间再度出现寒热，以其发作有一定周期和规律，与疟病相仿，故曰"如疟状，发作有时"。有的注家认为该病属少阳病，其实两者相仿而有别。少阳病寒热单作，先寒后热，病情轻，日数发，故称往来寒热，而热入血室为寒热并作，自觉恶寒，他觉发热，每于夜发，以此为鉴。

综上所述，妇人中风已七八日，应无寒热，恰逢经水刚断，外邪乘虚入里，侵犯胞宫，热与血结，而于晚间再度恶寒发热，犹如疟病，实为热入血室，以小柴胡汤疏理和解之。

妇人伤寒，发热，经水适来，昼日明了，暮则谵语，如见鬼状者，此为热入血室，治之无犯胃气及上二焦，必自愈。（二）

"昼日明了，暮则谵语"中的"暮"系修辞学的举隅，举偏概全，实指夜间，而和前文的"昼日"相对鉴。《灵枢·口问》云"卫气昼日行于阳，夜半则行于阴"，此夜半也指夜间，热入血室，与血相结，昼日卫气行于阳，气为阳，气分无热，故昼日明了；夜晚卫气行于阴，血属阴，正邪相争，扰乱神明，故暮则谵语，如见鬼状，妄见妄闻。

"治之无犯胃气及上二焦"，暮则谵语，酷似阳明腑实，却非燥屎内结。此为发热恶寒，并非但热不寒，故不可下；虽为寒热并作，但仅为夜发，缺如头项强痛，脉浮等，故不可汗；虽有神志异常，非痰热内扰，也不可吐。明言"治之"，非坐等自愈，仍应瞄准下焦胞宫，用小柴胡汤和解之。《本事方》有小柴胡加地黄汤，"治妇人室女伤寒发热，或发寒热，经水适来或适断，昼则明了，夜则谵语，如见鬼状。亦治产后恶露方来，忽尔断绝"，即是佐证。

参考《伤寒论》第106条："太阳病不解，热结膀胱，其人如狂，血自下，下者愈……宜桃核承气汤。""膀胱"指代下焦，虚拟的膀胱涵盖脐下部位的肾、膀胱、大肠、小肠、胞宫、冲任脉，以及腰骶、下肢。"热结膀胱"为邪热瘀血结于下焦部位，治宜桃核承气汤，为瘀血在下者立法，拓宽了下焦血分疾病的视野，提出了具体的应对措施。举凡下焦部位，痛有定处，痛处不移，日轻夜重，舌质紫黯，或有瘀斑，脉涩，以及有跌仆闪挫病史者，皆可依法治之。

妇人外感发热，适值经期，经水正行，邪热乘机侵入血室，血属阴，暮亦属阴，热邪侵扰阴血，影响心神，故白天神清，夜间谵语。治疗不能只盯着中上二焦，误作热入心包或阳明胃实，而应瞄准下焦胞宫之热，仍以上方治之。

这两条合叙热入血室的病因、证候，以及治法、治禁，属条文互见，其内容上下呼应，互相补充。先云中风，后云伤寒，互文以见外感风寒；上言经水适断，下言经水适来，互指本病可见于经行或经断之际；上述发热症状是发作有时，如疟状，下申寒热发在夜间，并伴神志症状，二者互为热入血室的主要症状；上条指出治疗该病的主方为小柴胡汤，下文补述治禁，无犯胃气及上二焦，举此见彼，仍应瞄准下焦胞宫，这两条对热入血室做了较全面论述。不过，经水适来者多血热，酌加牡丹皮、生地，经水适断者多血瘀，酌加丹参、桃仁、红花，又不可不知。

妇人中风，发热恶寒，经水适来，得七八日，热除脉迟，身凉和，胸胁满，如结胸状，谵语者，此为热入血室也，当刺期门，随其实而取之。（三）

广义的血室包括子宫、肝，以及冲脉、任脉。血室属肝，肝之脉络于胁，瘀热而致肝之经脉不利，故胸胁满，甚则从心下至少腹硬满而痛，与大结胸证相仿，故曰"如结胸状"。然而，胸胁满也好，谵语也罢，又区别于结胸，故张仲景恳切地说："此为热入血室"。

妇人患太阳中风，经水适来，热入血室，但热除脉迟，身凉和，此为表证已罢，瘀热陷里，治疗取肝之募穴期门刺之，泻血分之实而清其瘀热。同时，也不排除药物治疗，可投小柴胡汤，酌加桃仁、红花、玄胡、郁金之属。

阳明病，下血谵语者，此为热入血室，但头汗出，当刺期门，随其实而泻之，濈然汗出者愈。（四）

关于本条所论，众皆以为阳明病热入血室，然终属阳明病，抑或热入血室，抑或兼而有之，注家皆取第三者。既云"阳明病"，必具备"胃家实"大纲，查所论的症候群，缺如阳明腑实证，而无疑为阳明经证。也就是说，"阳明病"为无形邪热炽盛的互辞，与中风、伤寒同属致病的外邪，亦可与血相搏结而形成热入血室，区别在于该型热入血室的下血不是出现在经期，并因热邪熏蒸于上而出现了"头汗出"的特异性症状。

妇人得阳明病，虽不值经期，因阳明邪热炽盛，热邪也可迫入血室，出现下血，谵语，但头汗出等里热熏蒸，迫血妄行的症状，治疗仍刺期门，以泻其热。

妇人咽中如有炙脔，半夏厚朴汤主之。（五）

半夏厚朴汤方：《千金》作胸满，心下坚，咽中贴贴如有炙肉，吐之不出，吞之不下。

半夏一升　厚朴三两　茯苓四两　生姜五两　干苏叶二两

上五味，以水七升，煮取四升，分温四服，日三夜一服。

"脔"，肉切成块；"炙脔"，肥肉膘熬炼后剩余的油渣滓团。

本条论述妇女痰凝气滞于咽中的证治。文中所述即后世所称的"梅核气"，患者自觉咽中如有物梗塞，咯之不出，咽之不下，但进食无碍，还可伴有胸闷叹息等症，多由于情志不畅，气郁生痰，痰气交阻，上逆于咽喉之间而成。治以半夏厚朴汤解郁化痰，顺气降逆。方中半夏、厚朴、生姜辛以散结，苦以降逆；辅以茯苓利饮化痰；佐以苏叶芳香宣气解郁。合而用之，使气顺痰消，则咽中异物感消除。

梅核气相当于慢性咽炎，咽中有异物感，如炙脔、如棉团、如树叶贴附咽部，吐之不出，咽之不下，不影响进食，望诊见局部黯红，咽后壁有多个滤泡隆起，多由身处逆境，胸襟狭窄，情绪郁闷，气滞痰凝所致，虽称咽炎，无炎可消。

噎膈、喉痹、痰饮等极易与梅核气混淆。噎膈约当食道癌，因为恐癌，一旦咽中有异物感，最担心患食道癌，后者影响进食，一旦梗噎，常已到中晚期，进食不下，伴呕出痰涎。喉痹则咽中偶有异物感，但咽喉痛，失音，咯痰，痰中带血，多为阳邪内郁，上焦火盛。痰饮上逆也可见咽中异物感，常伴有心下逆满，气上冲胸，心慌心跳，这是苓桂术甘汤所主治的痰饮上逆证。

妇人脏躁，喜悲伤欲哭，像如神灵所作，数欠伸，甘麦大枣汤主之。（六）

甘草小麦大枣汤方：

甘草三两　小麦一斤　大枣十枚

上三味，以水六升，煮取三升，温分三服。亦补脾气。

"喜"，副词，多、频、数。"象"，形貌。

本条论述脏躁的证治。脏躁是由脏阴不足，虚热燥扰所致，一般表现为精神失常，无故悲伤欲哭，频作欠伸，神疲乏力，并伴心烦失眠，情绪易于波动等。治以甘麦大枣汤补益心脾，宁心安神。方中小麦宁心安神，甘草、大枣甘润调中而缓急。本方作为安神药广泛应用于临床，"脑乐静"即由此方改变剂型而来。

郁证是由于情志不舒，气机郁滞所致，以心情抑郁，情绪不宁，胸部满闷，胁肋胀痛，或易怒喜哭，或咽中如有物梗塞等为主要临床表现的一类病证。甘麦大枣汤所主治的心脾两虚证常见于多思善疑之人，可因精神刺激而诱发精神恍惚，心神不宁，多疑易惊，悲忧善哭，时时呵欠，或头晕神疲，心惊胆怯，失眠健忘，面色不华，治疗可用甘麦大枣汤。除此之外，还有以下五个类型。

第一，心肺阴虚内热证。热病之后，余热未清，或因情志不遂，所欲未得，日久郁结化火，消烁心肺阴液，引起心神不安，以及饮食行为失调等，此为百合病，治疗可用百合地黄汤为基础方加减，见于《金匮要略·百合狐惑阴阳毒病证治第三》之第一条。

第二，肝气郁结证。惊恐恼怒，肝气郁结，病发奔豚，气从少腹上冲胸咽，或腹痛胁胀，或郁郁寡欢，情志压抑，脘闷太息。治宜养血平肝，和胃降逆，可用奔豚汤，见于《金匮要略·奔豚气病脉证治第八》之第二条。

第三，气郁化火证。邪犯少阳，枢机不利，痰郁化火，症见精神抑郁，哭笑无常，有自杀倾向，胸胁苦满，小便不利等。治宜疏肝利胆，清热化痰，可用柴胡加龙骨牡蛎汤，见于《伤寒论》第107条。

第四，痰气郁结证。精神抑郁，胸部闷塞，胁肋胀满，咽中如有物梗塞，咯之不出，咽之不下。治疗可用行气解郁，化痰开结，可用半夏厚朴汤，见于《金匮要略·妇人杂病脉证并治第二十二》之第五条。

第五，气滞血瘀证。短气胸痛，貌似虚证，却有闭气过劳，强力举重，或跌仆闪挫，喜用深吸气或叩击胸部以缓解症状，是由气滞血瘀所致，此为肝着病，治疗可用旋覆花汤或合血府逐瘀汤化裁，见于《金匮要略·五脏风寒积聚病脉证并治第十一》之第七条。

妇人吐涎沫，医反下之，心下即痞，当先治其吐涎沫，小青龙汤主之；涎沫止，乃治痞，泻心汤主之。（七）

小青龙汤方：见肺痈中。

泻心汤方：见惊悸中。

《金匮要略·水气病脉证并治第十四》有云："上焦有寒，其口多涎"，此妇人吐涎沫亦上焦有寒饮之证，治当温化寒饮，而不能用下法，反下则伤及脾阳，而成心下痞。泻心汤由大黄、黄连、黄芩组成，功在清热泻下，用之显然不宜。对于"泻心汤方，见惊悸中"，《本义》早有异议："泻心汤在《伤寒论》中为方不一，亦当合《伤寒论》中痞证诸条参观之，而求其治法。"在张仲景治痞五方中，生姜泻心痰善治寒热错杂痞之水湿偏盛者，"胃中不和，心下痞硬""胁下有水气"，故此泻心汤当为生姜泻心汤。

本条论述上焦寒饮误下成痞的先后治法。妇人吐涎沫，从遣用小青龙汤看，此吐涎沫显系上焦寒饮，"病痰饮者，当以温药和之"，反用下法，徒伤其阳，而成心下痞。治当纠偏救弊，仍用小青龙兴云致雨，温化寒饮。如果不再吐涎沫，说明寒饮得化，气机和顺，痞证或可解。如果痞证仍在，再选生姜泻心汤，辛开苦降，以消痞气。

妇人之病，因虚、积冷、结气，为诸经水断绝，至有历年，血寒积结，胞门寒伤，经络凝坚。在上呕吐涎唾，久成肺痈，形体损分。在中盘结，绕脐寒疝；或两胁疼痛，与脏相连；或结热中，痛在关元；脉数无疮，肌若鱼鳞，时着男子，非止女身。在下未多，经候不匀，冷阴掣痛，少腹恶寒；或引腰脊，下根气街；气冲急痛，膝胫疼烦，奄忽眩冒，状如厥癫；或有忧惨，悲伤多嗔。此皆带下，非有鬼神，久则羸瘦，脉虚多寒。三十六病，千变万端；审脉阴阳，虚实紧弦；行其针药，治危得安；其虽同病，脉各异源；子当辨记，勿谓不然。（八）

"胞门"，即子宫。"形体损分"，指形体消瘦，与病前判若两人。"奄忽"，突然；"奄忽眩冒"，指突然发生晕厥。"厥癫"，指昏厥、癫狂一类疾病。"多嗔"，指时常发怒。"带下"，这里泛指经带诸病。

本条是妇人杂病的总纲，对其病因、病机、证候和治法都做了纲领性的论述，具有承上启下的作用。妇人杂病原因虽多，但概括起来不外虚、积冷、结气三者。虚是指气虚血少，抗病力弱；积冷是指久积冷气，寒邪在内，凝结不散；结气是指情志刺激，气机郁结。三者均可导致妇女杂病，如月经不调等病。临床表现以三焦归类，在上焦影响于肺，咳吐涎沫，日久形成肺痈、肺痿；在中焦则肝脾受病，从寒化则两胁疼痛，或绕脐寒疝，从热化则瘀血腹痛，或皮肤甲错；在下焦则为经带病变，如月经不调，阴部疼痛，少腹怕冷等。情志方面的疾患，如眩冒、昏厥、忧伤恼怒也较为常见。辨证时应辨清脉象的阴阳，证候的寒热虚实，施以恰当的针药。

本条承前总结了因虚之脏躁、积冷之痰饮、结气之梅核气的证治，启下结合妇女带脉、胞宫的特点，集中论述月经和带下诸疾的证治。这种承上启下的写作体例也见于其他篇章，《金匮要略·百合狐惑阴阳毒病证治第三》之第九条总论百合病的调治原则，《金匮要略·呕吐哕下利病脉证治第十七》之第二十四条总论呕吐哕下利病的病机和预后。

问曰：妇人年五十所，病下利数十日不止，暮即发热，少腹里急，腹满，手掌烦热，唇口干燥，何也？师曰：此病属带下。何以故？曾经半产，瘀血在少腹不去。何以知之？其证唇口干燥，故知之。当以温经汤主之。（九）

温经汤方：

吴茱萸三两　当归二两　芎劳二两　芍药二两　人参二两　桂枝二两　阿胶二两　生姜二两　牡丹皮二两（去心）　甘草二两　半夏半斤　麦门冬一升（去心）

上十二味，以水一斗，煮取三升，分温三服。亦主妇人少腹寒，久不受胎；兼取崩中去血，或月水来过多，及至期不来。

本条的论述形式比较特殊，采用的是问答结合记述。问答设三问，三省谓语；记述部分亦非药后效应，而为追述病证。从"妇人年五十所""曾经半产"，揭示病属虚劳，阴阳气血皆虚，兼有瘀血内停，所列证候计有月经过多、月经过少、月经先期、月经后期、闭经、痛经、漏下、崩中、不孕、少腹寒十种病。

妇人年五十岁左右，气血已衰，冲任不充，再加上瘀血留着不去，故见少腹里急，腹满，拒按，唇口干燥。阴气一伤再伤，阴虚生内热，故见暮则发热，手掌烦热。治以温经汤温养气血，调和阴阳，兼以消瘀。方中吴茱萸、桂枝、生姜温经散寒，通利血脉；阿胶、当归、川芎、芍药、丹皮活血祛瘀，养血调经；麦冬养阴润燥，兼清虚热；人参、甘草、半夏补中益气，降逆和胃。诸药合用，共奏建中养血，调和阴阳，温经祛瘀之功。

温经汤为温养冲和经脉之剂，约为三方相合：小建中汤建中缓急，调和阴阳；麦门冬汤滋阴清热，补益肺气；胶艾汤加吴茱萸，养血活血，调补冲任。

带下，经水不利，少腹满痛，经一月再见者，土瓜根散主之。（十）

土瓜根散方： 阴㿉肿亦主之。

土瓜根　芍药　桂枝　䗪虫各三两

上四味，杵为散，酒服方寸匕，日三服。

"经水不利"，指月经行而不畅。"经一月再见"，指月经一月两潮。

本条论述瘀血所致月经不调的证治。瘀血内阻，故月经行而不畅，少腹满痛，或一月两潮，往往还会见到月经量少，色紫有块，舌质紫黯，脉涩等症。治以土瓜根散逐瘀通经。方中土瓜根行血祛瘀，芍药和阴止痛，桂枝温经行血，䗪虫破血逐瘀。土瓜根，临床少用，可以桃仁、丹参代之。

寸口脉弦而大，弦则为减，大则为芤，减则为寒，芤则为虚，寒虚相搏，此名曰革，妇人则半产漏下，旋覆花汤主之。（十一）

旋覆花汤方：

旋覆花三两　葱十四茎　新绛少许

上三味，以水三升，煮取一升，顿服之。

本条论述半产漏下的脉象和治法。因原文已见于《金匮要略·血痹虚劳病脉证并治第六》，不再加按详释。方用旋覆花汤疏肝散结，理血通络。尤在泾有言："是以虚不可补，解其郁聚，即所以补；寒不可温，行其血气，即所以温。"笔者认为应增加一句："漏不可止，去其瘀血，即所以止。"

妇人陷经，漏下黑不解，胶姜汤主之。臣亿等校诸本无胶姜汤方，想是前妊娠中胶艾汤。（十二）

"陷经"，意即经气下陷，下血不止。

本条论述妇人陷经的证治。妇人陷经，漏下不止，其色黑者，本"妇人之病，因虚、积冷、结气"，应属冲任虚寒，不能摄血所致。有的医家主张用胶艾汤加干姜调补冲任，固经养血。陈念祖《金匮方歌括》治妇人崩漏，宗此文用阿胶五钱，生姜一两，二味治愈，乃一大发明，填补了这个空白，可喜可贺。其方之义，"盖阿胶养血平肝，祛瘀生新，生姜散寒升气，宜陷者举之，郁者散之，伤者补之育之义"。

妇人少腹满如敦状，小便微难而不渴，生后者，此为水与血并结在血室也，大黄甘遂汤主之。（十三）

大黄甘遂汤方：

大黄四两　甘遂二两　阿胶二两

上三味，以水三升，煮取一升，顿服之，其血当下。

"敦（duì）"，是古代盛食物的器具，上下稍锐，中部肥大。"生后"，即产后。

本条论述妇人水血互结血室的证治。妇人少腹满，有蓄水、蓄血，以及水与血俱结在血室的不同。一般来说，蓄水应口渴而小便不利，蓄血则小便自利。本条小便微难而口不渴，症状又出现于产后，故本病属水血俱结于血室。治以大黄甘遂汤破血逐水。方中大黄破血，甘遂逐水，配阿胶养血扶正，使邪去而正不伤。

妇人经水不利下，抵当汤主之。亦治男子膀胱满急，有瘀血者。（十四）

抵当汤方：

水蛭三十个（熬）　　虻虫三十个（熬，去翅足）　　桃仁二十个（去皮尖）　　大黄三两（酒浸）

上四味，为末，以水五升，煮取三升，去滓，温服一升。

本条论述经水不利属于瘀结成实的治法。原文述证简略，以方测证，经水不利下是由瘀血阻滞而致，属于瘀血重证，临床还可见少腹硬满，结痛拒按，小便自利，脉沉涩等症。治以抵当汤破血逐瘀，瘀血去则新血生，月经亦能自调。

本方与土瓜根散均用于瘀血内阻的月经病，但前者是经闭不行，后者是月经不调。

妇人经水闭不利，脏坚癖不止，中有干血，下白物，矾石丸主之。（十五）

矾石丸方：

矾石三分（烧）　　杏仁一分

上二味，末之，炼蜜和丸枣核大，内脏中，剧者再内之。

"脏坚癖不止"，指胞宫内有干血坚结不散。"白物"，指白带。

本条论述湿热带下的证治。妇人带下病的原因很多，如湿热、寒湿、肾虚、脾虚。本条是瘀血内阻，久积而化湿热，腐败而成白带。用矾石丸为坐药，纳入阴中，祛除湿热，以止白带。矾石为明矾，烧后成枯矾，清热敛创；杏仁，《本经》主"产乳，金疮"，《本草纲目》载其"杀虫，治诸疮疥，消肿，去头面诸风气皶疱"。

妇人六十二种风，及腹中血气刺痛，红蓝花酒主之。（十六）

红蓝花酒方：疑非张仲景方。

红蓝花一两

上一味，以酒一大升，煎减半，顿服一半，未止，再取。

本条论述妇人风血相抟，血凝气滞腹痛的治法。妇女经期或产后，风邪最易侵入，与腹中血气相抟，气滞血凝，故腹中刺痛。红蓝花即红花，功善活血，其花红色，叶颇似蓝，故名。红蓝花酒，温通气血，气行血开，则风自散，而刺痛自止。

妇人腹中诸疾痛，当归芍药散主之。（十七）

当归芍药散方见前妊娠中。

本条论述妇人肝脾不调所致诸腹痛的治法。其病机与妊娠病当归芍药散证相同。临床症状除腹痛之外，尚有小便不利，四肢头面肿，腹痛腰痛，痛连腰骶，B 超报告提示为盆腔炎，盆腔积液，输卵管积水等。治以当归芍药散调肝养血，健脾利湿。后世逍遥散即从此方演化而来。

［案例］

高某，女，35 岁，北京人，经常白带多，腰痛，少腹痛。B 超显示：盆腔炎，盆腔积液，屡用消炎药无效。2010 年 12 月求用中药治疗，舌苔黄白稍厚，脉沉弦，判为肝脾不调所致，经用当归芍药散改汤服，7 剂而安。

妇人腹中痛，小建中汤主之。（十八）

小建中汤方：见前虚劳中。

本条论述妇人虚寒腹痛的治法。小建中汤首见于《金匮要略·血痹虚劳病脉证并治第六》，治疗虚劳里急腹中痛。在此则为中焦虚寒，气血来源不足，不能温煦经脉，故腹中绵绵作痛，常可伴见面色无华，虚烦心悸，神疲食少，大便溏薄，舌质淡红，脉细涩等症，故用小建中汤温补脾胃，益气血生化之源，按虚劳对待。

问曰：妇人病，饮食如故，烦热不得卧，而反倚息者，何也？师曰：此名转胞，不得溺也，以胞系了戾，故致此病，但利小便则愈，宜肾气丸主之。（十九）

肾气丸方：

干地黄八两　薯蓣四两　山茱萸四两　泽泻三两　茯苓三两　牡丹皮三两　桂枝一两　附子（炮）一两

上八味末之，炼蜜和丸梧子大，酒下十五丸，加至二十五丸，日再服。

"倚息"，咳喘气逆，不能平卧，强迫体位，须凭倚呼吸。"胞"同"脬"，即膀胱；"胞系"，指输尿管；"了"做严重，厉害；"戾"做罪过，乖张；"胞系了戾"，指输尿管扭曲或被挤压，症见小便不利。

小便不利症可见于胞系了戾，输尿管扭曲或被挤压，也更多见于肾气衰微，气化不利。以方测证，并参合临床，更偏重于后者，是一种膀胱功能的改变。本条采用了互文见义的修辞方法，互见肾气衰微，气化不利。

本条论述转胞的证治。肾气衰微，气化不利，浊气上逆，故小便不利；肾不纳气，故咳逆倚息，烦扰不宁；不涉脾胃，故饮食如故。治以肾气丸振奋肾阳，蒸化水气。小便通利，喘息自平。

胞系了戾是不得尿的直接原因，而不得尿又导致小腹胀急，烦热不得卧，而反倚息。关于胞系了戾，历代皆以输尿管扭曲解释。有学者依据解剖常识，结合临床实践体会，认为胞系了戾与输尿管扭曲不符，而可能是古人对小便不通的一种朴素推测，实质是一种膀胱功能性改变。

蛇床子散方，温阴中坐药。（二十）

蛇床子散方：

蛇床子

上一味，末之，以白粉少许，和令相得，如枣大，绵裹内之，自然温。

本条论述阴冷寒湿带下的证治。"温阴中"三字提示，患者阴中寒冷，甚至连及后阴。以方测证，应有带下，腰酸重，阴搔痒等症，由阴寒湿浊之邪凝着下焦所致。治以蛇床子散为坐药，直接温其受邪之处，有暖宫除湿，杀虫止痒之效。

少阴脉滑而数者，阴中即生疮，阴中蚀疮烂者，狼牙汤洗之。（二十一）

狼牙汤方：

狼牙三两

上一味，以水四升，煮取半升，以绵缠筋如茧，浸汤沥阴中，日四遍。

本条论述下焦湿热而阴中生疮的证治。少阴属肾，肾主二阴，少阴脉滑而数，说明下焦蕴有湿热，聚于前阴，故阴中痒痛糜烂，并伴有带浊淋漓。治以狼牙汤冲洗阴中，旨在清热燥湿，杀虫止痒。狼牙草味苦性寒，清热，杀虫，主疥瘙恶疮。据《简明中医辞典》，狼牙草即仙鹤草的别名。若无，可用苦参代之。对此阴中生疮，因属湿热下注，故配合内服紫参汤，效果更佳。紫参汤见于《金匮要略·呕吐哕下利病脉证治第十七》之第四十六条。

胃气下泄，阴吹而正喧，此谷气之实也，膏发煎导之。（二十二）

膏发煎方：见黄疸中。

"阴吹"，指前阴出气如后阴矢气一样。"正"，合理；"喧"，声音大，乱；"正喧"，指前阴出气频繁，连声不断。

萧埙《妇科经论》云："按妇人阴吹证，张仲景以为谷气实，胃气下泄所致，此之病机，有不可解""胃肠燥结，腑气不畅，以致浊气下泄，干及前阴。"腑道泾渭分开，一个"干及"，就到了前阴。另有"别走已有损伤的前阴。"指直肠阴道瘘，惜与临床不尽相符。《素问·五脏别论》云："所谓五脏者，藏精气而不泻也，故满而不能实；六腑者，传化物而不脏，故实而不能满。"胞宫本奇恒之腑，"藏于阴而象于地"，既曰奇恒，奇在不传化物，恒在藏而不泻，形体似腑而功能似脏，就像大地藏化万物一样，滋养身体。气血调和，气化有序，则各司其职。经产妇人，气血亏损，水精不能四布，五经不能并行，津液精气布施失却常度，胃肠当泻不泻而成便秘，此为"谷气之实""胞宫当藏不藏，滞气下泻，犹如矢气"。

经产妇人，津枯血燥，虚而结气，即所谓"胃气下泄"，故阴吹而正喧。治以膏发煎，润燥和阴，使气血运行复其常度。

小儿疳虫蚀齿方。疑非张仲景方。（二十三）

雄黄　葶苈

上二味，末之，取腊日猪脂镕，以槐枝绵裹头四五枚，点药烙之。

方中雄黄、葶苈、猪脂、槐枝均有行气活血、消肿杀虫之功，另油脂易溶，乘热烙其局部，以起到杀虫去虫的作用。

[结语]

本篇内容十分丰富，不仅论述了妇人杂病的病因，还言及热入血室、经水不利、闭经、漏下、带下、腹痛、梅核气、脏躁、转胞、阴吹、阴疮等十多种妇科常见病。

妇人杂病的病因，不外虚、积冷、结气三个方面，证候涉及上中下三焦，并有经带异常的特点。论治原则为详审阴阳，分辨寒热虚实，根据不同的病证特点，按法治疗。

热入血室亦见于《伤寒论》，可见其内外相感的特点，治疗以泄热为主，可酌情选用小柴胡汤，或者针刺期门。梅核气、脏躁皆与情志刺激有关，前者为痰气郁结，治以半夏厚朴汤解郁化痰，顺气降逆；后者为脏阴不足，虚热燥扰，治以甘麦大枣汤补益心脾，宁心安神。

月经病有经血不调、闭经、崩漏。冲任虚寒夹瘀，漏下不止者，治以温经汤温养气血，调和阴阳，兼以消瘀；冲任虚寒，漏下色黑不解者，治以胶姜汤调补冲任，固经养血；肝络血瘀，半产漏下者，治以旋覆花汤疏肝散结，理血通络。瘀血内阻，经水不利者，治以土瓜根散逐瘀通经；瘀结成实，经闭不行者，治以抵当汤破血逐瘀；水血俱结于血室而闭经，小便微难者，治以大黄甘遂汤破血逐水。

带下病可分下焦湿热和寒湿两类，治疗均可纳药阴中。前者治以矾石丸清热除湿，敛疮止带，后者治以蛇床子散暖宫除湿，杀虫止痒。

妇人杂病腹痛，瘀血内阻者，治以红蓝花酒活血止痛；肝脾失调者，治以当归芍药散调肝养血，健脾利湿；脾胃虚寒者，治以小建中汤温补脾胃。

在前阴诸疾中，转胞不得溺者，治以肾气丸振奋肾阳，蒸化水气；阴中蚀疮烂者，治以狼牙汤冲洗阴中，清热燥湿，杀虫止痒；阴吹者，治以膏发煎，润燥和阴。

［思考］

本篇有六个重点：第一，简述温经汤的临床表现与病机、治则、方义。第二，梅核气和脏躁应如何治疗？第三，转胞的病因病机、证治如何？第四，试述妇人杂病腹痛的证治。第五，张仲景把妇人杂病的病因归纳为"因虚、积冷、结气"，其理何在？第六，温经汤与胶姜汤同治漏下，二者如何区别应用？